CHRONISCHE DARMKRANKHEITEN NATÜRLICH BEHANDELN

Claudia Ritter

Heilpflanzen bei Reizdarm, Morbus Crohn, Colitis ulcerosa und Divertikeln Mit Rezepten und Anwendungsbeispielen

at VERLAG

HINWEIS

Dieses Buch versammelt altes traditionelles Heilwissen der Volksheilkunde ebenso wie neue Ergebnisse der Forschung. Die in diesem Buch aufgeführten Behandlungsmethoden können und sollen weder einen Arztbesuch noch die individuelle Beratung durch Heilpraktiker ersetzen. Die Einnahme der beschriebenen Heilmittel und Rezepturen sowie das Befolgen der Therapieempfehlungen geschieht auf eigene Verantwortung. Bei Unklarheiten ist das Vorgehen unbedingt mit einer medizinischen Fachperson zu besprechen.
Sämtliche Informationen in diesem Buch sind nach bestem Wissen und Gewissen wiedergegeben und mit größtmöglicher Sorgfalt geprüft; dennoch übernehmen weder die Autorin noch der Verlag die Haftung für Schäden jedweder Art, die sich direkt oder indirekt aus dem Gebrauch der hier vorgestellten Anwendungen ergeben können.

AT Verlag AG, Aarau und München
Umschlag: © istock.com/maglyvi,
© istock.com/Alexey Yakovenko
Fotos: Claudia Ritter
Lektorat: Stefanie Teichert
Gestaltung und Satz: AT Verlag
Bildbearbeitung: Vogt-Schild Druck, Derendingen
Druck und Bindearbeiten: Graspo CZ, a. s.
Printed in Czechia

ISBN 978-3-03902-166-6

www.at-verlag.ch

Der AT Verlag wird vom Bundesamt für Kultur
für die Jahre 2021–2024 unterstützt.

MIX
Papier | Fördert gute Waldnutzung
FSC® C010798

INHALT

EIN GUTES BAUCHGEFÜHL

Zu Recht trägt der Bauch häufig die Bezeichnung »Zentrum der Gesundheit«, da kaum ein anderes Organ unser Wohlbefinden so unmittelbar beeinflusst wie der Darm. Der Darm ist unser Motor des Lebens, und ein gesunder Darm sorgt für mehr als die Verdauung aufgenommener Nahrung. Er beherbergt einen Großteil des Immunsystems und ist Sitz unzähliger Mitbewohner, die in ihrer Gesamtheit als Darmmikrobiom bezeichnet werden.

Dass es hin und wieder im Bauch zwickt, kennt jeder. Aber was tun, wenn es schon beim Frühstück nach dem letzten Bissen im Unterbauch rumort und ein ungewollter Sprint zur Toilette erfolgt? Ungefähr die Hälfte aller vom Reizdarm Betroffenen kennen solche Beschwerden nach dem Essen. Schnell wird vom nervösen Bauch gesprochen, von einer gestörten Darm-Hirn-Achse, einem biopsychosozialen Krankheitsbild oder gar davon, dass man wenig tun könne. Betroffene fühlen sich dadurch zusätzlich belastet und mit ihren Beschwerden nicht ernst genommen. Aber auch für Ärzte ist die Situation höchst unbefriedigend, weil ihnen für individuelle Lösungen und Beratungen zu wenig Zeit zur Verfügung steht. In der Folge können Fehlbesiedelungen im Darm, Nahrungsmittelintoleranzen, aber auch chronisch-entzündliche Darmerkrankungen unentdeckt bleiben. Pauschallösungen zur Behandlung auftretender Beschwerden gibt es selten, da diese mannigfaltig sind – Blähungen, Durchfall und selbst Verstopfung und das Ganze zudem im Wechsel. Erfahrene Ärztinnen und Heilpraktiker wissen, dass vor allem Fruchtzucker, Milchzucker und Gluten von sehr vielen Betroffenen nicht oder nur in kleinen Mengen vertragen werden und der Grund für diese Unverträglichkeiten wiederum in einem undichten Darm (»leaky gut«) oder einem Ungleichgewicht der Bakterienvielfalt im Darm begründet ist.

Kommen wochenlang heftige Bauchkrämpfe, Durchfälle, Abgeschlagenheit, Übelkeit oder Erbrechen hinzu, führen bewährte Hausmittel und Schonkost nicht immer zum Erfolg. Nach einer Darmspiegelung bekommen Sie vielleicht die Diagnose Morbus Crohn oder Colitis ulcerosa gestellt und erhalten den Hinweis, dass diese Erkrankungen in Schüben verlaufen, nicht heilbar sind, es aber Medikamente gibt, welche die Entzündungen unterdrücken. Glücklicherweise lässt sich gerade im Anfangsstadium dieser Erkrankungen mit der Naturheilkunde das Blatt noch einmal wenden, wenngleich auch mir bereits einzelne Fälle in einem fortgeschrittenen Stadium begegnet sind, bei denen nur noch eine Schadensbegrenzung möglich war. Akute Darmentzündungen wie eine Divertikulitis müssen schulmedizinisch behandelt werden. Die Gefahr von Komplikationen ist hier viel zu groß. Aber nach dem Abklingen der Symptome können Sie sich dazu entscheiden, einmal gründlich »aufzuräumen«, also eine komplette Darmsanierung durchzuführen.

Dieser Ratgeber soll Einblick in die Hintergründe und naturheilkundlichen Behandlungsansätze chronischer und entzündlicher Prozesse im Darm geben. Meine Behandlungsschwerpunkte umfassen vorrangig Heilpflanzen und Vitalstoffe. Damit erziele ich seit Jahren in der Praxis sehr gute Behandlungsergebnisse. Natürlich gibt es noch andere Wege, die »nach Rom« respektive zum Erfolg bei der Behandlung Ihrer Beschwerden führen können. Ihr Bauchgefühl darf darüber entscheiden, welcher Weg für Sie der richtige ist. Ich wünsche Ihnen alles Gute und vor allem Gesundheit!

Ihre
Claudia Ritter

EINLEITUNG

Die Verdauungsorgane und das, was wir als Verdauungsapparat bezeichnen, sind entwicklungsgeschichtlich das älteste Organsystem des Körpers. Wir Menschen haben uns quasi »um die Verdauung herum« entwickelt. Der gesamte Verdauungsprozess ist ein hochkomplexes, in sich verzahntes System, das mithilfe zahlreicher Mechanismen reguliert wird. Dazu gehören die glatte Muskulatur, das vegetative und das darmeigene Nervensystem, eine riesige Schleimhaut, Hormone, Enzyme, Bakterien und vieles mehr. In erster Linie dient der Magen-Darm-Trakt zur Nährstoffversorgung des Körpers.

Je besser wir die Vorgänge in unserem Körper verstehen, umso besser können wir einen Beitrag zur Gesundheit leisten. Das gilt auch für die Verdauung. Solange sie gut funktioniert, spürt man nicht viel davon und sie sorgt für ein allgemeines Wohlbefinden. Je weniger Sie über den Toilettengang nachdenken, desto weniger Probleme haben Sie vermutlich damit. Verdauungsbeschwerden können die Lebensqualität jedoch stark einschränken. Doch wie funktioniert Verdauung überhaupt? Welchen Weg nimmt die Nahrung durch unseren Körper? Schauen wir uns das etwas genauer an!

DER WEG DER NAHRUNG DURCH DEN MAGEN-DARM-TRAKT

VERDAUUNG BEGINNT SCHON VOR DER MUNDHÖHLE

Eigentlich beginnt die Verdauung bereits, bevor wir das Essen in den Mund schieben. Schon der bloße Anblick von Nahrung oder der Duft von Essen führt zu einem erhöhten Speichelfluss. Auf der Zunge melden dann Geschmacksknospen einen süßen, sauren, salzigen, bitteren oder auch würzigen »Umami«-Geschmack. Eine gesunde Verdauung startet in der Mundhöhle. Dort wird die Nahrung durch die Zähne mechanisch zerkleinert und mit Speichel vermengt, so auf Körperwärme gebracht und gleitfähig gemacht. Je gründlicher gekaut wird, desto besser. Die Speichelproduktion ist mit bis zu 1,5 l täglich erstaunlich hoch, und Speichel erfüllt noch weitere Funktionen: Er enthält Enzyme, die Kohlenhydrate und Fette grob spalten können, und hält einige unerwünschte Bakterien in Schach. Der Kauvorgang bereitet außerdem andere Organe auf die weitere Verdauung vor. Bereits jetzt beginnt die Bauchspeicheldrüse mit der Ausschüttung von Insulin; vor allem dann, wenn wir Süßes zu uns nehmen.

Nach dem Kauen schiebt die Zunge den Nahrungsbrei in den hinteren Teil der Mundhöhle. Durch Muskelbewegungen wird der Kehldeckel der Luftröhre verschlossen und der Speisebrei in der Speiseröhre (Ösophagus) aktiv Richtung Magen (Gaster) befördert.

DER MAGEN UND SEINE FUNKTIONEN

Durchmischen, Ansäuern und Speichern sind die Aufgaben des Magens. Er kann ein Volumen von rund 1,5 l fassen, besteht aus mehreren Muskelschichten und ist im Inneren mit einer schützenden Schleimhaut ausgekleidet. Sie verhindert, dass sich der Magen selbst andaut. Die Magenmuskulatur zerdrückt den Nahrungsbrei noch weiter. Spezifische Drüsen der Magenschleimhaut produzieren Magensaft und -schleim. Der Magensaft besteht aus verdünnter Salzsäure und dem eiweißspaltenden Enzym Pepsin sowie intrinsischem Faktor (Intrinsic Factor). Magenschleim beinhaltet Schleimstoffe (Muzine), die gemeinsam mit Hydrogenkarbonat die Schleimhäute des Magens schützen.

Die meisten durch die Nahrung aufgenommene Erreger werden durch die Salzsäure abgetötet. Die Salzsäure senkt den pH-Wert des Magens auf 1–1,5 ab, was deutlich saurer als Essig ist (pH-Wert um die 3). Nur mithilfe des in speziellen Zellen der Magenschleimhaut gebildeten Glykoproteins Intrinsic Factor kann Vitamin B_{12} im Dünndarm aufgenommen werden.

Die Verweildauer des angedauten Speisebreis (Chymus) im Magen hängt davon ab, wie leicht die Nahrung zerkleinert werden kann. Fett- und eiweißreiche Speisen machen dem Magen viel Arbeit, sodass es bis zu 8 h dauern kann, bis sie verdaut sind; Flüssigkeiten hingegen werden schnell weitergeschleust. Der Magenpförtner – ein ringförmiger Muskel am Magenausgang – steuert die Geschwindigkeit, mit der die Nahrung portionsweise an den Zwölffingerdarm abgegeben wird.

REISE DURCH DEN DÜNNDARM

Mit einer Gesamtlänge von bis zu 6 m erstreckt sich der Dünndarm vielfach geschlängelt vom Magenausgang bis zur Einmündung in den Dickdarm im rechten Unterbauch. Drei Teilbereiche gehen ohne besondere Abgrenzung ineinander über. Die Bezeichnung Zwölffingerdarm rührt daher, dass er in seiner gesamten Länge der Breite von 12 Fingern entspricht. Die sich anschließenden beiden Abschnitte des Dünndarms sind der Leerdarm (Jejunum) und der Krummdarm (Ileum). Der Dünndarm gehört zu den lebensnotwendigen Organen. Operative Teilentfernungen sind daher immer mit Verlusten der Verdauungsleistung und -funktion verbunden.

Den Hauptteil der Verdauung erledigt der Dünndarm. Misch- und Pendelbewegungen erzeugen peristaltische Wellen und sorgen für eine Weiterbeförderung des Darminhalts. Im Dünndarm geschieht die Aufnahme aller zuvor aufgespaltenen Nahrungsbestandteile aus der Nahrung in das Blut und die Lymphe, die durch ständige Zirkulation alle Gewebe und Organe mit Nährstoffen versorgen.

Die Dünndarmschleimhaut hat durch eine spezielle Falttechnik eine enorm große Oberfläche. Um eine bestmögliche Aufnahme der Nährstoffe zu erzielen, ist sie mit unzähligen, millimetergroßen Falten, den Darmzotten, und einem feinen Bürstensaum ausgekleidet. Durch diesen Aufbau

ENTEROHORMONE – DIE HORMONE IM MAGEN-DARM-TRAKT

Im Magen-Darm-Trakt gibt es mehr als 20 verschiedene Hormone, die sogenannten Enterohormone, die insbesondere in der oberen Dünndarmwand ausgeschüttet werden. Sie beeinflussen die Motorik, die Sekretion von Verdauungssäften, die Verwertung von Nährstoffen, steuern das Feedback zum zentralen Nervensystem und leisten auch einen Beitrag bei der Regeneration des Schleimhautgewebes im Darm.

Motilin sorgt beispielsweise dafür, dass sich der Darm schnell oder langsam bewegt. Cholecystokinin stimuliert nicht nur die Freisetzung von Verdauungsenzymen aus der Bauchspeicheldrüse, sondern meldet auch, ob wir Hunger haben oder uns satt fühlen. Gastrin, das im Bereich des Magenausgangs und im Duodenum gebildet wird, stimuliert die Abgabe von Magensäure und Pankreassekret, während Sekretin die Bildung von Bikarbonat steuert, das wiederum den sauren Speisebrei aus dem Magen neutralisiert.

Zudem hat die Verdauungsleistung einen Einfluss auf weitere hormonelle Drüsen. Denn für die Bildung von Hormonen – gleich welcher Art – benötigt der Körper ausreichend Baustoffe aus der Nahrung. In der Folge können bei einem Mangel an Nährstoffen beispielsweise Stresshormone wie Kortisol dauerhaft ansteigen und langfristige Energiedefizite entstehen. Auch einige »verdauungsfremde« Hormone haben einen Einfluss auf die Darmfunktion. Viele Frauen in den fruchtbaren Jahren kennen einen trägen Darm an den »Tagen vor den Tagen« oder während der Schwangerschaft. Grund dafür ist das Gelbkörperhormon Progesteron, das den Darm träge machen kann.

entsteht eine rund 400 m^2 große Oberfläche. Sie wird für die Aufnahme von Nährstoffen benötigt.

Im Zwölffingerdarm wird der saure Mageninhalt durch Bikarbonat (diese Substanz steckt auch als Treibmittel im Backpulver) aus der Bauchspeicheldrüse (Pankreas) neutralisiert. Hinzu kommen inaktive Enzyme aus dem Pankreas, die erst im Dünndarm aktiviert werden – darunter Amylasen für die Kohlenhydrat-, Proteasen für die Eiweiß- und Lipasen für die Fettverdauung. Auch die Leber produziert ein Sekret, das – nach Zwischenspeicherung in der Gallenblase – erst im Dünndarm die Fettverdauung vorantreibt: die Gallensäuren. Durch sie werden Nahrungsfette in kleine Tröpfchen emulgiert.

Die Kohlenhydrat-, die Eiweiß- und die Fettverdauung gestalten sich wie folgt:

- Kohlenhydrate können im Dünndarm nur als Einfachzucker aufgenommen werden. Sie werden bereits in der Mundhöhle in kleinere Bruchstücke zerlegt, später mit der Alpha-Amylase aus der Bauchspeicheldrüse weiter gespalten. Die entstandenen Spaltprodukte werden schließlich durch Enzyme in Einfachzucker zerlegt. Das geschieht zum Beispiel über das Enzym Laktase, das den Zweifachzucker Laktose (Milchzucker) in zwei Einfachzucker spaltet. Kohlenhydrate liefern dem Körper in erster Linie Energie. Insbesondere das Gehirn und die Muskeln verbrauchen jede Menge davon. Einen Überschuss wandelt der Körper in Speicherzucker oder Fett um.
- Der Magen leitet die Eiweißverdauung ein. Pepsin, ein Gemisch aus Proteasen, spaltet Eiweiß in Peptone, Peptide und freie Aminosäuren. Durch Enzyme aus der Bauchspeicheldrüse wird die Eiweißverdauung im Dünndarm fortgesetzt. Der Dünndarm kann Eiweiß in Form einzelner Aminosäuren, aber auch größerer Bruchstücke mit zwei bis drei Aminosäureresten (Di- und Tripeptide) aufnehmen. Diese für unseren Körper elementaren Bausteine sind beispielsweise am Muskelaufbau, der Bildung von Hormonen und den Nerven- und Gehirnfunktionen beteiligt.
- Fette (Lipide) werden durch das Enzym Lipase aus der Bauchspeicheldrüse gespalten. Sie bilden – entsprechend einer Wasser-in-Öl-Emulsion – mit den Gallensäuren aus der Leber sogenannte Mizellen. Diese ermöglichen die Aufnahme von Fettbestandteilen und weiteren wasserlöslichen Substanzen über die Dünndarmwand in das Blut und die Lymphbahnen. Fette sind wichtige Nährstoffe, um Zellwände und Hormone aufzubauen. Fettlösliche Vitamine (Vitamin A, D, E und K) kann der Körper nur mithilfe von Fetten durch die Darmwand aufnehmen. Fette bilden eine Schutzschicht, welche die Organe vor Verletzungen schützt und zur Wärmeisolierung dient, und sind die Hauptenergiereserven im Körper. Sind genügend Ener-

gieträger vorhanden, werden die Blutfette als Energiereserve im Fettgewebe und in der Leber gespeichert.

SCHMETTERLINGE IM BAUCH – EIN ZWEITES GEHIRN?

Wir treffen Entscheidungen »aus dem Bauch heraus«, fühlen »Schmetterlinge im Bauch«, wenn wir verliebt sind, haben »Schiss« vor neuen Situationen, bekommen schlechte Laune, wenn wir hungrig sind, und wissen, dass uns Sorgen und Stress »auf den Magen schlagen« können. Darm und Gehirn stehen also im engen Dialog. Als gesichert gilt, dass das Bauchhirn oder enterale Nervensystem ein hochkomplexes Netzwerk ist, das sich über die gesamte Fläche unseres Verdauungstrakts erstreckt und wie eine eigene Steuerungszentrale funktioniert. Noch bevor Mutter Natur das Kopfhirn entwickelte, versah sie das frühe Verdauungssystem mit Nervenzellen. Beim heutigen Menschen durchziehen rund 100 bis 200 Millionen Nervenzellen die Muskelschichten der Darmwand.

Nach dem Schluckvorgang übernimmt das Bauchhirn das Kommando für die Verdauungsvorgänge. Die Nervenzellen steuern die Darmbewegungen und die Durchblutung im Magen-Darm-Trakt und sorgen dafür, dass alles Überflüssige zur rechten Zeit ausgeschieden wird. Zudem kommuniziert das Bauchhirn mit dem Immunsystem, den mikrobiellen Bewohnern im Darm und natürlich auch im dem Kopfhirn. Die Kommunikation über die Darm-Hirn-Achse erfolgt insbesondere über den Vagusnerv. Erstaunlicherweise hat hierbei der Darm das Sagen, weil die meisten Informationen von unten nach oben geleitet werden. So meldet der Bauch nach oben, ob wir hungrig oder satt sind oder ob im Bauch die Schmerzrezeptoren aktiviert wurden. Auch Übelkeit, Erbrechen und Durchfall werden erst durch das Gehirn ausgelöst, nachdem eine Meldung aus dem Bauch gekommen ist. Die meisten Informationen laufen unbewusst ab, und wir bekommen nichts davon mit.

Dünn- und Dickdarm werden durch die Ileozäkalklappe (Bauhin-Klappe) voneinander getrennt, die wie ein Rückschlagventil verhindert, dass der bakterienhaltige Dickdarminhalt zurück in den Dünndarm fließt. Häufiger ist diese Klappe bei Menschen mit Morbus Crohn chronisch entzündet und verengt, weshalb gerade dieser Bereich des Darms oftmals operiert wird. Folge dieser Operation ist eine Dünndarmfehlbesiedelung mit Dickdarmbakterien, durch die ein Blähbauch, Bauchschmerzen und Nahrungsmittelunverträglichkeiten entstehen können, die sich ursächlich nicht mehr behandeln lassen. Dann geht es leider nur noch um eine Schadensminimierung.

Der Dickdarm (Kolon) hat eine Länge von rund 1,5 m. Er erstreckt sich rahmenartig im Uhrzeigersinn einmal um den Dünndarm herum nach links unten in den etwa 15 cm langen Enddarm. Auch der Dickdarm wird in Abschnitte unterteilt, beginnt mit dem Blinddarm und dem sackartigen Wurmfortsatz (Appendix), der sich aber eher selten durch Kirsch- und Apfelkerne entzündet – auch wenn wir das seit Generationen von den Großmüttern so gelehrt bekommen haben. Kotsteine und Magen-Darm-Infekte sind schon eher die Ursache für eine Blinddarmentzündung, die sich typischerweise als Druckschmerz im rechten Unterbauch bemerkbar macht. Den Großteil des Dickdarms macht der Grimmdarm aus, der im letzten Abschnitt eine S-Kurve beschreibt, weshalb er auch Sigma genannt wird. Makroskopisch unterscheidet sich der Dickdarm vom Dünndarm durch schmale Längsmuskelstreifen (Tänien) und den abschnittsweise quer verlaufenden Wandausbuchtungen zwischen den Tänien, die als Haustren bezeichnet werden.

Im Dickdarm findet so gut wie keine Verdauung mehr statt. Hier werden dem Nahrungsbrei verbliebenes Wasser, wichtige Mineralstoffe, kurzkettige Fettsäuren und Vitamine entzogen und über die Darmwand in die Blutbahn aufgenommen. Billionen von Darmbakterien besiedeln den Dickdarm und wandeln die Nahrungsreste in Stuhl um. Sie produzieren auch verschiedene Vitamine, die der Körper für sich nutzen kann, beispielsweise Folsäure, Vitamin B_{12}, Biotin und Vitamin K. Der anfänglich dünnflüssige Nahrungsbrei wird zunehmend eingedickt (bei Erwachsenen reduziert sich das Volumen von anfänglich 1500 ml auf etwa 200 ml). Durch kräftige Darmbewegungen wird der immer fester werdende Darminhalt geformt. Die Schleimhaut des Dickdarms bildet ein Relief mit Krypten –

kleinen Einbuchtungen, die die Oberflache des Darms vergrößern. Schleimproduzierende Zellen (Becherzellen) sind ein wichtiges Merkmal dieses Darmabschnitts. Ihr Schleim sorgt dafür, dass die Stuhlmasse auf ihrem Weg stets gleitfähig bleibt.

DER ENDDARM ALS LETZTE STATION

Schließlich wird der fast nährstofffreie Stuhl (auch Kot, Exkrement oder medizinisch Fäzes genannt) im etwa 20 cm langen Enddarm gesammelt. Er beginnt mit dem Mastdarm (Rektum), daran schließt sich der Analkanal an, der von Schließmuskeln und Hämorrhoiden abgedichtet wird und mit einer Analschleimhaut ausgekleidet ist. Jede Menge Nervenbahnen haben eine Verbindung zum Großhirn, und sogenannte Dehnungsrezeptoren in der Analschleimhaut bewirken das Gefühl für den Stuhldrang. Wenn man diesem Drang folgt und zur Toilette geht, entspannt sich der Beckenboden und senkt sich leicht. Die Muskulatur des Enddarms kann den Stuhl nach außen schieben. Das Endprodukt, das unseren Körper verlässt, besteht idealerweise immer noch zu etwa 75 % aus Wasser, während Fette, Darmbakterien, Ballaststoffe und Gewebepartikel mehr als die Hälfte der Festbestandteile ausmachen.

STUHL: FREQUENZ, GEWICHT, FARBE, KONSISTENZ UND GERUCH

Befassen wir uns nun mit dem Endprodukt der Verdauung, dem »großen Geschäft«, über das selten jemand spricht, auch wenn wir alle auf die Toilette müssen. Ein genaues Hinsehen lohnt sich, denn der Stuhl kann viel über die Gesundheit verraten. Früher war der Umgang mit Exkrementen weniger ein Tabuthema: So trafen sich die Römer gerne zum Plaudern auf öffentlichen Latrinen; der französische »Sonnenkönig«, Ludwig XIV., soll seinen Stuhlgang gelegentlich während offizieller Audienzen erledigt haben; und Martin Luther sprach noch unverblümt darüber, dass aus einem verzagten Arsch niemals ein fröhlicher Furz komme.

Stuhl kann sehr unterschiedlich aussehen und riechen, und das Spektrum dessen, was als »normal« gilt, ist relativ groß. Schließlich umfasst die Verdauung ein riesiges biologisches System und ist keine Fabrik, die immer das gleiche Ergebnis hervorbringt. Allgemein gilt ein brauner, wurstförmiger und leicht auszuscheidender Stuhl als gesund.

STUHLFREQUENZ
WIE OFT IST NORMAL?

Wie oft ein Erwachsener Stuhlgang hat, hängt von der Zusammensetzung der Nahrung und vom Zustand des Magen-Darm-Trakts ab. Bei ballaststoffreicher Ernährung kann eine Stuhlfrequenz bis zu 3-mal täglich normal sein, jedoch haben die meisten Menschen eine langsamere Verdauung und entleeren einmal täglich oder nur mehrmals wöchentlich (3–4-mal pro Woche) den Darm. Aus medizinischer Sicht gelten alle genannten Varianten als normal. Eine Verstopfung (Obstipation) liegt erst dann vor, wenn die Darmentleerung seltener als 3-mal pro Woche erfolgt oder die Darmentleerung mit starkem Pressen und mit Beschwerden wie Bauchschmerzen und Blähungen verbunden ist.

Routine ist für einen geregelten Stuhlgang elementar. Es bietet sich daher an, erst einmal in Ruhe zu frühstücken und sich ungefähr nach 30 min Zeit für den Gang auf die Toilette zu nehmen. Wer hingegen morgens hektisch aus dem Haus stürmt und den Drang unterdrückt, aufs stille Örtchen zu gehen, darf sich nicht wundern, wenn die Darmbakterien das, was eigentlich raus wollte, in Gas umwandeln und sich Darmbeschwerden wie Blähungen und Völlegefühl einstellen.

STUHLGEWICHT
NICHT NUR VON ERNÄHRUNG ABHÄNGIG

Das tägliche Stuhlgewicht eines Erwachsenen liegt beim Europäer zwischen 100 und 250 g. Geringe Stuhlmengen mit einem Gewicht von weniger als 100 g kommen während Fastenkuren, aber auch bei ballaststoffarmer Kost vor, während sich das Gewicht bei vegetarischer Kost und einem hohen Ballaststoffanteil auf mehr als 350 g erhöhen kann. Sehr große Stuhlmengen hingegen können auf eine Erkrankung der Bauchspeicheldrüse mit Verwertungsstörung (Maldigestion) oder eine ungenügende Aufnahme von Nährstoffen im Darm (Malabsorption) hindeuten. Wissenschaftler der ganzen Welt sind sich einig, dass ein Stuhlgewicht von mindestens 230 g täglich das Darmkrebsrisiko deutlich verringern kann.

Um das Stuhlvolumen zu vergrößern, sollten Sie mehr Ballaststoffe in Form von Leinsamen (Seite 152), Flohsamen (Seite 117), Nüssen, Vollkorngetreide, Obst und Gemüsen essen. Trinken Sie viel Wasser, ungesüßte Kräutertees oder Kräuterlimonaden, damit die Ballaststoffe im Darm aufquellen können. Ausreichend Bewegung im Alltag sorgt für eine erhöhte Darmmotilität.

WAS SAGT DIE STUHLFARBE AUS?

Die charakteristische mittelbraune Farbe des Stuhls kommt durch ein Abbauprodukt des roten Blutfarbstoffs Hämoglobin zustande: Beim Abbau roter Blutkörperchen in der Milz entsteht der Gallenfarbstoff Bilirubin, der von den Darmbakterien unter anderem zu braunem Sterkobilin umgewandelt wird und den Stuhl braun färbt.

Erkrankungen der Gallenwege können somit eine Veränderung der Stuhlfarbe verursachen. Daneben können verschiedene Nahrungsmittel, Medikamente, Infektionen, Stoffwechselstörungen oder Blutungen die Farbe des Stuhls beeinflussen.

Folgende Übersicht kann Ihnen helfen, Stuhlverfärbungen richtig einzuordnen:

Gelber Stuhl
Eine gelbe Stuhlfarbe allein ist noch kein Grund zur Sorge. Sie zählt zum normalen Farbspektrum. Stärkereiche Kost sowie große Mengen an Milchprodukten oder Eiern können den Stuhl gelblich verfärben. Die Milchnahrung bei Stillkindern ist übrigens auch die Ursache von hellgelbem Windelinhalt. Tendenziell haben Vegetarier einen helleren, gelblichen Stuhl als Menschen, die viel Fleisch konsumieren. Auch die Konzentration des Sterkobilins bestimmt, inwieweit die Stuhlfarbe gelb-braun oder gelb ist. In Verbindung mit Durchfall kann eine gelbe Stuhlfarbe jedoch auf eine Darminfektion hindeuten.

Hellgelber und fettig glänzender Stuhl
Bei Erkrankungen der Bauchspeicheldrüse, nach operativer Entfernung von Darmabschnitten oder bei Zöliakie kann es zu hellgelben Fettstühlen kommen. Kommen ein übler Geruch, Gewichtsverlust oder auch Bauchschmerzen hinzu, sind das Alarmzeichen, die einen Arztbesuch erfordern.

Hellgelber, lehmfarbener bis weißlicher Stuhl
Liegen schwere Funktionsstörungen von Galle, Leber oder Bauchspeicheldrüse (insbesondere Tumoren) vor, kann sich der Stuhl stark entfärben. Vor allem bei Gallengangsverschlüssen findet kein Bilirubinumbau mehr statt, und der Stuhl bekommt ein lehmfarbenes Aussehen. Weitere Symptome eines Gallenstaus sind Gelbsucht, dunkler Urin, Juckreiz auf der Haut, Übelkeit und Bauchschmerzen. Auch das Röntgenkontrastmittel Bariumsulfat – auch als Bariumbreischluck bekannt – zur radiologischen Darstellung des Magen-Darm-Trakts führt vorübergehend zu einer Weißfärbung des Stuhls, da es unverdaut ausgeschieden wird.

Tiefbrauner, schwarzer Stuhl
Bei Blutungen im oberen Verdauungstrakt, insbesondere in Speiseröhre, Magen und Zwölffingerdarm, kommt es bei Kontakt des Bluts mit Magensäure oder Darmbakterien zu Abbauprozessen, durch die sich der Stuhl sehr dunkel färbt. Dieser wird als Teerstuhl oder Meläna bezeichnet und ist dringender Anlass für einen Arztbesuch. Harmlos sind hingegen dunkle Verfärbungen durch bestimmte Lebensmittel wie Rote Bete, Heidelbeeren, dunkle Schokolade oder Lakritze. Die Einnahme von Kohletabletten oder Tabletten gegen Eisenmangel ist eine weitere häufige Ursache für dunkel gefärbten Stuhlgang. Kommen hier Verstopfung und Bauchschmerzen hinzu, sind diese womöglich zu hoch dosiert.

Roter Stuhl
Eine gleichmäßig rötliche Färbung des Stuhls kann durch den Verzehr von Roter Bete, Preiselbeeren, Rotwein oder roter Lebensmittelfarbe verursacht werden. Helles Blut am oder im Stuhl und Blutspuren am Toilettenpapier sind Zeichen für frisches Blut, das aus dem unteren Bereich des Verdauungstrakts, dem Enddarm, stammt oder durch Verletzungen des Afters hervorgerufen wurde. Risse der Analschleimhaut entstehen oftmals bei Verstopfung mit starkem Pressen, bei Hämorrhoiden, Afterenge und Aftervorfall (Prolaps). Mit Schleim und Blut vermischter Stuhl ist oft ers-

tes Anzeichen einer Colitis ulcerosa, daneben treten manchmal bei einer Divertikulitis Blutbeimengungen im Stuhl auf.

Grünlicher Stuhl
Bei reichlichem Verzehr von chlorophyllhaltiger Nahrung wie Spinat, Grünkohl oder Salat kann sich die Stuhlfarbe tatsächlich grünlich zeigen. Kommt zur grünen Farbe jedoch Durchfall hinzu, ist dies ein Hinweis für eine Darminfektion wie etwa eine Salmonelleninfektion.

WELCHE KONSISTENZ LIEGT VOR?

Dünner, langer Stuhl
Der Vergleich mit einem Bleistift führte in der Medizin zu dem gängigen Begriff »Bleistiftstuhl«. Eine auffallend dünne oder bandartige Form deutet auf eine Verengung im Darm hin. Diese kann durch Verwachsungen (Stenosen) im Rektum, Darmpolypen oder auch Tumoren im Darm verursacht werden. Weitere Grunderkrankungen für dieses Phänomen sind Zöliakie, chronisch-entzündliche Darmerkrankungen mit Befall des Rektums oder auch Darminfektionen.

Fettiger Stuhl
Typische Merkmale des Fettstuhls (auch Steatorrhö, Salben-, Butter- oder Pankreasstuhl genannt) sind eine schleimige, durchfallartige oder schmierige Konsistenz, eine gelbe bis lehmartige Farbe sowie ein unangenehmer Geruch. Oft hinterlässt der Stuhl außerdem einen Fettfilm im Toilettenwasser oder bleibt an der Toilettenschüssel kleben. Nach einer Operation an Bauchspeicheldrüse oder Magen oder bei einer verminderten Produktion von Bauchspeicheldrüsenenzymen und Gallensäuren, beispielsweise nach Entfernung der Gallenblase, durch einen Tumor oder aufgrund eines Mangels an Verdauungssäften (wie es beim Morbus Crohn vorkommt), kann es zu sogenannten Fettstühlen kommen.

Schleimiger Stuhl
Mit Schleim überzogener Stuhl kann fest oder eher flüssig sein. Manchmal steckt eine Infektion dahinter, aber auch entzündliche Prozesse und Grunderkrankungen wie Morbus Crohn, Colitis ulcerosa, ein Reizdarmsyndrom und Nahrungsmittelunverträglichkeiten (Glutensensitivität, Laktoseinto-

leranz) können die Schleimproduktion erhöhen. Der Schleim muss nicht immer krankheitsbedingt sein. Wenn er nur kurzzeitig auftritt und nach wenigen Tagen wieder verschwindet, kann das zum Beispiel auf eine Ernährungsumstellung oder den Verzehr fettreicher Nahrung zurückzuführen sein.

Weicher, breiiger Stuhl
Weiche und breiige Stühle kommen bei Personen mit chronischen Darmbeschwerden besonders häufig vor. Tritt ab und zu weicher Stuhlgang auf, ist das kein Problem. Bei chronisch weichen Stühlen erhält der Körper wichtige Nahrungsbestandteile und Wasser allerdings nicht mehr in ausreichender Menge. Die Ursachen für zeitweiligen breiigen Stuhl können hormonell bedingt sein wie beim Progesteronabfall zu Beginn der Periode bei Frauen oder bei einer Schilddrüsenüberfunktion, eine Reaktion auf das Eindringen von Viren, Bakterien oder Parasiten bei vielen Magen-Darm-Infektionen darstellen oder im Zusammenhang mit Stress und Belastungen auftreten. Lebensmittelintoleranzen gegen Laktose, Fruktose, Histamin oder eine Glutensensitivität sind ebenfalls eine häufige Ursache für breiigen Stuhl. Auch ein Reizdarmsyndrom und chronisch-entzündliche Darmerkrankungen mit Fehlbesiedelungen des Mikrobioms können ursächlich dafür verantwortlich sein. Breiige Stühle werden bereits als Durchfall bezeichnet.

Durchfall
Viele Betroffene verbinden mit Durchfall (Diarrhö) eine flüssige Konsistenz. Aus medizinischer Sicht zählen zu Durchfällen jedoch auch eine häufige Stuhlfrequenz von mehr als 3-mal täglich und/oder ein Stuhlgewicht von mehr als 250 g täglich. Durchfall kann akut vorherrschen oder chronisch, also länger als 4 Wochen anhaltend sein. Akute Formen sind eher durch Infektionen bedingt (Noro- und Rotaviren, Salmonellen), chronische Formen entstehen zumeist durch Nahrungsmittelunverträglichkeiten (gegen Laktose, Fruktose, Gluten, Histamin, Sorbit). Auch Medikamente (z. B. Antibiotika, Blutdrucksenker, Abführmittel) und Grunderkrankungen wie Morbus Crohn, Colitis ulcerosa, Reizdarm, aber auch Darmkrebs können Durchfall bewirken. Halten starke Durchfälle für mehrere Tage an, kann es für den Körper zu einer gefährlichen Dehydratation kommen. Dies gilt insbesondere für Kleinkinder und Säuglinge sowie ältere Menschen.

Harter Stuhl/Verstopfung
Ein ungesunder Lebensstil mit Bewegungs- und Flüssigkeitsmangel, eine ballaststoffarme und fettreiche Ernährung oder auch ein gestörtes Mikrobiom sind wohl die häufigsten Ursachen für Verstopfung (Obstipation). Daneben kommen bestimmte Medikamente (Diuretika, Schmerzmittel, Antidepressiva), hormonelle Einflüsse (Schilddrüsenunterfunktion, Schwangerschaft, hormonelle Verhütung), Erkrankungen der Nerven und Psyche (immerhin hängen Kopf- und Bauchhirn eng zusammen), Störungen des Mineralstoffhaushalts (Kaliummangel), hohe Blutzuckerwerte oder auch organische Ursachen (Narbengewebe, Entzündungen mit Einengung des Darmlumens, Tumoren im Darm) infrage.

WORAUF DEUTET DER GERUCH HIN?

Über den Geruch des Darminhalts spricht man nicht. Heutzutage verschwindet das, was nach dem Verdauen übrig bleibt, möglichst geruchsfrei in der Toilette. Dabei gibt auch der Geruch Hinweise zum Gesundheitszustand. Zwar hat jeder Stuhl eine »persönliche Note«, denn die Bakterienzusammensetzung ist bei jedem Menschen anders. Doch sind sehr unangenehme, beißende oder faulige Gerüche Hinweise auf eine Verdauungsstörung.

Nach Schwefel oder faulen Eiern riechender Stuhl
Alle Kohlsorten und Zwiebelgewächse haben einen hohen Schwefelgehalt, durch den es zu einer stärkeren Geruchsentwicklung kommen kann. Hält dieser Geruch jedoch an und kann nicht auf das Essen zurückgeführt werden, deutet das auf vermehrte Fäulnisprozesse im Darm hin. Diese können zum Beispiel bei Darmkrebs oder einer Divertikulitis entstehen, wenn sich Nahrungsreste in den Darmausstülpungen ansammeln und vergammeln.

Stuhl mit säuerlicher Note
Ein säuerlicher Geruch wird in erster Linie durch Gärungsprozesse im Darm hervorgerufen. Langfristig schädigen diese die Darmschleimhaut, und der Körper ist anfälliger für Infekte oder reagiert mit Nahrungsmittelunverträglichkeiten. Außerdem kann eine Reihe von Grunderkrankungen wie chronisch-entzündliche Darmerkrankungen oder Erkrankungen der Bauchspeicheldrüse den säuerlichen Geruch verursachen.

Ein beißender Ammoniakgeruch
Durch einen hohen Konsum von Fleisch, Fisch oder anderen Eiweißen kann unverdautes Eiweiß in den Dickdarm gelangen, das dort wiederum von Bakterien zu giftigem Ammoniak verstoffwechselt wird. Was der gesunde Darm noch problemlos neutralisiert, kann bei einem vorgeschädigten Darm negative Folgen haben. Zu hohe Ammoniakkonzentrationen im Darm schädigen nicht nur das Darmmilieu, sondern über das Blut auf Dauer auch andere Organe wie die Leber und das Gehirn.

Weitere Gerüche
Zwar empfinden wir die Geruchswahrnehmung sehr individuell, doch gibt es noch weitere Geruchsnuancen, die auf eine Verdauungsstörung hindeuten können:

- So kann ein häufiger nach Metall oder Eisen riechender Stuhl auf eine Blutung im Magen-Darm-Trakt hinweisen.
- Auch ein süßlicher Geruch ist ein Hinweis für eine Verdauungsstörung. Oftmals werden bei süßen »Düften« Milchprodukte schlechter vertragen.
- Kommt es zu starken Durchfällen mit süßlich-fauligem Geruch, ist das ein Leitsymptom für eine Infektion mit *Clostridium difficile*.
- Ein fischig riechender Stuhl kann tatsächlich durch den hohen Konsum von Salzwasserfischen, Leber oder Eiern entstehen.

Achtung: Sollte ein übler Stuhlgeruch nicht auf die Ernährung zurückzuführen sein, ist eine ärztliche Abklärung angeraten.

DIE SCHUTZEBENEN IM DARM

Der Darm kann mehr als nur Nahrung transportieren, zerkleinern oder aufnehmen. Vielfach geschlängelt erreicht er eine Länge von bis zu 8 m, eine riesige Oberfläche und ist ein Organ der Superlative. Lange Zeit wurde seine Funktion unterschätzt. Er ist nicht nur die Herberge unzähliger Mikroorganismen (auch Mikrobiom genannt), sondern hat zudem eine Schleimhaut, die als Barriere fungiert, sowie ein potentes Abwehrsystem aus lokalen Immunzellen. Letzteres wird als darmassoziiertes Immunsystem bezeichnet und ist Teil des lymphatischen Systems. Diese drei Schutzebenen wollen wir nun etwas genauer betrachten.

DAS MIKROBIOM

Erstaunlich, aber wahr – die meisten Zellen in unserem Körper sind gar keine menschlichen! Auf und im Körper tummeln sich bei Erwachsenen vermutlich etwa genauso viele Kleinstlebewesen, wie der Mensch Zellen hat; insgesamt machen diese rund 2 kg des Körpergewichts aus. Sie besiedeln die Haut und die Schleimhäute. Der Fachbegriff für die Mikroorganismen im Verdauungstrakt lautet »intestinale Mikrobiota«, die Gesamtheit dieser Bakterien, Pilze und Viren wird im üblichen Sprachgebrauch zumeist als »Mikrobiom« bezeichnet. Gelegentlich wird synonym noch der Begriff »Darmflora« verwendet, der mittlerweile als veraltet gilt. Früher ging man davon aus, dass Bakterien und Pilze ins Pflanzenreich gehören, und verwendete deshalb den Begriff »Flora«.

Tatsächlich ist das Mikrobiom ein äußerst dynamisches und vielfältiges Ökosystem, in dem die Organismen miteinander kommunizieren und sich gegenseitig trainieren. Es hat eine herausragende Bedeutung für die Gesundheit und das Wohlbefinden: Ohne das Mikrobiom wäre weder die Verdauung noch das Überleben möglich. Im Darm – ab dem unteren Dünndarmdrittel und vor allem im Dickdarm – leben die meisten Mikroorganismen.

Der individuelle Fingerabdruck

Die Forschung zum Mikrobiom ist noch relativ neu. Man weiß inzwischen, dass nicht jeder Mensch mit den gleichen Mikroorganismen zusammenlebt. Das Mikrobiom ist individuell und vergleichbar mit dem menschlichen Fingerabdruck. Es bildet sich in den ersten Lebensmonaten aus und verändert sich im Laufe des Lebens. Allerdings gibt es Bakterienstämme, die jeweils dominant sind. Medizinisch sind drei Enterotypen bekannt, die durch die überwiegende Nahrungsaufnahme geprägt sind.

Zunehmend besteht Klarheit darüber, dass ein Ungleichgewicht dieser Bakterien – auch Dysbiose genannt – die Entstehung und das Fortbestehen einer Vielzahl von Krankheiten fördert. Das Mikrobiom kann uns also auch schaden, wenn das Verhältnis gesunder und krankmachender Mikroben aus der Balance geraten ist. So hängen zahlreiche Beschwerden und Erkrankungen, beispielsweise die Entstehung von chronisch-entzündlichen Darmerkrankungen und Nahrungsmittelunverträglichkeiten, mit einer Darmdysbiose zusammen. Ein Zusammenhang mit dem Reizdarmsyndrom, Autoimmunerkrankungen, Allergien, Herz- und Kreislaufleiden, Diabetes mellitus, Demenz und sogar Depressionen wird ebenfalls diskutiert.

Die Vielfalt der mikrobiellen Untermieter
Vermutlich tummeln sich im Darm mehr als 500 Spezies – einige Forschende sprechen sogar von bis 1500 Arten. Schon in den ersten Lebenstagen nach der Geburt kommt es auf natürlichem Weg durch den vaginalen Geburtsvorgang und das Stillen zur Besiedelung mit Laktobazillen und Bifidobakterien. Entscheidend ist dabei, dass das Neugeborene mit der Vaginalschleimhaut der Mutter in Kontakt kommt und so die ersten Bakterien aufnimmt; Kaiserschnittkinder sind in Bezug auf diesen Aspekt also im Nachteil. Es dauert etwa zwei Jahre, bis das Mikrobiom des Kindes voll entwickelt ist. Später bestimmen unser Lebensstil und unsere Ernährung darüber, wie sich das Mikrobiom entwickelt und verändert.

Ein Drittel der Darmbakterien ähnelt sich bei allen Menschen, zwei Drittel sind für jeden einzelnen Menschen charakteristisch. Wie im vorherigen Abschnitt erwähnt, gibt es drei verschiedene Enterotypen, die sich durch bestimmte Bakterienstämme auszeichnen und unsere individuell charakteristische Bakterienzusammensetzung ausmachen. Diese »Darmtypen« werden durch unsere langfristigen Ernährungsgewohnheiten beeinflusst und unterscheiden sich in Bezug darauf, wie effektiv sie Energie aus der Nahrung gewinnen und welche Vitamine sie in welchen Mengen produzieren. Besonders die Verwertung von tierischem Eiweiß und Kohlenhydraten spielt hier eine Rolle, aber auch Alter, Geschlecht und Gesundheitszustand. Während beim Enterotyp 1 die Bakterienstämme der Gattung *Bacteroides* vorherrschen, sind es beim Enterotyp 2 die der Gattung *Prevotella* und beim Enterotyp 3 die der Gattung *Ruminococcus*.

Das Mikrobiom von Menschen, die bevorzugt Fleisch essen, weist häufig den Enterotyp 1 auf, da Bakterien der Gattung *Bacteroides* besonders die Verdauung von Eiweiß unterstützen. Bei Bevorzugung pflanzlicher Kost überwiegen hauptsächlich Bakterien vom Enterotyp 2, da *Prevotella* den Abbau von Kohlenhydraten unterstützt. Das Mikrobiom des Enterotyps 3 wird von *Ruminococcus* angeführt. Diese Gattung kann vor allem langkettige Kohlenhydrate wie resistente Stärke und Zellulose, die in Linsen, Bohnen oder Vollkorn vorkommen, besser als die Enterotypen 1 und 2 verwerten. Bei resistenter Stärke handelt es sich um Ballaststoffe, die im Gegensatz zu modifizierter Stärke nicht im Dünndarm abgebaut, sondern von der Darmflora des Dickdarms verstoffwechselt werden. Beispiele hierfür sind gekochte und abgekühlte Kartoffeln, Reis oder Nudeln.

Zu den für alle Menschen ähnlichen Darmbakterien zählen beispielsweise Laktobazillen, Bifidobakterien oder Enterokokken. Ein gesundes Mikrobiom setzt sich überwiegend aus anaeroben Darmkeimen zusammen. Diese benötigen für ihr Überleben keinen Sauerstoff und machen rund 99 % des Mikrobioms aus. Davon sind etwa 57 % *Bacteroides*-Stämme, rund 30 % Bifidobakterien, ungefähr 10 % Laktobazillen und die restlichen 3 % Eubakterien und andere. Nur bei etwa 1 % handelt es sich um aerobe Darmkeime, also solche, die auf Sauerstoff angewiesen sind. Etwa die Hälfte davon sind *Escherichia coli*, die andere Hälfte Enterokokken. Je vielfältiger die Zusammensetzung des Mikrobioms ist, desto gesünder bleiben wir. Eine reduzierte Artenvielfalt ist mit verschiedenen Erkrankungen assoziiert, beispielsweise mit chronisch-entzündlichen Darmerkrankungen.

Aufgaben der »Darmfloristen«

Außer Frage steht, dass unser Darmmikrobiom eine zentrale Funktion für unsere Gesundheit übernimmt. Nützliche Darmbewohner konkurrieren mit Krankheitserregern um Nährstoffe und Anheftungsmöglichkeiten an der Darmschleimhaut und hemmen das Wachstum krankmachender Keime. Aber ihre Aufgaben sind weitaus umfangreicher, wie folgende Liste zeigt:

- Bildung von Vitaminen (Vitamin K, B_1, B_2, B_6, B_{12}, Folsäure)
- Modulation von Hormonen, etwa Serotonin
- Produktion kurzkettiger Fettsäuren wie Butyrat als Energielieferanten für den Darm
- Abbau nichtverdaulicher Substanzen
- Regulation des angeborenen und erworbenen Immunsystems
- Neutralisierung giftiger Substanzen, etwa von Nitrosaminen und polyzyklischen Wasserstoffen
- Anregung der Darmbewegungen (Darmperistaltik, Darmmotilität)
- Regulation von Entzündungen durch inflammatorische Zytokine
- Bildung der Schleimschicht (Mukusschicht) mit *Faecalibacterium prausnitzii* und *Akkermansia muciniphila*
- Produktion von Stoffen, die das Wachstum anderer Bakterien hemmen

Die Darmschleimhaut (intestinale Mukosa) ist eine wichtige physikalische Barriere. Sie bildet die innerste der drei Schichten der Darmwand und besteht aus einer einreihigen Zellschicht. Schon ihre Fläche ist mit etwa 400 m^2 beeindruckend und ergibt sich aus einer Vielzahl an Ausbuchungen, kleinsten Erhebungen und seinem stark geschlängelten Verlauf (Darmschlingen). Bei vielen Darmbeschwerden und -erkrankungen liegt eine geschädigte Darmschleimhaut vor.

Bei Gesunden stehen die Zellen der Darmschleimhaut dicht an dicht. Sie werden durch spezielle Verbindungsproteine, sogenannte Tight Junctions, miteinander verbunden. Tight Junctions gehören zu den Zell-Zell-Verbindungen. Im Darm sorgen sie dafür, dass unerwünschte Darmbestandteile nicht durch das Darmepithel ins Blut gelangen. Wenn die Darmschleimhaut ihre Schutzfunktion für die unter ihr liegenden Darmzellen nicht mehr richtig wahrnehmen kann, besteht die Gefahr, dass der geschlossene Darmzellverband aufbricht: So entsteht ein durchlässiger Darm, Leaky-Gut-Syndrom genannt (nähere Erläuterungen finden Sie weiter unten).

Vielfältige Aufgaben

Dabei ist die Darmschleimhaut weit mehr als eine anatomische Struktur. Aufgrund ihrer vielfältigen Aufgaben könnte man sie eher als Organ oder hoch spezialisierte Zellen verstehen. Sie enthält Drüsen zur Bildung von Darmsekret, im Dünndarm Enzyme zur Spaltung von Nährstoffen und Zellen zur Aufnahme der Nährstoffe aus dem Darm ins Blut. Die Aufnahme der Nahrungsbestandteile geschieht entweder aktiv oder passiv.

Andererseits müssen die Epithelzellen Erwünschtes von Unerwünschtem unterscheiden können und das Eindringen von für uns schädlichen Stoffen oder Krankheitserregern in das Körperinnere verhindern. Die Mechanismen, die diese Barriere erhalten, sind jedoch weitgehend unbekannt. Zudem ist die Darmschleimhaut nicht nur eine mechanische Barriere, sondern wahrscheinlich auch die Kommunikationsschnittstelle zwischen Mikrobiom und Immunsystem.

Einige Zellen der Darmschleimhaut können körpereigene Antibiotika bilden. Sogenannte Defensine sind Teil des unspezifischen Immunsystems, die krankmachende Keime in Schach halten können. Zudem sind in der Darmschleimhaut endokrine Zellen eingestreut, die Gewebshormone produzieren, die zur Steuerung der Magen-Darm-Funktion dienen.

Eine gesunde Darmschleimhaut ist von einer Schleimschicht (Mukus) überzogen. Sie ist eine weitere wichtige Barriere des Darms und schützt das Darmepithel vor chemischen, enzymatischen und mechanischen Einwirkungen. Durch den ausreichend großen Abstand der Darmbakterien zum Darmepithel findet außerdem keine Reizung dort ansässiger Immunzellen statt.

Um die vielfältigen Aufgaben störungsfrei erfüllen zu können, werden die Darmschleimhautzellen regelmäßig innerhalb weniger Tage vollständig erneuert. Für diese enorme Stoffwechselleistung benötigt der Körper besondere Mikronährstoffe. Insbesondere sind dies Zink, Vitamin A, B-Vitamine und bestimmte Aminosäuren wie Glutamin.

LEAKY-GUT-SYNDROM – DER »LÖCHRIGE DARM«

»Leaky gut« (die Bezeichnung stammt aus dem Englischen), Permeabilitätsstörung, erhöhte Darmpermeabilität, Tight-Junction-Störung oder Darmbarrierestörung sind alles Synonyme für eine zu durchlässige Darmwand. Richtige Löcher im Darm sind glücklicherweise nicht vorhanden. Während im gesunden Darm die Zellen der Darmwand einen dichten Zellverband bilden, sind beim Leaky-Gut-Syndrom die Verbindungsstellen zwischen den Schleimhautzellen, die sogenannten Tight Junctions, gelockert und schließen nicht mehr gut. Ob es sich nun um eine eigenständige Erkrankung handelt oder um ein Symptom, das bei zahlreichen Beschwerden auftreten kann, wird in der Medizinwelt teils heftig diskutiert.

Sicher ist, dass das Leaky-Gut-Syndrom zahlreiche Beschwerden auslösen kann – und diese sind keineswegs auf lokale Verdauungsbeschwerden beschränkt. Durch eine durchlässige Darmmembran ist die Schutzfunktion der Darmschleimhaut gegen Krankheitserreger und Toxine empfindlich gestört und es kommt zu einer verstärkten Konfrontation des Darmimmunsystems mit Bakterien, Schimmel- und Hefepilzen, toxischen Metallen, Fremdantigenen wie Nahrungsmittelzusatzstoffe, aber auch mit Nahrungsmittelbestandteilen, die Darmgesunden keine Probleme bereiten. Denn Krankheitserreger, Giftstoffe und unverdaute Nahrungsbestandteile können so ungehindert in den Blutkreislauf gelangen. In der Folge reagiert das Immunsystem mit entzündlichen und/oder allergischen Prozessen. Mehrere Autoimmunerkrankungen wie Multiple Sklerose, Diabetes mellitus Typ 1, Hashimoto-Thyreoiditis, aber eben auch chronisch-entzündliche Darmerkrankungen, Reizdarm und Nahrungsmittelunverträglichkeiten werden mit einem durchlässigen Darm in Verbindung gebracht.

Moderner Lebensstil als Ursache?
Als Auslöser kommen mehrere Faktoren wie ungesunde Ernährung, ein erhöhter Stresslevel, Infektionen oder eine Überwucherung mit *Candida*-Pilzen, zahlreiche Umweltgifte (Rauchen, Amalgam), aber auch die häufige Einnahme von Antibiotika, Schmerzmitteln oder Kortison sowie medizinische Eingriffe wie Operationen oder Strahlentherapie infrage.

Der Faktor Ernährung scheint einen besonders hohen Stellenwert einzunehmen. Ein Überangebot aus einfachen Zuckern und Kohlenhydraten, bestimmte Nahrungsbestandteile – hier steht das Klebereiweiß Gluten aus Weizen und anderen Getreidearten an erster Stelle – und verschiedene Aroma-, Konservierungs- und Zusatzstoffe industriell veränderter Nahrungsmittel sowie Genussmittel wie Alkohol, Kaffee und Kuhmilch stehen im Verdacht, die Erkrankung zu begünstigen. Zunächst entsteht im Darm eine Zunahme von fäulnis- und gärungsbildenden Keimen, verbunden mit einer Reduzierung der säurebildenden Bakterienarten. Durch Gärprozesse bilden sich Fuselalkohole, die wiederum die Tight Junctions schädigen, wodurch sich so nach und nach eine undichte Darmbarriere bildet. Zudem besteht der Verdacht, dass ein hoher Glutenverzehr Reaktionen bewirkt, durch die Entzündungsprozesse ausgelöst und Botenstoffe freigesetzt werden, die den Teufelskreis weiter aufrechterhalten.

Anzeichen eines Leaky-Gut-Syndroms
Ein Leaky-Gut-Syndrom äußert sich eher unspezifisch und umfasst

- breiige bis flüssige Stühle sowie Reizdarmbeschwerden,
- Blähungen und Bauchkrämpfe nach Nahrungsaufnahme,
- zunehmende Müdigkeit, Energieverlust und sinkende Leistungsfähigkeit,
- Stimmungsschwankungen bis hin zu Depressionen,

- chronische Gelenk- und Muskelschmerzen,
- Hautprobleme wie Akne und Ekzeme.

Die Folgen des Leaky-Gut-Syndroms
Ist die Darmbarriere geschwächt beziehungsweise die Durchlässigkeit des Darms erhöht, wirkt sich dies in verschiedener Weise auf die Funktion anderer Organe und die Immunabwehr aus. Kurzfristige Belastungen kann der Darm gut ausgleichen. Aber das permanente Eindringen schädlicher Stoffe bringen den Organismus und die Organe an ihre Grenzen. Insbesondere zu nennen sind in diesem Zusammenhang folgende Auswirkungen:

- Entwicklung und Verstärkung von **Nahrungsmittelintoleranzen** durch nicht vollständig abgebaute Nahrungsmittel
- **Leberschäden** bzw. Entwicklung einer Fettleber, da die körpereigene Entgiftung auf Hochtouren läuft
- **Zunahme toxischer Stoffe:** Im Normalfall wird ein Teil der aus der Umwelt, Nahrung und durch metallischen Zahnersatz aufgenommenen toxischen Stoffe wieder ausgeschieden. Beim Leaky-Gut-Syndrom können sie hingegen leichter in den Körper eindringen. Die ohnehin überforderte Leber kann die Zufuhr von Giftstoffen nicht mehr kompensieren, wodurch sich diese insbesondere im Fett- und Bindegewebe anreichern.
- **Infektanfälligkeit** und latente Entzündungsprozesse, sogenannte stille Entzündungen oder **Silent Inflammations**. Die permanente Überforderung des Immunsystems erfordert einen erhöhten Nährstoffbedarf, da einige Mineralstoffe direkt zur Unversehrtheit der Darmschleimhaut beitragen. Insbesondere sind dies Zink und die Vitamine A, C, D sowie die B-Vitamine. Der dadurch entstehende Vitalstoffmangel begünstigt wiederum Infekte.
- Mitunter bleibt es nicht bei einer Infektanfälligkeit, sondern der Körper richtet sich gegen körpereigene Zellen. So kann ein Leaky-Gut-Syndrom auch das Entstehen von **Autoimmunerkrankungen** begünstigen. Dazu zählen die Hashimoto-Thyreoiditis, der Diabetes mellitus Typ 1, die Multiple Sklerose und im weiteren Sinn auch chronisch-entzündliche Darmerkrankungen.

Geeignete Untersuchungs- und Diagnoseverfahren
Bei Verdacht auf ein Leaky-Gut-Syndrom stehen neben einer Erhebung der Krankengeschichte (Anamnese) mehrere Diagnosemöglichkeiten zur Auswahl. Laboruntersuchungen von Stuhl und Blutserum geben durch bestimmte Parameter Auskunft über die Durchlässigkeit des Darms:

- Das Protein Zonulin (siehe auch Seite 86) steht für mich an erster Stelle. Über das Serum oder den Stuhl wird getestet, wie viel Zonulin von den Darmzellen abgesondert wird. Ein erhöhter Wert gibt einen Hinweis auf das Leaky-Gut-Syndrom.
- Mit dem Laktulose-Mannitol-Test können diese beiden Stoffe im Urin bestimmt werden. Sind sie nach einer bestimmten Zeit erhöht, ist eine Störung der Darmbarriere wahrscheinlich.
- Auch das Ermitteln des Mikrobiomstatus und des Entzündungsmarkers Alpha-1-Antitrypsin kann aufschlussreich sein.

Möglichkeiten zum Aufbau einer gesunden Darmwand
Eine Umstellung der Lebensweise und Ernährung ist beim Leaky-Gut-Syndrom besonders empfehlenswert. Zunächst gilt es, auslösende Faktoren zu vermeiden – in erster Linie sind dies auslösende Stressfaktoren, nicht zwingend benötigte Medikamente und schädigende/unverträgliche Nahrungsmittel.

Konkret bedeutet das für die Ernährung, dass diese einen hohen Anteil an Ballaststoffen, also viel Obst, Gemüse und Vollkornprodukte (zunächst glutenfreie Getreide oder Pseudogetreide wie Hafer, Reis und Mais; Roggen-Natursauerteig wird von einigen Betroffenen noch gut toleriert), und möglichst keinen Zucker oder zuckerhaltige Lebensmittel beinhalten sollte. Eine Ernährungsumstellung auf frische, nicht industriell verarbeitete Lebensmittel und eine Darmsanierung mit der Gabe von Probiotika ist in den allermeisten Fällen sinnvoll. Als nützlich erwiesen haben sich Knochenbrühen (Seite 254) oder auch die Gabe von Zeolith (siehe Seite 243) und Zink (Seite 246). Die vollständige Regeneration der Darmbarriere kann Wochen oder Monate dauern. Danach sollten zuvor unverträgliche Lebensmittel in Maßen wieder vertragen werden.

DARMASSOZIIERTES IMMUNSYSTEM
BIST DU FREUND ODER FEIND?

Ein gesunder Darm und ein starkes Immunsystem stehen in enger Verbindung. Der Verdauungstrakt beherbergt 70–80 % der immunkompetenten Zellen, die Tag und Nacht ihre Arbeit verrichten. Das darmassoziierte Immunsystem (auch schleimhautassoziiertes Immunsystem im Darm, engl. »gut-associated lymphoid tissue«, GALT) bildet den größten Teil der Immungewebe im Körper. Die Barriere der Schleimhautoberfläche ist relativ dünn und durchlässig, da hier ein Nährstoffaustausch stattfinden muss. Deshalb sind weitere wirksame Abwehrmechanismen erforderlich. Das darmassoziierte Immunsystem kontrolliert körperfremde Stoffe oder Keime – entscheidet also, wer Freund oder Feind ist. Es wäre jedoch unangemessen, auf harmlose Substanzen und Proteine aus der Nahrung und nützliche Darmbakterien zu reagieren. Solche Störungen und fehlgeleiteten Immunantworten sind die Ursache einiger Nahrungsmittelunverträglichkeiten wie der Zöliakie und werden auch bei Morbus Crohn oder Colitis ulcerosa diskutiert.

Das darmassoziierte Immunsystem befindet sich in der Epithelschicht der Schleimhaut und besteht aus lymphatischen Strukturen sowie Abwehrzellen wie Lymphozyten und Fresszellen (Makrophagen). Die lymphatischen Strukturen im Darm heißen Peyer-Plaques. Sie kommen nur im Dünndarm vor. Daneben gibt es isolierte Lymphfollikel, die überall im Darm vorkommen und B-Lymphozyten bilden. Makrophagen sind dafür geschult, Mikroorganismen zu »verschlingen«, indem sie diese umhüllen und abbauen. Von den Plasmazellen des darmassoziierten Immunsystems werden überwiegend ortsansässige Antikörper vom IgA-Typ (sekretorisches Immunglobulin A, kurz sIgA) produziert, die wiederum von den Peyer-Plaques und den Lymphknoten aktiviert werden. Das sIgA kann Gifte neutralisieren, die beispielsweise von Bakterien abgegeben werden, oder sich an Viren und Bakterien binden und diese »verklumpen«. Die im Darm erlernten Informationen werden über das Blut- und das Lymphsystem an andere Abwehrzentren im Körper weitergegeben und gespeichert. So können sie später bei einem erneuten Angriff noch schneller reagieren. Ein gesunder Darm ist also ein Garant für ein starkes Immunsystem.

KRANKHEITSBILDER KURZ ERKLÄRT

Das Spektrum der chronischen Darmerkrankungen ist breit: Es reicht von belastenden Nahrungsmittelunverträglichkeiten über Fehlbesiedelungen bis hin zu chronisch-entzündlichen Darmerkrankungen, Aussackungen der Darmwand oder gar Tumoren im Darm. Lesen Sie hier, woran Sie eine Darmkrankheit erkennen, was dahinterstecken kann und wie man sie behandelt.

COLITIS ULCEROSA

AUF DEN DICKDARM BESCHRÄNKT

Der Begriff »Colitis ulcerosa« setzt sich zusammen aus dem griechischen Wort »Colon« für Dickdarm, der Wortendung »-itis« für Entzündung und dem lateinischen Wort »ulcus« für Geschwür. Für die Entzündung ist wahrscheinlich ein gestörtes Zusammenspiel des Immunsystems, des Darms und des Mikrobioms verantwortlich. Die entzündeten Bereiche liegen bei einer Colitis ulcerosa in der Regel alle nebeneinander und sind nicht auf Segmente beschränkt wie beim Morbus Crohn – ein Aspekt, der die Abgrenzung beider Erkrankungen erleichtert.

WAS IST EINE COLITIS ULCEROSA?

Wie Morbus Crohn ist die Colitis ulcerosa eine chronisch-entzündliche Darmerkrankung. Infolge der Entzündung der Dickdarmschleimhaut können sich Geschwüre – also Ulzerationen – bilden. Die Colitis ulcerosa beginnt zumeist im Enddarm und breitet sich dann aufsteigend weiter im Dickdarm aus. Bei Menschen mit einer Colitis ulcerosa ist die wichtige Schutzfunktion der Darmschleimhaut gestört. Dadurch können Bakterien, Toxine und Eiweiß eindringen, das Immunsystem wird alarmiert und reagiert mit einer Entzündung.

WO UND WIE ZEIGT SICH EINE COLITIS ULCEROSA?

Die Colitis ulcerosa tritt in Schüben auf. Phasen mit hoher Entzündungsaktivität und Symptomen wechseln mit sogenannten Ruhephasen (Remissionen) ab, in denen Betroffene weitgehend oder völlig beschwerdefrei leben können. Nur in sehr seltenen Fällen dauern die Symptome an. Typischerweise beginnt die Erkrankung im jungen Erwachsenenalter, sie kann aber auch erst später einsetzen.

Mit Schleim und Blut vermischter Stuhl sind neben Durchfall und anfangs leichten Bauchschmerzen die typischen Symptome der Colitis ulcerosa. Im Einzelfall können je nach Schwere des Verlaufs krampfartige Leibschmerzen, bis zu 20 Stuhlgänge täglich, Fieber und Gewichtsverlust hinzukommen; seltener sind Gelenk-, Haut- oder Augenentzündungen. Menschen mit Colitis ulcerosa fühlen sich möglicherweise häufig müde und abgeschlagen, da ihr Körper Nährstoffe nur unzureichend aufnehmen kann oder die Blutungen zu einer Blutarmut (Anämie) führen.

KOMPLIKATIONEN

Die Entzündungen im Darm können Blutungen auslösen, die mitunter so stark sind, dass daraus eine Anämie mit einem Eisenmangel resultiert. Liegt eine Colitis ulcerosa vor, steigt zudem das Risiko, an Dickdarmkrebs zu erkranken.

Das toxische Megakolon ist eine seltene, aber akut lebensbedrohliche Komplikation der Colitis ulcerosa. Durch schwere Entzündungen kann die Funktion des Darmnervensystems und der Darmmuskelzellen beeinträchtigt werden. Dadurch geht die Beweglichkeit des Darms verloren, und der Darm weitet sich übermäßig stark aus. Betroffene leiden unter starken Bauchschmerzen, einem aufgetriebenen Bauch, Fieber und einem starken Krankheitsgefühl. Es besteht die Gefahr eines Darmdurchbruchs (Perforation) mit Schocksymptomatik.

Achtung: Beim toxischen Megakolon handelt es sich um einen Notfall! In der Regel ist eine umgehende Operation und/oder eine intensivmedizinische Behandlung erforderlich.

ZAHLEN UND FAKTEN

- Meist tritt die Colitis ulcerosa zwischen dem 15. und 30. Lebensjahr auf.
- Die Inzidenz liegt in Europa zwischen 5 und 25 pro 100 000 Einwohner.
- 60 % aller Betroffenen haben eine leichte Verlaufsform, rund ein Drittel eine mittelschwere, 10 % eine schwere Verlaufsform.
- Schulmedizinische Prognose: Colitis ulcerosa gilt als nicht heilbar und wird Betroffene vermutlich ihr Leben lang begleiten.

DEN URSACHEN AUF DER SPUR

Laut wissenschaftlicher Erkenntnisse können mehrere Faktoren an der Krankheitsentstehung beteiligt sein. Dazu gehören Schädigungen der Darmschleimhaut, eine gesteigerte Immunreaktion gegen körpereigene Darmbakterien (Mikrobiom), eine genetische Veranlagung sowie Umweltfaktoren und bestimmte Nahrungsbestandteile. Medikamente wie orale Verhütungsmittel oder einige Schmerzmittel (nichtsteroidale Antirheumatika wie Azetylsalizylsäure [ASS], Ibuprofen, Diclofenac oder Paracetamol) scheinen sich ungünstig auf die Erkrankung auszuwirken. Zudem haben psychische Belastungen einen ungünstigen Einfluss auf die Krankheitsaktivität.

DIAGNOSE

Beim Abtasten des Bauchs kann ärztlich festgestellt werden, ob Druckschmerzen auftreten oder Bereiche des Bauchs verhärtet sind. Meist wird der Enddarm ausgetastet, um eventuelle Veränderungen festzustellen.

Laboruntersuchungen von Blut (insbesondere C-reaktives Protein [CRP] oder Blutkörperchensenkungsgeschwindigkeit [BKS], Leukozyten, Leberwerte, Hämatokrit) und Stuhl (Calprotectin) sind ebenfalls notwendig.

Die wichtigste Untersuchung ist die Darmspiegelung (Koloskopie), da sie Erkenntnisse über das Ausmaß der Entzündung und der Veränderungen an der Schleimhaut gibt. In der Regel werden im Rahmen der Koloskopie auch Gewebeproben entnommen und untersucht.

BEHANDLUNG

Schulmedizin
Die Therapie mit antientzündlichen und immunsuppressiven Medikamenten wird der Schwere der Krankheitsschübe angepasst und gegebenenfalls in Stufen gesteigert. Zur Standardtherapie gehören 5-Aminosalizylsäure, Kortison und Immunsuppressiva. Da die beschwerdefreien Phasen (Remission) wieder in einen akuten Schub übergehen können, werden Personen in Remission mindestens 2 Jahre medikamentös behandelt. Unter bestimmten Umständen kann eine Operation notwendig werden – etwa wenn Medikamente bei einem starken Entzündungsschub nicht wirken oder bei schweren Darmblutungen. Ein künstlicher Darmausgang kann in einigen Fällen nötig sein.

Naturheilkunde
Wenn es durch die häufigen Durchfälle und das Entzündungsgeschehen zu Nährstoffverlusten gekommen ist, sollten diese ausgeglichen werden. Im Prinzip ähnelt der naturheilkundliche Ansatz dem bei Morbus Crohn: Zunächst erfolgt idealerweise ein Stuhlbefund, bei dem zahlreiche Parameter erhoben werden (siehe Laborbefunde verstehen, Seite 71). Dem schließt sich die Basistherapie an, bestehend aus einer verträglichen Kost, einer Darmsanierung, dem Aufbau einer gesunden Schleimhaut sowie der Gabe von Vitalstoffen und entzündungshemmenden Heilpflanzen. In der Praxis kann zudem noch tiefer nach der Ursache gefahndet werden. Etwas, das

Betroffene im übertragenen Sinne »nicht richtig verdauen« können – auch wenn es oftmals auf Anhieb nicht gesehen wird –, sollte näher betrachtet werden, weil dies die Genesung nachhaltig beeinflussen kann.

MORBUS CROHN

ALLE SCHICHTEN DER DARMWAND BETROFFEN

Vielleicht waren es die ständigen Verdauungsbeschwerden seines Vaters, die den amerikanischen Gastroenterologen, Burrill B. Crohn (1884–1983), dazu bewegten, den Großteil seiner beruflichen Laufbahn mit dem Studium von Durchfall und Verstopfung zu verbringen. 1932 beschrieb er erstmals eine schubweise verlaufende Darmentzündung, die später seinen Namen erhielt.

Während bei Gesunden eine intakte Schleimhaut die Darmwand schützt, ist die Barrierefunktion des Darms bei Morbus Crohn gestört, das Mikrobiom des Darms hat sich verändert, und alle Schichten der Darmwand sind entzündet.

WAS IST MORBUS CROHN?

Die häufig bereits in jungen Jahren beginnende Erkrankung ist per Definition eine chronisch-entzündliche Darmerkrankung, die in unregelmäßigen Schüben verläuft. Der gesamte Verdauungstrakt – vom Mund bis zum After – kann davon betroffen sein. Typischerweise ist das Entzündungsgeschehen aber über den Verdauungstrakt verteilt, unterbrochen von gesunden Abschnitten. Die Entzündung kann in alle Schichten der Darmwand vordringen, das heißt in die Schleimhaut und in die darunterliegenden Muskelschichten. Bei etwa der Hälfte aller Betroffenen sind sowohl der Dünn- als auch der Dickdarm, bei 25–30 % ausschließlich der Dünndarm, bei 20–25 % nur der Dickdarm und bei 4 % Speiseröhre, Magen und Zwölffingerdarm betroffen. Per Definition gilt Morbus Crohn als nicht heilbar.

In vielen Quellen wird Morbus Crohn den Autoimmunerkrankungen zugeordnet. Mittlerweile gehen Forschende davon aus, dass es sich um eine immunassoziierte Krankheit handelt. Dabei kommt es zu einer Fehlfunktion des Immunsystems, die entzündliche Prozesse auslöst. Durch eine Störung der Barrierefunktion der Schleimhaut können Viren, Bakterien, Fremdeiweiße und Toxine durch die Schleimhaut eindringen. Dadurch wird eine Entzündung ausgelöst, verstärkt oder aufrechterhalten.

WO UND WIE ZEIGT SICH MORBUS CROHN?

Oft beginnen die Beschwerden schleichend: Wiederkehrende Blähungen, Durchfälle und Bauchschmerzen sind die ersten Hinweise für diese Erkrankung. Wenn in Zeiten von Schüben schmerzhafte Krämpfe, breiige, wässrig-schleimige oder sogar blutige Durchfälle und Fieber hinzukommen, fühlen sich die Betroffenen richtig krank. Akute Beschwerden sind häufiger im rechten Unterbauch und 1–2 h nach dem Essen spürbar.

Das klinische Bild ist jedoch sehr variabel und reicht von kaum spürbaren Beschwerden bis hin zu massiven Durchfällen, starkem Gewichtsverlust und/oder Energiemangel.

KOMPLIKATIONEN

Zu den Komplikationen gehören als Folge des Entzündungsprozesses Einengungen im Darm (Stenosen), Narbenbildungen, die zu einem Darmverschluss führen können, Fisteln und Abszesse, eine verminderte Aufnahme von Nährstoffen aus dem Darm (Malabsorption), Blutarmut (Anämie), Störungen des Darm-Leber-Kreislaufs der Gallensäuren sowie ein erhöhtes Risiko, an Darmkrebs oder Osteoporose zu erkranken.

Die entzündlichen Prozesse können auch Organe außerhalb des Darms betreffen. Die Liste ist lang und reicht von Gelenkentzündungen (Arthritis), Abnahme der Knochendichte und Knochenschwund (verstärkt durch eine langfristige Therapie mit Kortison), Hauterscheinungen, Entzündungen der Augen (Uveitis, Iritis), der Leber (Cholangitis) und der gehäuften Bildung von Nieren- und Gallensteinen.

Besteht ein Kinderwunsch, wird nur bei schweren Entzündungsschüben oder bei Einnahme bestimmter Medikamente wie Methotrexat von einer Schwangerschaft abgeraten.

ZAHLEN UND FAKTEN

- Die meisten Neuerkrankungen werden zwischen dem 20. und 40. Lebensjahr diagnostiziert.
- Es existiert ein Nord-Süd-Gefälle, d. h., in nordeuropäischen Ländern und in Nordamerika erkranken mehr Menschen als in Südeuropa, Asien oder Afrika.
- In Deutschland und der Schweiz wird die Zahl der Betroffenen auf circa 300 pro 100000 Einwohner geschätzt.
- Schulmedizinische Prognose: Die Krankheit gilt als nicht heilbar, der Krankheitsverlauf variiert, viele erleben Rückfälle (Rezidive). Laut Studien kommt es bei 30–60 % der Fälle im 1. Jahr und bei 40–70 % im 2. Jahr zu Rückfällen.

DEN URSACHEN AUF DER SPUR

Wissenschaftliche Befunde sprechen dafür, dass es keinen einzelnen Auslöser für die Erkrankung gibt, sondern unterschiedliche Faktoren an der Entstehung beteiligt sind. Gene und Lebensstilfaktoren gehen Hand in Hand. Bislang sind mehr als 70 Gene bekannt, die mit Morbus Crohn in Verbindung gebracht werden können. Aus meiner Sicht liegt zumeist eine gewisse Veranlagung für diese Erkrankung vor, die jedoch erst dann zum Tragen kommt, wenn eine Vielzahl von Belastungsfaktoren zusammenkommt.

Ernährungsfehler und Umweltfaktoren spielen ebenfalls eine wichtige Rolle bei der Entstehung von Morbus Crohn. Zu nennen sind in diesem Zusammenhang Amalgamfüllungen sowie Schadstoffe aus Kleidung, Farben, Lacken, Möbeln und Baumaterialien. Als gesichert gilt, dass Raucher doppelt so oft an Morbus Crohn erkranken wie Nichtraucher. Auch (noch) nicht diagnostizierte Nahrungsmittelunverträglichkeiten lassen dem Darm keine Ruhe.

Daneben können auch psychische Komponenten das Verdauungsorgan aus dem Gleichgewicht bringen. Etwas im übertragenen Sinne »nicht verdaut zu haben«, ist ebenso wie bei der Colitis ulcerosa bei Morbus Crohn von Bedeutung.

DIAGNOSE

Die Gastroenterologie hat sich auf das Erkennen und das Behandeln von Krankheiten des Verdauungstrakts spezialisiert. Das Gespräch (Anamnese) und die körperliche Untersuchung sind eine wichtige Basis für die Diagnose.

Laboruntersuchungen unterstützen die Verdachtsdiagnose. Zwar gibt es keinen bestimmten Laborwert, mit dem sich ein Morbus Crohn eindeutig nachweisen lässt, doch sind der CRP-Wert, der Eisenwert und das Calprotectin wichtige Laborparameter.

Eine bildgebende Diagnostik zur Sicherung der Diagnose mittels Ultraschall und eine Darmspiegelung (Koloskopie) ist ebenfalls zumeist erforderlich, bei Verdacht auf Magen- oder Speiseröhrenbeteiligung kann zusätzlich eine Magenspiegelung sinnvoll sein.

BEHANDLUNG JE NACH AKTIVITÄT

Das Ziel einer Behandlung ist eine Eindämmung der Entzündung, die Verhinderung neuer Schübe und die vollständige und dauerhafte Abheilung der Darmschleimhaut.

Schulmedizin

Das therapeutische Vorgehen in der Schulmedizin ist abhängig von der Krankheitsaktivität, dem Befallmuster, dem Alter, dem Ernährungszustand und bestehenden Mangelzuständen sowie dem Ansprechen auf die bisherige Therapie und länger zurückliegende Vorbehandlungen. Bei leichter Krankheitsaktivität sind Aminosalizylate, bei hoher Krankheitsaktivität Kortikoide das Mittel der Wahl, bei schweren Verläufen kommen Immunsuppressiva oder Biologika zu Einsatz, und zwischen den Schüben werden oft Antikörper verschrieben. Mehr Informationen zu den Medikamenten finden Sie auf den Seiten 65 bis 69. Antibiotika kommen bei Verdacht auf bakterielle Erreger und zur Behandlung von Fisteln und Abszessen zur Anwendung. Eine Operation mit Teilentfernung des Darms ist in der Regel erforderlich, wenn Verengungen vorliegen, welche die Darmpassage blockieren, und beim Auftreten von Abszessen, bei Fistelbildung oder bei starken Blutungen. Die Wahrscheinlichkeit für eine Operation ist bei Morbus Crohn relativ hoch.

Naturheilkunde
Für eine erfolgreiche naturheilkundliche Therapie ist die Mitarbeit Betroffener besonders wichtig. Der Alltag mit Morbus Crohn verlangt oft Disziplin und Geduld. Die Therapie reicht von einer Darmsanierung mit Ausleitung von Schadstoffen über einen Aufbau der Darmschleimhaut, die Gabe von entzündungshemmenden und blähungswidrigen Heilpflanzen und Vitalstoffen bis hin zur Aufarbeitung vorliegender psychischer Traumata. Die Ernährung hat meiner Erfahrung nach einen großen Einfluss auf den Verlauf, da Morbus-Crohn-Betroffene häufiger nicht diagnostizierte Nahrungsmittelunverträglichkeiten haben (siehe unten). Bei leichten Fällen reicht oft eine alleinige naturheilkundliche Therapie aus, bei schweren und komplizierten Verläufen kann mit der Kombination von Schulmedizin und Naturheilkunde das beste Ergebnis erzielt werden.

NAHRUNGSMITTELUNVERTRÄGLICHKEITEN – BAUCHWEH VOM ESSEN

Wer in den Supermärkten einen genauen Blick auf die Etiketten der angebotenen Produkte wirft, erkennt schnell: Nahrungsmittelunverträglichkeiten sind auf dem Vormarsch. Sowohl Himbeer- oder Erdbeerfruchtaufstriche wie auch Getreidezucker aus Mais werden als »fruktosearm« oder »geeignet für Menschen mit Fruktoseintoleranz« beworben. Auf den Labels von Schokomüslis, dem Landbrot, der Mehlmischung und selbst den Haferflocken findet sich der Hinweis »glutenfrei«. Bestimmte Joghurts, Frischkäse, Eis, Käse und Milch sind »frei von Laktose«. Dabei handelt es sich nicht nur um eine geschickte Marketingstrategie, sondern es verlangen insbesondere Menschen, die bestimmte Nahrungsbestandteile nicht gut vertragen, nach diesen Produkten.

Aber was sind eigentlich Nahrungsmittelunverträglichkeiten? Zunächst ist dies nur ein Überbegriff für unerwünschte Beschwerden, die im Zusammenhang mit dem Verzehr bestimmter Nahrungsmittel auftreten. Grundsätzlich unterscheidet man aus medizinischer Sicht nicht immunologische und immunologische Reaktionen:

- Unter die Rubrik »nicht immunologische Enzymdefekte« fallen die Laktoseintoleranz, die Fruktoseintoleranz, die

Histaminintoleranz sowie die Glutenunverträglichkeit (nicht zu verwechseln mit Zöliakie). Vielleicht ist es besser, von einer Glutensensitivität zu sprechen.
- Zu den immunologischen Reaktionen gehören autoimmunologische Prozesse wie die Zöliakie, Allergien vom Sofort- (Typ-I-Allergie) und vom Spättyp (Typ-IV-Allergien), die beispielsweise durch Krustentiere, Nüsse oder Sellerie hervorgerufen werden können, oder Pseudoallergien nach Aufnahme von Nahrungsmittelzusatzstoffen.

Der Vollständigkeit halber müssen auch noch Lebensmittelvergiftungen – also toxische Reaktionen – und strukturell verursachte Verdauungsstörungen erwähnt werden, die beispielsweise durch eine Gallenblasenentfernung, eine Magenoperation oder durch Einengungen des Darmlumens entstehen. Diese Einteilung mag für Betroffene zweitrangig sein, denn Bauchschmerzen und Unwohlsein treten bei allen genannten Formen von Unverträglichkeiten auf. Aber aus medizinischer Sicht ist dies relevant, da – sofern keine rein symptomatische Behandlung mit der Strategie »weglassen, und zwar lebenslänglich« erfolgt – die Therapie ein differenziertes Vorgehen mit unterschiedlichen Maßnahmen erfordert.

Eine Unverträglichkeit ist keine Allergie
Sowohl bei einer Nahrungsmittelunverträglichkeit als auch bei einer Allergie kommt es zu unerwünschten Reaktionen nach dem Verzehr eines Lebensmittels, die sich ähneln können. Allerdings ist eine Nahrungsmittelunverträglichkeit nicht mit dem Begriff »Nahrungsmittelallergie« gleichzusetzen. Bei einer Allergie kommt es zu einer Aktivierung des Immunsystems, weil bestimmte Eiweiße (Proteine) irrtümlich als Feind identifiziert werden, bei Unverträglichkeitsreaktionen spielt das Immunsystem keine Rolle. Sie sind entweder Folgen eines Enzymmangels, oder sie haben ihre Ursache in Resorptionsstörungen (Malabsorption). Das Verdauungssystem ist also mit der Aufspaltung oder der Aufnahme von Nahrung überfordert. Oft ist hierbei die Nahrungsmenge entscheidend: Kleine Mengen des unverträglichen Nahrungsmittels werden bei Intoleranzen noch vertragen, größere Mengen bereiten hingegen Probleme. Die Schwelle für diese Reaktion ist bei jedem anders. Das trifft für eine Allergie nicht zu.

Hier genügen bereits Spuren des Nahrungsbestandteils, um manchmal sogar schwere Reaktionen wie etwa einen allergischen Schock mit Atemnot auszulösen.

Das Thema ist deshalb so relevant, da die meisten Betroffenen mit chronisch-entzündlichen Darmerkrankungen oder Reizdarm von Nahrungsmittelunverträglichkeiten geplagt sind. Bauchschmerzen, Blähungen, Durchfall, Übelkeit nach dem Essen, Über- oder Untergewicht, Müdigkeit, Gelenkschmerzen oder Konzentrationsprobleme sind die wichtigsten Symptome, die auf Nahrungsmittelunverträglichkeiten hinweisen können. Viele reagieren bei Stress oder emotionaler Belastung mit einer Verschlechterung ihrer Beschwerden. Die häufigsten Störungen der Verdauung und der Resorption sind die Laktose-, die Fruktose- und die Histaminintoleranz sowie eine Glutensensitivität. Besteht die Nahrungsmittelunverträglichkeit über längere Zeit, kann daraus ein Leaky-Gut-Syndrom (siehe auch Seite 29) entstehen. Umgekehrt kann ein Leaky-Gut-Syndrom auch der Entstehung einer Nahrungsmittelunverträglichkeit Vorschub leisten.

Es muss nicht die Suche nach der Nadel im Heuhaufen sein
Hinter Magen-Darm-Beschwerden können zahlreiche Ursachen stecken – darunter harmlose, aber auch ernste Erkrankungen. Deshalb sollten Sie sich für eine gründliche Diagnostik entscheiden. Eine Stuhluntersuchung (siehe auch Laborbefunde verstehen, Seite 71 ff.) kann Licht in die oft unerklärlichen Beschwerden bringen. Die Kosten für eine Stuhluntersuchung schwanken stark. Je nach Beschwerden und angeforderten Laborparametern liegen sie zwischen 35 und 400 Euro oder noch höher. Bitte klären Sie deshalb immer vorab mit Ihrer Krankenkasse, welche Leistungen übernommen werden.

LAKTOSEINTOLERANZ/ MILCHZUCKERUNVERTRÄGLICHKEIT

Insgesamt boomt der Markt für Alternativen zur klassischen Kuhmilch. Milchersatz auf Basis von Soja, Mandel, Hafer und Co. finden sich mittlerweile in jedem gut sortierten Supermarkt. Neben ethischen Gründen ist Folgendes der Grund: Sie trinken ein Glas Milch, bekommen daraufhin kalten Schweiß auf der Stirn und müssen schleunigst auf die Toilette. Menschen mit einer Laktoseintoleranz vertragen viele Milchprodukte nicht. Milch, Käse, Sahne, Joghurt oder Quark bereiten also Probleme. Butter wird jedoch wegen des hohen Fettgehalts meist noch gut vertragen. Ihnen fehlt ein Enzym – die Laktase – beziehungsweise das Enzym wird nicht ausreichend gebildet. In der Folge kann weniger Milchzucker (Laktose) abgebaut werden. So gelangt Milchzucker unverdaut in den Dickdarm und wird dort von den Darmbakterien vergoren. Die gebildeten Gase führen zu Blähungen, Bauchschmerzen und breiigen oder wässrigen Durchfällen. Der Grad der Ausprägung variiert jedoch stark.

Etwa 15–20 % der westlichen Bevölkerung leiden unter einer Laktoseintoleranz. Weltweit sind bedeutend mehr Menschen davon betroffen. Meist wird die Intoleranz im Laufe des Lebens erworben, bei einigen wenigen ist die Unverträglichkeit von Milch und Milchprodukten angeboren. Erschwerend kommt hinzu, dass viele Menschen mit einer Laktoseunverträglichkeit zusätzlich von einer Fruktoseintoleranz betroffen sind.

Häufig vergehen Jahre, bis die richtige Diagnose gestellt wird, da mitunter gerne ein Reizdarmsyndrom diagnostiziert wird. Um eine Laktoseunverträglichkeit zu diagnostizieren, kann ein H2-Atemtest durchgeführt werden. In den Praxen ist er ein wichtiger diagnostischer Parameter bei unklaren Bauchschmerzen und wird auch zur Diagnostik der Fruktoseintoleranz herangezogen. Sie können auch zu Hause selbst einen Provokationstest durchführen. Hierzu trinken Sie am besten morgens und nüchtern ein großes Glas Milch und warten etwa eine halbe Stunde. Treten in diesem Zeitraum Beschwerden wie Bauchschmerzen, Blähungen oder Durchfall auf, können Sie von einer Unverträglichkeit ausgehen.

Ein erworbener Laktasemangel kann sich aufgrund von bakteriellen Infektionen im Magen-Darm-Trakt, Pilzinfektionen im Darm, durch die wiederholte Gabe von Antibiotika und Zytostatika oder durch Grunderkrankungen im Darm wie Morbus Crohn entwickeln. Nach einer erfolgreichen Darmsanierung klingt auch eine Laktoseintoleranz häufig wieder ab. Bei leichten Formen einer Laktoseintoleranz können Enzympräparate, beispielsweise LactroZym (Biogena), hilfreich sein. Vor den Mahlzeiten eingenommen, verbessert sich durch die enthaltene Laktase die Verträglichkeit von Milch und Milchprodukten.

Langzeitfolgen durch die Vermeidung von Milchprodukten infolge einer Laktoseunverträglichkeit sind nur wenige bekannt. Manchmal wird ein erhöhtes Risiko, eine Osteoporose zu entwickeln, beschrieben, weil Milchprodukte viel Kalzium enthalten. Der tägliche Kalziumbedarf lässt sich aber gut durch grünes Gemüse decken. Außerdem spielen bei einer Osteoporose noch viele Faktoren eine Rolle, etwa Bewegung und weitere Mikronährstoffdefizite wie etwa Vitamin D.

FRUKTOSEINTOLERANZ/ FRUCHTZUCKERUNVERTRÄGLICHKEIT

Mit der Fruchtzuckerunverträglichkeit verhält es sich ähnlich wie mit der Unverträglichkeit von Milchzucker. Nur kommt es hier nach dem Verzehr von fruchtzuckerhaltigen Speisen zu den Verdauungsbeschwerden. Süße Früchte, Fruchtsäfte, Marmeladen oder Fruchteis führen zu Durchfällen, Bauchkrämpfen, übel riechenden Blähungen, Übelkeit oder Abgeschlagenheit. Wer bereits auf kleine Mengen an Fruchtzucker mit Magen-Darm-Beschwerden reagiert, sollte wissen, dass auch in Fertigprodukten Fruchtzucker versteckt sein kann.

Fruchtzucker (Fruktose) wird bei einer Fruktoseintoleranz nicht ausreichend gespalten oder vom Dünndarm aufgenommen und gelangt somit in den Dickdarm. Dort wird die Fruktose von Bakterien zu Wasserstoff, übel riechenden Gasen und kurzkettigen Fettsäuren abgebaut und verursacht oder verstärkt eine Reizdarmsymptomatik. Ob Sie tatsächlich fruktoseintolerant sind, zeigt der H2-Atemtest oder auch ein Provokationstest: Hierzu verzehren Sie nüchtern eine größere Portion bunten Obstsalat und beobachten, wie der Körper in der folgenden halben Stunde darauf reagiert.

Bei fortgeschrittener und langjähriger Fruktoseintoleranz kann es zudem zu Veränderungen des Mikrobioms in Dünn- und Dickdarm kommen. Durch die ständige Reizung leidet auch die Darmschleimhaut. Chronische, manchmal auch latent verlaufende Darmentzündungen (Silent Inflammations) können eine Folge sein. Diese können wiederum weitere Intoleranzen oder Mangelsymptome mit sich bringen, da die Nährstoffaufnahme beeinträchtigt ist. Aus Studien weiß man, dass Fruktoseintolerante häufiger niedrige Folsäurewerte sowie einen Zinkmangel aufweisen.

Fruktoseintolerante Menschen sind oft frustriert und glauben, eine gesunde Ernährung mit Obst und Gemüse (insbesondere junge Karotten oder fruchtige Tomaten haben einen nennenswerten Fruktosegehalt) sei für sie zeitlebens nicht mehr möglich. In vielen Fällen lässt sich mit einer Darmsanierung die Fruktoseintoleranz jedoch so weit bessern, dass gewisse Fruktosemengen wieder problemlos vertragen werden.

HISTAMININTOLERANZ/HISTAMINOSE

Histamin ist ein körpereigenes Gewebshormon und Entzündungsmediator für allergische und pseudoallergische Reaktionen. Die Histaminintoleranz beruht auf der Unverträglichkeit von mit der Nahrung aufgenommenem oder im Körper freigesetztem Histamin. Die Histaminkonzentration wird normalerweise über das Enzym Diaminoxidase (DAO) reguliert. Die Symptome einer Histaminintoleranz sind jedoch vielfältiger als die bei Fruktose- oder Laktoseintoleranz. Sie gleichen manchmal allergischen Beschwerden. In der Folge können Hautrötungen wie Juckreiz, aber auch Kopfschmerzen, Migräne, Atemwegsbeschwerden und Herz-Kreislauf-Störungen wie Herzrasen oder plötzlicher Blutdruckabfall entstehen. Bei einigen Betroffenen kommen die klassischen Darmbeschwerden hinzu, die sich als wiederkehrende Bauchkrämpfe und Durchfälle zeigen. Wegen der unspezifischen Symptome ist es bis zur korrekten Diagnose oft ein langer Weg. Vielfach wird ein Zusammenhang mit dem monatlichen Zyklus der Frau berichtet. Das Geschlechtshormon Östrogen, das vermehrt in der ersten Zyklushälfte gebildet wird, kann die Beschwerden verstärken. Wenn Sie einen Mangel des histaminabbauenden Enzyms DAO haben, kann die Einnahme von beispielsweise DAOSiN (Stada) hilfreich sein. Allerdings gibt es auch Fehlbesiedelungen im Darm mit histaminbildenden Bakterien, welche die Beschwerden anfeuern können. Dazu gehören beispielsweise Klebsiellen (siehe Seite 80) oder auch Clostridien (siehe Seite 80). Sie merken, die Ursachen können vielschichtig sein. Deshalb führt das Weglassen histaminhaltiger Nahrungsmittel nicht immer zum gewünschten Erfolg.

Typischerweise bereiten Essig, Tomaten, gereifter Käse, Rotwein, Fisch, Meeresfrüchte, Sauerkraut, geräucherte Wurst und Rauchfleisch sowie weitere Lebensmittel, die einen Reifeprozess durchlaufen haben, oben genannte Probleme. Bei jedem Betroffenen ist die Toleranzschwelle jedoch etwas anders. Erste Anzeichen für die Histaminose zeigen sich oft schon 15 min nach dem Verzehr dieser Produkte, und Symptome können individuell unterschiedlich bis zu 2 Tage anhalten.

Die Untersuchung einer Stuhlprobe auf Histamin kann hier Licht ins Dunkel bringen. Im Gegensatz zu einem kompletten Darmprofil ist die selektive Untersuchung auf Histamin im Stuhl mit 35–40 Euro relativ kostengünstig. Die DAO-Aktivität kann im Blutserum oder -plasma bestimmt werden. Einige Labore bieten eine zusätzliche Bestimmung von Vitamin B_6, Kupfer oder Vitamin C an, da sie Kofaktoren für die DAO sind. Jedoch haben diese Blutwerte nur eine bedingte Aussagekraft.

GLUTENSENSITIVITÄT

Eine Glutensensitivität – und ich benutze bewusst nicht das Wort »Glutenunverträglichkeit«, denn dieser Begriff führt zu einem noch größeren Bedeutungswirrwarr – darf nicht mit der Zöliakie verwechselt werden. Bei der Zöliakie handelt es sich um eine Autoimmunerkrankung, die mit einer chronischen Entzündung der Darmschleimhaut einhergeht, durch die sich in der Folge die Zotten des Dünndarms nach und nach zurückbilden. Auch bei einer Glutensensitivität (»non-celiac gluten sensitivity«, NCGS) bereiten glutenhaltige Nahrungsmittel Probleme. Die Symptome einer Glutensensitivität zeigen sich wie bei den anderen Nahrungsmittelunverträglichkeiten ebenfalls durch Verdauungsbeschwerden und Übelkeit, hinzu können Kopfschmerzen, Müdigkeit, Muskelschmerz und weitere Beschwerden kommen.

Für diejenigen, die sich fragen, was Gluten eigentlich ist und in welcher Nahrung sie es finden: Gluten ist ein Klebereiweiß, das in vielen Getreidesorten enthalten ist, allen voran im Weizen, der insbesondere in den letzten 70 Jahren züchterisch stark verändert wurde und dessen Glutenanteil stark angestiegen ist. Gluten befindet sich aber auch in Dinkel, Roggen und Gerste. Daneben enthalten die Urweizenarten Emmer und Einkorn Gluten. Jedoch berichten Betroffene häufiger, dass sie problemlos viel mehr Brot und Backwaren aus Urweizenmehl verzehren können als aus Weizenmehl.

Als Grund wird ein niedriger Glutengehalt und eine andere Eiweißsequenz in den alten Getreidesorten vermutet.

Während von Zöliakie Betroffene auf geringste Mengen glutenhaltigen Getreides und eine strikte Karenz achten müssen, ist die Toleranz bei Glutensensitivität individuell verschieden. Eine Darmsanierung, die darauf abzielt, den durch Gluten veränderten und durchlässigen Darm wieder zu »kitten«, kann die Toleranz erheblich verbessern. Die Diagnostik erfolgt entweder über den Biomarker Zonulin oder durch das konsequente Weglassen glutenhaltiger Getreide über einen Zeitraum von mehreren Wochen, wodurch sich die Symptome deutlich bessern sollten.

REIZDARM

EIN SYNDROM, VIELE GESICHTER …

Von Blähungen, Bauchschmerzen, Rumoren im Darm und veränderten Stuhlgewohnheiten wie Verstopfung und Durchfall im Wechsel sind etwa 20 % der erwachsenen Bevölkerung betroffen. Im Durchschnitt dauert es 2,7 Jahre bis ein Reizdarmsyndrom erkannt wird, denn einer endgültigen Diagnose gehen oft Jahre der Fehldiagnose und falscher Behandlungen voraus. Am Ende ihrer Odyssee werden die Betroffenen dann mit Begriffen wie funktionelle Darmbeschwerden oder Reizdarmsyndrom konfrontiert, und ihnen wird mitgeteilt, dass kein organisches Problem vorliege, ihnen also eigentlich nichts fehle. Gerade dann sind naturheilkundliche Therapieverfahren gefragt und werden von über 50 % der Betroffenen begleitend angewendet.

WAS IST DAS REIZDARMSYNDROM?

Der Begriff »Reizdarmsyndrom« – ebenfalls geläufig ist die englische Bezeichnung »irritable bowel syndrome« – wird für funktionelle Darmbeschwerden verwendet, für die keine organische Ursache bekannt ist. Im Grunde genommen ist er nichts anderes als ein Auffangbecken für Symptome, die sich medizinisch nicht erklären lassen.

WELCHE BESCHWERDEN VERURSACHT EIN REIZDARM?

In der Regel verursacht ein Reizdarm nicht täglich Beschwerden, sondern es wechseln sich symptomfreie und symptombelastete Phasen ab. Diese können aber so ausgeprägt sein, dass die Betroffenen in ihrer Lebensqualität und Leistungsfähigkeit stark beeinträchtigt sind. Sie reichen von Durchfall bis hin zu einer trägen Verdauung. Typisch sind insbesondere nach dem Essen quälende Bauchschmerzen, ein aufgeblähter und harter Unterbauch, wodurch die Hose spannt und sich einige wie »schwanger« fühlen, hinzu kommen laute Darmgeräusche, Aufstoßen und unkontrollierte Windabgänge. Der gereizte Darm reagiert, wie der Name schon vermuten lässt, extrem empfindlich auf äußere und innere Reizungen. Daneben können Kopf- und Rückenschmerzen, Schlafstörungen, Angststörungen oder sogar Depressionen auftreten.

ZAHLEN UND FAKTEN

- 20 % der Bevölkerung in den Industrienationen leiden mehr oder weniger stark am Reizdarmsyndrom.
- Frauen sind etwa doppelt so häufig betroffen wie Männer.
- Meist treten die Beschwerden das erste Mal zwischen dem 20. und 30. Lebensjahr auf.
- Eine Besserung der Beschwerden setzt nach dem Stuhlgang ein.

Zur besseren Einteilung unterscheiden Ärzte drei Reizdarmtypen:

- Typ 1: Das Hauptproblem der Erkrankung ist der Durchfall.
- Typ 2: Bei diesem Krankheitstyp kommt es überwiegend zu Verstopfung.
- Typ 3: Erkrankte haben Durchfall und Verstopfung im Wechsel.

DIAGNOSE

Trotz gründlicher ärztlicher Befunde – Anamnese, Abtasten, Abhören, Stuhlprobe (meist jedoch auf Entzündungsparameter beschränkt), eventuell

Ultraschall oder Koloskopie – findet sich keine organische Ursache für die oft starken Verdauungsbeschwerden.

Beim Reizdarm handelt es sich um eine Ausschlussdiagnose, die anhand folgender Kriterien gestellt wird:

- Die Bauchbeschwerden (Bauchschmerzen, Blähungen, Stuhlunregelmäßigkeiten mit Durchfall und Verstopfung) liegen chronisch vor, d. h., sie halten länger als 12 Wochen an.
- Die Beschwerden beeinträchtigen die Lebensqualität.
- Andere Krankheitsbilder wie eine Colitis ulcerosa oder Morbus Crohn, die ebenfalls solche oder ähnliche Beschwerden verursachen können, sind ausgeschlossen.

DEN URSACHEN AUF DER SPUR

Das Reizdarmsyndrom gibt der Wissenschaft nach wie vor Rätsel auf. Bekannt ist, dass die Aufnahme von Nährstoffen in verschiedenen Abschnitten des Dünndarms stattfindet und von Enzymen, dem pH-Wert, den Dünn- und Dickdarmbakterien und dem Zustand der Schleimhaut abhängt. Sind diese Voraussetzungen im Dünndarm nicht optimal, können die Nährstoffe nur unzureichend in die Blutbahn geschleust werden und gelangen in den Dickdarm. Die dort ansässigen Mikroorganismen sind mit größeren Nahrungsbestandteilen überfordert, wodurch Gär- und Fäulnisprozesse mit einer Übersensibilität oder Störungen der Darmwand entstehen.

Auch wird über ein verändertes Serotonin-Rezeptor-Gen – eine Überempfindlichkeit des Bauchhirns – diskutiert, das eine Überreizung des Darms auslöst. Dauerhafter Stress, tiefe Trauer und belastende äußere Einflüsse können die Darmtätigkeit irritieren oder beschleunigen.

Eine unausgewogene Ernährung und Stress begünstigen die Reizdarmsymptome, und Bauchschmerzen und -krämpfe verstärken sich. Auf Anhieb sind aber keine organischen oder biochemischen Veränderungen für die Beschwerden erkennbar. Und so heißt oft: Es gibt keine Ursache für Ihre Beschwerden! Wenn Sie jedoch Glück haben, finden Sie eine Gastroenterologin, die näher hinschaut.

Viele Betroffene geben sich mit symptomatischen Therapieansätzen nicht zufrieden – und das zu Recht! Nicht selten tritt das Reizdarmsyndrom nach einer Infektion und/oder einer Therapie mit Antibiotika auf, welche die Zusammensetzung des Mikrobioms im Darm empfindlich stören kann (postinfektiöses Reizdarmsyndrom). Auch Nahrungsmittelintoleranzen (siehe Seite 43) kommen ursächlich für die Beschwerden infrage. Bei Kohlenhydratintoleranzen werden Fruktose oder Laktose im Dünndarm ungenügend aufgespalten und aufgenommen, sodass sie in den Dickdarm gelangen. Dort machen sich Dickdarmbakterien darüber her und produzieren Gase, die wiederum Blähungen, Schmerzen im Bauchraum und Stuhlunregelmäßigkeiten verursachen. Ähnlich verhält es sich bei einer Histaminintoleranz, bei der neben Bauchbeschwerden weitere Symptome wie Kopfschmerzen oder Hautausschläge auftreten können.

VERSCHIEDENE BEHANDLUNGSANSÄTZE

Schulmedizin

Eine allgemeingültige Therapie gibt es nicht. Die Behandlung erfolgt zumeist symptomorientiert und richtet sich nach dem Beschwerdebild. Lebensmittel, die nicht gut vertragen werden, sollen gemieden (häufig sind dies Zwiebeln, Kohlgewächse, Zitrusfrüchte, Kaffee und kohlensäurehaltige Getränke), allgemeine berufliche und private Stressfaktoren abgebaut und einfach erlernbare Entspannungsübungen praktiziert werden. Manchmal werden auch niedrig dosierte Antidepressiva verschrieben. Gegen die Bauchschmerzen sind krampflösende Mittel wie der rezeptfreie Wirkstoff Butylscopolaminiumbromid (z. B. Buscopan) oder verschreibungspflichtige Medikamente wie Mebeverin oder Nifedipin verfügbar. Gegen Durchfall gibt es Antidiarrhoika wie Loperamid (z. B. Imodium), gegen Verstopfung Laxanzien (Laktulose oder Bisacodyl, z. B. Dulcolax).

Naturheilkunde

Aus meiner Praxiserfahrung kann ich ganz klar sagen: Ein Reizdarmsyndrom ist ziemlich oft gar keines! Hinter den funktionellen Beschwerden kann sich tatsächlich mehr verbergen. Vielleicht arbeiten Magen, Galle und Bauchspeicheldrüse nicht gut, vielleicht stören Medikamente die Verdauungsleistung oder der Darm ist von Parasiten, Bakterien und Pilzen (*Candida*, *Aspergillus*) besiedelt, die dort nicht hingehören. Störungen des Darmmikrobioms sind häufig, ebenso ein Leaky-Gut-Syndrom, eine Kohlenhydrat- oder auch eine Histaminintoleranz.

ZUSAMMENFASSUNG DER WICHTIGSTEN URSACHEN FÜR REIZDARMBESCHWERDEN:

1. Kohlenhydratunverträglichkeiten (Fruktose, Laktose) und Glutensensitivität
2. Störungen der Zusammensetzung des Mikrobioms (Dysbiose)
3. unzureichende Aufspaltung von Nahrung (Maldigestion)
4. schlechte Aufnahme von Nahrungsbestandteilen (Malabsorption)
5. Histaminose, Histaminintoleranz
6. durch Immunglobulin E (IgE) vermittelte Nahrungsmittelallergien; Hauptauslöser: Ei, Erdnüsse, Fisch, Gluten, Krustentiere, Kuhmilch, Schalenfrüchte, Sellerie
7. im Einzelfall durch Immunglobulin G (IgG) vermittelte Nahrungsmittelunverträglichkeiten (Bestimmung der IgG-/IgG_4-Antikörper)
8. psychovegetative Instabilität

Viele dieser ursächlichen Störungen lassen sich gut durch Laboruntersuchungen nachweisen oder mittels Ernährungsprotokoll eingrenzen. Vielversprechend sind ein ganzheitlicher, individuell angepasster Therapieansatz und die Gabe pflanzlicher Arzneimittel, die verträglich und wirksam sind.

Eine vitalstoffreiche und individuell verträgliche Ernährung wie die Low-FODMAP-Diät (Seite 252) sowie pro- und präbiotische Präparate können die Beschwerden lindern. Pflanzliche Wirkstoffe sind bei Reizdarm besonders effektiv: Ganz vorne bei den Heilpflanzen steht die Pfefferminze (Seite 174), gefolgt von Kamille (Seite 137), Kümmel (Seite 142), Flohsamen (Seite 117) oder Myrrhe (Seite 167). Die Gabe von Zeolith (Seite 243) bringt bei einigen Betroffenen schon nach wenigen Tagen eine spürbare Linderung.

Daneben sind feuchtwarme Bauchwickel oder Leberauflagen oft eine Wohltat für den angespannten Bauch. Ausdauerbewegung und der Abbau von psychischen Belastungen mittels Meditation oder Yoga und das Führen eines Ernährungstagebuchs sind von Fall zu Fall ebenfalls nützlich. Jedoch sind die Beschwerden in vielen Fällen nicht psychosomatisch bedingt – auch wenn diese These nur allzu gerne herangezogen wird.

Die Therapie dauert in der Regel mehrere Wochen oder Monate, erfordert also einiges an Geduld.

DURCHFALL DURCH ANTIBIOTIKA

Das Zusammenleben verschiedener Lebewesen mit gegenseitigem Nutzen wird als Symbiose bezeichnet. Wir Menschen leben in Symbiose mit verschiedenen Mikroorganismen, die uns nutzen. Billionen von Bakterien besiedeln den Darm, von wo aus sie unsere Gesundheit entscheidend mitbestimmen. Gerät dieses Gleichgewicht aus der Balance, kann eine Überwucherung mit krankmachenden Bakterien entstehen. Diese werden in der Regel mit Antibiotika behandelt. Die verschreibungspflichtigen Medikamente sind aus meiner Sicht Fluch und Segen zugleich. Bei bakteriellen Erkrankungen können Antibiotika eine rasche Linderung bewirken und gegebenenfalls Leben retten. Sie wirken jedoch nicht bei viralen oder durch Pilze verursachten Erkrankungen. Doch muss jeder bakterielle Infekt mit Antibiotika behandelt werden? Denn diese können nicht nur die krankmachenden Bakterien, sondern auch körpereigene zerstören oder beeinträchtigen. Hierdurch wird in die für den Menschen vorteilhafte Symbiose im Darm eingegriffen.

Antibiotika – ein kurzer Überblick

Die einzelnen Antibiotikaklassen wirken unterschiedlich: Einige können Mikroben abtöten (Bakterizide), andere lösen sie auf (Bakteriolytika) oder hemmen ihr Wachstum (Bakteriostatika). Manche Antibiotika wirken gezielt gegen bestimmte Bakterienarten; hierbei handelt es sich um Antibiotika mit »schmalem Wirkungsspektrum«. Häufig werden jedoch Breitbandantibiotika verschrieben. Sie wirken gegen eine große Anzahl von Bakterien, vernichten jedoch auch mehr der nützlichen Darmbakterien. Die zum Schutz vor bakteriellen Zweitinfektionen bei viral bedingten Erkrankungen (wie etwa einer Bronchitis) verordneten Antibiotika schießen allerdings allzu oft weit über das Ziel hinaus. Im Fall einer bakteriellen Lungen- oder Hirnhautentzündung oder bei einer Sepsis sind Antibiotika allerdings unentbehrlich.

Welche Symptome treten wann und wie häufig auf?

Nebenwirkungen haben mehr oder weniger alle Antibiotika. Gerät die natürliche Balance des Mikrobioms im Darm aus dem Gleichgewicht, drohen weitere typische Symptome.

Darmprobleme treten nach einer Antibiotikabehandlung schätzungsweise in bis zu 30–50 % der Fälle auf. Durchfall ist eine der häufigsten Komplikationen bei Antibiotikagabe. Mediziner sprechen in diesem Fall von einer Antibiotika-assoziierten Diarrhö (AAD). Besonders anfällig für Nebenwirkungen sind Kinder, ältere Menschen und Erwachsene mit einem geschwächten Immunsystem.

Achtung: Sie sollten das Antibiotikum bei Beschwerden im Darm nicht eigenmächtig absetzen. Wenden Sie sich bitte an Ihren Arzt, um das weitere Vorgehen zu besprechen.

Der Mikrokosmos im Darm, das Mikrobiom, ist ein störanfälliges System. Die Symptome können bereits einige Stunden nach der ersten Einnahme, aber auch erst Wochen nach dem Absetzen des Antibiotikums auftreten. Die Beschwerden können unterschiedlich stark ausgeprägt sein, also von gelegentlichen breiigen Stühlen bis zu wässrigem Durchfall reichen. Hinzu können Bauchschmerzen, Blähungen, Reizdarmsyndrom (siehe Seite 50), Appetitlosigkeit, Übelkeit und allergische Hautreaktionen kommen.

Wie verändert sich das Mikrobiom im Darm?

Glücklicherweise ist der Darm auch nach Verabreichung stark wirksamer Antibiotika nicht vollständig steril. Es entstehen jedoch Lücken im gesunden »Bakterienrasen«. Mitunter siedeln sich in diesen Lücken zunächst unbekannte und nicht näher charakterisierte Bakterien oder Pilze an. Einige Keime wie Clostridien (insbesondere *Clostridium difficile*) können durch die Antibiotika widerstandsfähige Dauerformen – sogenannte Sporen – bilden und jahrelang so verharren, ohne ihre krankmachenden Eigenschaften zu verlieren. Im für sie günstigen Fall – also bei einem schwachen Immunsystem – wandeln sie sich wieder zu teilungsfähigen Bakterien um und können Gifte (Toxine) ausscheiden, die zu massiven Durchfällen führen können.

Achtung: Ein durch Antibiotika verursachter Durchfall sollte nicht mit freiverkäuflichen Durchfallmitteln aus der Apotheke selbst behandelt werden, da diese in der Regel an den Rezeptoren im Darmbereich angreifen und die Darmbewegungen verlangsamen. Sie verhindern auf diese Weise den Weitertransport des Darminhalts, und die Stuhlfrequenz verringert sich. Die Darmgesundheit ändert sich dadurch nicht.

Ein Regenerationsprozess beginnt …
Wie gut sich das Mikrobiom nach einer Antibiotikatherapie erholen kann, hängt von mehreren Faktoren ab. Zunächst einmal haben Bakterienarten mit krankmachenden Eigenschaften ein freies Spiel, die sich normalerweise nicht im Darm etablieren könnten. Nach und nach siedeln sich die gesundheitsförderlichen Bakterien wie Laktobazillen und Bifidobakterien wieder an und verdrängen die krankmachenden. Das kann bis zu 6 Monate dauern – vorausgesetzt, es kommt in diesem Zeitraum weder zu groben Ernährungsfehlern, Stress, erneuten Infektionen und Erkrankungen, die eine Behandlung mit stark wirkenden Medikamenten erfordern.

Natürliche Unterstützung bei Darmproblemen
Aber auch ohne akute Durchfälle kann die natürliche Artenvielfalt des Darmökosystems reduziert sein. Daher ist es bei einer Antibiotikatherapie wichtig, das Mikrobiom im Darm zu unterstützen und wieder aufzubauen.

Achten Sie auf eine ausreichende Trinkmenge, um Flüssigkeitsverluste auszugleichen. Je nach Körpergewicht sollten Sie mindestens 2–3 l pro Tag trinken. Besonders geeignet sind stille Mineralwässer, ungesüßte Tees mit Kamille, Pfefferminze oder Fenchel.

Prä- und Probiotika sind das Mittel der Wahl, um den Schaden zu begrenzen, das Mikrobiom im Darm wieder aufzubauen und die durch Antibiotika hervorgerufenen Veränderungen auszugleichen.

Präbiotische Lebensmittel (siehe auch Seite 203) dienen den nützlichen Bakterien als Energiequelle und fördern deren Wachstum. Dazu zählen inulinhaltige Gemüse wie Schwarzwurzel oder Topinambur, gut durchgekaute Äpfel aufgrund des Pektingehalts, Haferflocken, Vollkorngetreide, das jedoch gerade im Anfangsstadium zur besseren Verträglichkeit gemahlen sein sollte, Leinsamen (Seite 152) und Flohsamenschalen (Seite 117) oder wieder abgekühlte Kartoffeln und Reis, da diese resistente Stärke enthalten (Seite 204).

Die zusätzliche Einnahme spezieller Bakterienkulturen (Probiotika) kann bereits während oder kurz nach Beginn der Antibiotikatherapie beginnen. Dadurch können sowohl das Durchfallrisiko gesenkt als auch die Krankheitsdauer verkürzt werden. In einigen Nahrungsmitteln und Sauermilchprodukten sind bei traditionellen

Herstellungsverfahren bereits Probiotika enthalten. Naturjoghurt enthält zumeist *Streptococcus thermophilus* und verleiht dem Joghurt die richtige Konsistenz und das Aroma, ein weiteres »Standardbakterium« im Joghurt ist *Lactobacillus bulgaricus*. Kefir, Buttermilch und Sauerkraut helfen dabei, den pH-Wert im Darm niedrig zu halten. So können sich weniger krankmachende Keime ansiedeln. Bedenken Sie jedoch, dass Milchprodukte bei gleichzeitiger Laktoseintoleranz und Sauerkraut bei Histaminintoleranz eher unverträglich sind und erneut Blähungen und Durchfälle auslösen können.

Mittlerweile sind zahlreiche probiotische Fertigpräparate auf dem Markt. Sie enthalten in der Regel gefriergetrocknete Bakterienkulturen, die durch Wasser aktiv werden und sich vermehren. Diese werden vorzugsweise zeitversetzt, 1–3 h vor oder nach der Antibiotikaeinnahme eingenommen, um die Kulturen durch die Medikamente weniger zu schädigen. Verschiedene Stämme der Laktobazillen, Bifidobakterien, das *Enterococcus faecium* und Biotin sind hier von Nutzen, um das Darmmikrobiom aufzubauen und die Schleimhäute zu schützen. Achten Sie beim Kauf auf Produkte, die auf ihre biologische Aktivität geprüft wurden, magensaftresistent sind und auch den Gallensäuren und Enzymen aus der Bauchspeicheldrüse gegenüber einigermaßen standhaft sind. Erhältliche Fertigpräparate, die diese Kriterien erfüllen, sind beispielsweise OMNi-BiOTiC 10 (Allergosan), MyBIOTIK Protect (nutrimmun) und Laflorin Restore (Iceberg).

DIVERTIKULITIS

ENTZÜNDETE DARMAUSSTÜLPUNGEN

Beulen oder Ausbuchtungen der Dickdarmwand gibt es bei allen Menschen. Diese sogenannten Haustren entstehen durch Einschnürungen der Längsmuskulatur, die als Tänien bezeichnet werden. Bei Divertikeln handelt es sich hingegen um krankhafte Veränderungen in Form von ballonförmigen Auswölbungen, die durch Druck auf die Darmwand, schwaches

Bindegewebe, Ernährungsfehler und eine Fehlbesiedelung im Darm hervorgerufen werden. Die in Divertikeln eingeschlossenen Nahrungsreste bieten ideale Voraussetzungen für Entzündungsherde, die massive Beschwerden auslösen können.

WAS SIND DIVERTIKEL, DIVERTIKULOSE UND DIVERTIKULITIS?

Um das Verwirrspiel um diese verschiedenen Begriffe zu lüften, folgt eine kurze Begriffsklärung:

- Divertikel sind Ausstülpungen der Darmwand – quasi die Parkbuchten im Verdauungstunnel. Sie bilden sich oft im Dickdarm.
- Kommen Divertikel gehäuft vor, bezeichnet man das als Divertikulose. In den meisten Fällen bereiten sie keine Probleme, bleiben unbemerkt und müssen nicht behandelt werden.
- Es kann allerdings sein, dass sich die Divertikel entzünden. Dann spricht man von einer Divertikulitis oder einer Divertikelkrankheit, die im schlimmsten Fall zu einem Darmdurchbruch (Perforation) führen kann.

WIE ZEIGEN SICH DIE BESCHWERDEN? DIE FALSCHSEITIGE BLINDDARMENTZÜNDUNG

Beschwerden und Stuhlunregelmäßigkeiten wie Durchfall oder Verstopfung können vorübergehend, aber auch von Dauer sein. Bei chronischen Formen sind die Beschwerden nach dem Essen stärker, nach der Darmentleerung eher schwächer.

Plötzlich auftretende starke, ziehende oder krampfartige Unterbauchschmerzen, Fieber oder Übelkeit – dies sind Alarmzeichen, die zunächst an eine Blinddarmentzündung denken lassen. Allerdings treten hierbei die Beschwerden eher rechtsseitig auf, während sie bei akut entzündeten Darmdivertikeln eher linksseitig lokalisiert sind. Denn dort liegt das Sigma, der letzte Abschnitt im Dickdarm, in dem rund 90 % aller Fälle vorliegen. Manchmal ist linksseitig im Unterbauch eine tastbare »Walze« zu spüren. Insgesamt scheint der Bauch prall gespannt zu sein und ist ausgesprochen druckempfindlich (Abwehrspannung). Hinzu kommen Unregelmäßigkeiten der Stuhlfrequenz, begleitet von Blähungen sowie Durchfall und Verstopfung im Wechsel.

KOMPLIKATIONEN

Die entzündeten Divertikel können zu Komplikationen führen – vor allem dann, wenn die Entzündung auf benachbarte Organe übergreift. Dann können Blutungen, Bauchfellentzündung, Eiteransammlungen (Abszesse) oder Fisteln entstehen, die sich röhrenartig ausbreiten und beispielsweise eine Verbindung zwischen Darm und Harnblase oder Darm und Vagina entstehen lassen. Selten kommt es zum Darmdurchbruch, der eine lebensgefährliche Bauchfellentzündung (Peritonitis) nach sich ziehen kann.

Entzünden sich nach erfolgreicher Behandlung die Divertikel immer wieder (chronisch-rezidivierende Divertikulitis) können Vernarbungen der Darmwand (Stenosen) entstehen, die im ungünstigen Fall einen Darmverschluss (Ileus) nach sich ziehen, der operativ behandelt werden muss. Ein Durchbruch in die freie Bauchhöhle (Peritonitis) ist ein lebensbedrohliches Krankheitsbild mit einer hohen Sterberate.

ZAHLEN UND FAKTEN

- Fast jeder zweite Erwachsene in den westlichen Ländern ist von Divertikeln betroffen, bei über 70-Jährigen sind es sogar fast zwei Drittel (mehr als 60 %).
- Frauen und Männer sind gleichermaßen betroffen.
- In den meisten Fällen führen Divertikel weder zu starken Beschwerden noch zu Komplikationen.

DEN URSACHEN AUF DER SPUR

Lange Zeit vermutete man, dass sich Rückstände bestimmter Nahrungsmittel wie von Nüssen, Körnern, Mais oder Popcorn in den Divertikeln verfangen und dadurch die Entzündungsprozesse begünstigen würden. Das ließ sich jedoch mittlerweile in groß angelegten Studien widerlegen.

Mit dem Alter lassen viele Funktionen nach, so auch die Verdauungsleistung. Wenig Bewegung und Übergewicht begünstigen die Entstehung einer Divertikulose, eventuell besteht zudem eine genetische Veranlagung zur Entwicklung von Divertikeln. Selbst Medikamente wie Kortison und bestimmte Entzündungshemmer wie Ibuprofen und Diclofenac stehen im Verdacht, Entzündungen der Divertikel zu begünstigen.

Einen wesentlichen Einfluss auf die Entstehung von Divertikeln hat jedoch der Lebensstil. Bevor es industriell verarbeitete Lebensmittel gab, wurden deutlich mehr Vollkornprodukte, Gemüse und Früchte gegessen, das heißt, mehr Ballaststoffe und Fasern verzehrt. Dort, wo heute noch traditionell gegessen wird, beispielsweise in Teilen Afrikas, Asiens oder in Indien, sind Divertikel so gut wie nicht bekannt. Auch Vegetarier müssen sich weniger Gedanken um die Ernährung machen. Wer ballaststoffreich und fleischarm ist, reduziert das Risiko für eine Divertikulitis fast um die Hälfte.

DIAGNOSE

Zunächst geht es bei der Anamnese um die Klärung folgender Fragen: Wie ist das Stuhlverhalten? Haben Sie Fieber? Liegt ein Diabetes mellitus vor? Welche Medikamente nehmen Sie ein? Rauchen Sie?

Manchmal ist eine druckschmerzhafte Verhärtung (»Walze«) im Bauchraum tastbar.

Labordiagnostisch kommt die Bestimmung von Entzündungsparametern im Blut (CRP, Anstieg weißer Blutkörperchen) hinzu. Daneben erfolgen Ultraschall- oder gegebenenfalls Röntgen- oder computertomografische Untersuchungen, um Auffälligkeiten abzuklären. Unter Umständen kann eine Darmspiegelung notwendig sein. Diese wird häufiger nach Abheilen der Entzündung durchgeführt, da sie im Akutfall zumeist zu risikoreich ist.

BEHANDLUNG

Grundlegende Tipps bei Divertikulose: Bewegung und Ernährung

Bewegung hält den Darm fit. Täglich eine halbe Stunde Bewegung – ein flotter Spaziergang genügt – führt dazu, dass der Darm gut durchblutet und die Nahrung schneller weitertransportiert wird.

Eine darmfreundliche Ernährung ist der beste Schutz vor einer Divertikulitis. Aber wie sieht diese Ernährung aus? Fleisch muss nicht zwingend aus dem Speiseplan verschwinden, auch wenn das häufiger empfohlen wird. Jedoch sind Weißmehl, Zucker und stark verarbeitete Nahrungsmittel dem Darm auf Dauer nicht zuträglich. Eine Ernährungsweise, wie sie schon unsere Vorfahren praktiziert haben (Paleo-Ernährung), ist sehr darmfreundlich, viel Trinken fördert das Aufquellen des Nahrungsbreis und auch pflanzliche Quellstoffe wie Floh- (Seite 117) oder Leinsamen (Seite 152) erhöhen das Stuhlgewicht. Die häufiger empfohlene Weizenkleie wird allerdings nicht immer gut vertragen und kann Blähungen verursachen. Die Ballaststoffe erhöhen das Stuhlvolumen, der Stuhl wird gleitfähiger, und gleichzeitig werden durch den Druck im Darmlumen die Darmbewegungen (Peristaltik) angeregt.

Pflanzenfasern und Ballaststoffe haben die Fähigkeit, im Darm Wasser zu binden und zu quellen. Sie müssen bei einem vorgeschädigten Darm jedoch gründlich gekaut und zerteilt werden, bevor sie in den Verdauungstrakt wandern. Manche nutzen deshalb im Akutstadium einen Mixer, um die groben Stoffe vor dem Verzehr gründlich zu zerkleinern.

Wenn Ihre Nieren gut funktionieren und um den Effekt der Ballaststoffe optimal zu nutzen, sollten Sie reichlich Flüssigkeit trinken und mindestens 2–3 l geeignete Getränke zu sich nehmen (Richtwert für Menschen mit einem Körpergewicht von 75 kg). Dazu gehören Wasser, Mineralwasser, Kräutertee oder ausreichend verdünnte Saftschorlen.

Schulmedizin

Die schulmedizinische Behandlung einer Divertikulitis hängt vom Schweregrad ab. Zunächst wird eine Divertikulitis mit leichter Kost und ausreichender Flüssigkeit sowie Medikamenten – zunächst Mesalazin und krampflösende Medikamente, bei stärkerer Entzündung mit Antibiotika über 7–10 Tage und Nahrungskarenz – behandelt. Nur bei ausgeprägten Entzündungen, Eiteransammlungen oder Darmdurchbruch ist eine Operation notwendig. Auch bei dauerhaften Beschwerden kann eine Operation in Erwägung gezogen werden. Einige Ärztinnen empfehlen, nach der Operation zunächst Brei, Suppe und Schonkost (zunächst Tee und Zwieback) zu sich zu nehmen. Insgesamt werden bei akuter, unkomplizierter Divertikulitis nicht mehr zwingend Antibiotika eingesetzt, und es wird auch zurückhaltender operiert.

Naturheilkunde

Aus naturheilkundlicher Sicht ist nach dem Abklingen der akuten Entzündung eine Ernährungsoptimierung anzustreben. Die Umstellung der Nahrung auf mehr Gemüse und Vollkornprodukte sollte achtsam erfolgen, denn der Darm benötigt einige Wochen, um sich an den hohen Ballaststoffanteil zu gewöhnen. Ist er damit überfordert, kann das zu Blähungen führen. War eine Antibiotikatherapie unumgänglich, sollte das Darmmikrobiom über mehrere Wochen mit Probiotika (Seite 206) wieder aufgebaut werden. Je nach Beschwerden und Ernährungszustand kann die Gabe von Heilpflanzen und Vitalstoffen (Omega-3-Fettsäuren, Vitamin D) sinnvoll sein. Als nützlich haben sich beispielsweise Schafgarbe gegen Bauchkrämpfe (Seite 180), Quellstoffdrogen (Flohsamen, siehe Seite 117), Entzündungshemmer (Kamille, Seite 137, Weihrauch, Seite 190) oder auch Kümmelsamen (siehe Seite 142) gegen Blähungen erwiesen.

MEDIKAMENTE DER SCHULMEDIZIN

Die Basis der schulmedizinischen Behandlung ist bei Morbus Crohn, Colitis ulcerosa oder Divertikulitis die medikamentöse Therapie. Die Auswahl der Medikamente hängt von der Phase, dem Schweregrad der Erkrankung und der Verträglichkeit ab. Sie dient sowohl zur Behandlung von akuten Entzündungen wie auch zur Rezidivprophylaxe, also einer Verhinderung neuer entzündlicher Schübe. Die eingesetzten Wirkstoffe haben unterschiedliche Wirkungsweisen und Nebenwirkungspotenziale.

AMINOSALIZYLATE

BEGRENZT WIRKSAM

Wenn Sie an einer chronisch-entzündlichen Darmerkrankung leiden, werden Sie vermutlich früher oder später einmal in Kontakt mit Aminosalizylaten wie Mesalazin, Sulfasalazin oder Olsalazin kommen. Diese Mittel haben eine jahrzehntelange Tradition in der Behandlung und gelten als Goldstandard bei mildem bis mittelschwerem Krankheitsverlauf. Je nach betroffenen Organabschnitten ist eine orale oder anale Gabe möglich – also in Form von Tabletten, Granulat, Einlauf oder Zäpfchen.

Diese Medikamente enthalten kein Kortison, können aber trotzdem Entzündungen im Darm hemmen. Der Wirkstoff leitet sich von der Salizylsäure ab – wie auch das bekannte Schmerzmittel Aspirin – und ist ebenfalls unter der Bezeichnung 5-Aminosalizylsäure (5-ASA) bekannt. Mesalazin (z. B. Salofalk) hemmt verschiedene Enzyme, die entzündungsfördernde Gewebshormone bilden. Dazu gehören Prostaglandine oder Leukotriene. Die meisten Betroffenen verspüren innerhalb von 2 Wochen nach Therapiestart eine Besserung ihrer Beschwerden. Häufig ist es erforderlich, die Behandlung über einige Jahre durchzuführen. Vor allem, wenn auch Ihre Gelenke betroffen sind, bietet sich Sulfasalazin an. Außerdem ist noch ein Mittel namens Olsalazin (z. B. Dipentum) auf dem Markt, bei dem zwei Mesalazinmoleküle aneinandergekoppelt sind.

Viele Personen mit Colitis ulcerosa und bestimmte Gruppen mit Morbus Crohn erhalten diese Medikamente sowohl während eines entzündlichen Schubs als auch zur vorbeugenden Behandlung (Remissionserhaltung). Bei einer schmerzhaften Divertikulitis kann eine Kombination aus einem Antibiotikum und Mesalazin vorteilhaft sein. Manche Menschen klagen während einer Therapie über Übelkeit, Erbrechen, Durchfall (besonders zu Beginn einer Therapie mit Olsalazin) oder Bauchschmerzen, wenige leiden unter Kopfschmerzen und Schwindel, vereinzelt tritt Juckreiz, Hautausschlag oder Fieber auf, sehr selten Blutbildveränderungen, Entzündungen der Leber, der Nieren oder der Bauchspeicheldrüse. Bei Blutungsneigung und Überempfindlichkeit gegen Salizylsäure sind diese Medikamente nicht geeignet. Wechselwirkungen mit anderen Arzneimitteln sind möglich, vor allem mit Antidiabetika, entwässernden Medikamenten (Diuretika), Antibiotika oder dem Herzmedikament Digoxin. Durch die Einnahme von Sulfasalazin kann es zudem zu einem Folsäuremangel kommen.

KORTIKOSTEROIDE

FLUCH UND SEGEN ZUGLEICH

Steroide, Kortikosteroide, Glukokortikoide oder einfach Kortison sind synonyme Bezeichnungen für einen Gruppe von Medikamenten, die dem körpereigenen Hormon Kortisol nachgebildet sind und eine dämpfende Wirkung auf das Immunsystem haben.

Diese hochwirksamen Substanzen können bei mittelschweren bis schweren Schüben einer chronisch-entzündlichen Darmerkrankung für einen begrenzten Zeitraum verwendet werden. Sie unterdrücken die Produktion entzündungsfördernder Botenstoffe und wirken schnell. Für viele Menschen mit entzündlichen Erkrankungen ist Kortison ein wahrer Segen, da eine Besserung oft innerhalb von Tagen eintritt. Und doch wirkt Kortison in etwa 20 % der Fälle nicht ausreichend. Für eine Langzeittherapie sind Steroide wegen der Gefahr schwerer Nebenwirkungen jedoch nicht geeignet.

Grundsätzlich gibt es systemisch wirkende Steroide wie Prednisolon oder Prednison oder lokal wirkende Steroide wie Budesonid mit vergleichsweise geringeren Nebenwirkungen. Ein langsames Ausschleichen der Therapie ist in den meisten Fällen sinnvoll. Deshalb sollte eine Kortisontherapie nie ohne ärztliche Rücksprache abrupt abgebrochen werden. Die körpereigene Kortisolproduktion in den Nebennieren wird durch die Medikamente unterdrückt und braucht eine Weile, bis sie wieder hochfährt.

Die Nebenwirkungen von Kortison reichen von Blutdruckerhöhung, Blutzuckererhöhung, verstärktes Hungergefühl, unreine Haut, Schlafstörungen, Wassereinlagerungen (Ödeme) und dadurch resultierende Gewichtszunahme, Vollmondgesicht, Knochenabbau bis hin zu psychischen Problemen mit Verwirrtheit und depressiver Verstimmung. Die Gabe von Vitamin D (siehe Seite 239), Vitamin K_2, Magnesium (Seite 216), gegebenenfalls auch Kalzium und den Antioxidanzien Vitamin C (Seite 234), Zink (Seite 246) und Vitamin E sind sinnvolle Begleiter einer Kortisontherapie.

IMMUNSUPPRESSIVA

UNTERDRÜCKEN IMMUNREAKTIONEN

Immunsuppressiva sind Medikamente, die auf unterschiedliche Weise unser Körperabwehrsystem oder einen Teil davon unterdrücken. Somit reduzieren sie auch Entzündungsherde im Darm. Sie kommen zum Einsatz bei hoher Entzündungsaktivität, also bei schweren Verläufen chronisch-entzündlicher Darmerkrankungen, bei Unverträglichkeit herkömmlicher Therapie oder beim Ausschleichen von Kortison, wenn bereits wieder Krankheitsbeschwerden auftreten. Wirkstoff ist unter anderem Azathioprin, selten wird Methotrexat gegeben. Die Behandlung erfordert jedoch Geduld, da die gewünschte Wirkung oft erst nach Wochen oder Monaten erzielt wird. Deshalb werden die Medikamente in der Regel über einen langen Zeitraum verordnet. Nach dem Absetzen der Medikamente kommt es allerdings häufiger zu einem Rezidiv.

Auch unter dieser Therapie können Überempfindlichkeitsreaktionen innerhalb der ersten Behandlungszeit auftreten, etwa allergische Reaktionen, Schwindel, Bauchspeicheldrüsenentzündung, Fieber, Hautreaktionen, Muskelschmerzen, Übelkeit, Erbrechen und Durchfall. Langfristig – nach Monaten oder Jahren – kann es zu einer Verminderung der weißen Blutkörperchen (Leukopenie), gehäuften Infektionen und Organschäden an Leber, Nieren und Bauchspeicheldrüse kommen. Unter der Einnahme kann es zu einer vermehrten Ausscheidung der Vitamine B_6, B_{12} und B_9 über den Urin kommen. Folgen können Blutarmut und erhöhte Homocysteinwerte sein.

BIOLOGIKA, BIOTECHNOLOGISCH HERGESTELLTE ANTIKÖRPER UND WIRKSTOFFE

DIE LETZTE RESERVE

Diese relativ junge Kategorie von Arzneistoffen wird mittels biotechnologischer Verfahren hergestellt. Sie enthalten Zellbestandteile, Proteine oder gentechnisch veränderte Organismen. Ihr Ziel ist es, körpereigene Botenstoffe und Eiweiße zu ersetzen, zu ergänzen oder zu blockieren. Derzeit sind als Biologika bei chronisch-entzündlichen Darmerkrankungen nur Antikörper (Anti-Tumornekrosefaktor-Alpha-Antikörper, Anti-TNF-α-Antikörper) zugelassen. Sie kommen dann zum Zug, wenn weder Entzündungshemmer noch herkömmliche Immunsuppressiva eine erwünschte Wirkung bringen oder Unverträglichkeiten auftreten, und sind nur zur Behandlung von schwergradigen, aktiven Morbus-Crohn- oder Colitis-ulcerosa-Erkrankungen zugelassen. Im Idealfall können sie Entzündungen der Darmschleimhaut effektiv zum Abklingen bringen.

Wie alle Medikamente können auch Biologika zu Nebenwirkungen führen, und nicht alle Betroffenen sprechen gleichermaßen auf die Therapie an. Zu den Nebenwirkungen gehören – neben vermehrten Atemwegsinfekten – Kopfschmerzen, Hautausschläge, Bauchschmerzen, Schwindel, Schwäche, Fieber oder Ödeme. Ein ausreichender Impfschutz ist sowohl bei Gabe von Immunsuppressiva als auch von Biologika nötig, da diese Medikamente das Infektionsrisiko erhöhen.

LABORBEFUNDE VERSTEHEN

Sind alle Werte im grünen Bereich? Eine Stuhluntersuchung (naturheilkundlich ausgebildete Ärztinnen, aber auch Heilpraktiker arbeiten mit Laboren zusammen, die sich auf diese spezielle Form der Diagnostik spezialisiert haben) gibt Aufschluss darüber, was im Körper gerade los ist.

Generell dienen Laborwerte als unterstützende Diagnostik und sollten nie die einzige Grundlage einer Behandlung sein. Laborbefunde sind immer »nur« Momentaufnahmen – einige Werte können sich innerhalb von Tagen ändern, andere sind stabiler. Betrachten Sie die Laborwerte immer im Gesamtbild und nie isoliert, und gleichen Sie diese mit Ihrem Befinden und vorliegenden Beschwerden ab. Nicht jeder Mensch, dessen Werte anders sind, ist automatisch krank. Einige Menschen haben ihr Leben lang abweichende Werte und zeigen niemals Symptome. Die Interpretation von »Dr. Google« hat in meiner Praxis schon zu einigen Irrtümern geführt. Der umfassende Blick einer dafür ausgebildeten Heilpraktikerin oder eines Arztes kann hier oft Licht ins Dunkel bringen.

Die folgenden ausgewählten Laborwerte sollen Ihnen jedoch Anhaltspunkte zu Ihren Beschwerden geben. Bitte beachten Sie, dass die hier angegebenen Referenzwerte von Labor zu Labor unterschiedlich ausfallen können.

PH-WERT

SAUER ODER ALKALISCH?

Der pH-Wert ist die erste wichtige Information einer umfangreichen Stuhluntersuchung. Idealerweise sollte er zwischen 5,5 und 6,5 und damit im leicht sauren Bereich liegen. Oft ist der pH-Wert jedoch erhöht, was einerseits mit einer reduzierten Zahl der Säurebildner (Bifidobakterien, Laktobazillen, Butyratbildner) einhergeht. Andererseits kann auch eine übergroße Anzahl bakterieller Stoffwechselprodukte wie Ammoniak – hervorgerufen durch krankmachende Bakterienarten wie Clostridien, Klebsiellen, pathogene Enterobakterien oder *Escherichia coli* – vorliegen. Als dritte Möglichkeit kommen Enzymdefekte infrage, die zu mangelnder Eiweiß- und Fettverdauung führen und so Fäulnisprozesse im Darm auslösen können. Fazit zum pH-Wert: Basen sind super im Gewebe, ein basischer pH-Wert im Stuhl ist es allerdings nicht.

CALPROTECTIN

BIOMARKER FÜR DIE ENTZÜNDUNGS-AKTIVITÄT

Calprotectin ist ein Eiweiß, das in der Zellflüssigkeit von bestimmten weißen Blutkörperchen (vor allem neutrophilen Granulozyten) vorkommt. Entzündungen aktivieren die Neutrophilen und führen zur Freisetzung von Calprotectin. Wird im Stuhl ein erhöhter Calprotectinwert gemessen, ist das ein Hinweis auf ein entzündliches Geschehen im Darm, bei dem viele Neutrophile in die Darmschleimhaut einwandern. Ein Calprotectintest ist sinnvoll bei einer Verdachtsdiagnose, zur Therapiekontrolle, zur Vorhersage von Rezidiven bei chronisch-entzündlichen Darmerkrankungen (Morbus Crohn und Colitis ulcerosa) sowie zur Unterscheidung zwischen einer Darmentzündung und einem Reizdarmsyndrom.

Die Bestimmung des Calprotectinwerts ist relativ einfach. Für die Durchführung benötigen Sie eine Stuhlprobe, die vorzugsweise vom Morgenstuhl genommen werden sollte. Ihr Heilpraktiker oder Ihre Ärztin kann Ihnen ein Testset mitgeben. Die Stuhlprobe schicken Sie per Post oder

Kurier direkt an das Labor. Diese sollte möglichst innerhalb von 24 h im Labor analysiert werden.

Beurteilung des Calprotectinwerts
Referenzwerte für Erwachsene:

- Werte unterhalb von 50 µg/g Stuhl schließen eine Entzündung des Gastrointestinaltrakts aus.
- Werte zwischen 50 und 200 µg/g Stuhl können durch Arzneimittel (insbesondere nichtsteroidale Antirheumatika) bedingt sein, auf eine milde Form der Divertikulitis oder schubfreie Zeiten (Remission) einer chronisch-entzündlichen Darmerkrankung hindeuten.
- Werte oberhalb von 200 µg/g Stuhl deuten auf eine aktive Form einer chronisch-entzündlichen Darmerkrankung hin.
- Bei Lebensmittelunverträglichkeiten (Glutensensitivität, Fruktose- oder Laktoseintoleranz) und Reizdarmsyndrom liegen keine erhöhten Calprotectinwerte vor.

Hinweis: Bei Kindern bis zum 4. Lebensjahr kommt erhöhten Werten (bis zu 250 µg/g Stuhl) keine krankhafte Bedeutung zu.

LAKTOFERRIN

ÄHNLICHE BEDEUTUNG WIE CALPROTECTIN

Laktoferrin ist ein eisenbindendes Protein aus bestimmten weißen Blutkörperchen – den neutrophilen Granulozyten – mit relativ unbekannter biologischer Funktion. Im Stuhl nachweisbares Laktoferrin stellt ähnlich wie das Calprotectin einen Marker für einen entzündlichen Prozess und das Ausmaß einer Entzündung im Darm dar. Wie das Calprotectin ist es unspezifisch, erlaubt also keine Rückschlüsse auf die verursachenden Grunderkrankungen. Jedoch erlaubt die Bestimmung der Laktoferrinwerte eine Differenzierung zwischen entzündlichen Erkrankungen und dem Reizdarmsyndrom. Während leicht erhöhte Laktoferrinwerte akute Magen-Darm-Infektionen und mittelstark erhöhte Werte Darmkrebs und seine Vorstufen anzeigen, sind die Werte bei chronisch-entzündlichen Darmerkrankungen stark erhöht.

Beurteilung des Laktoferrinwerts

- Alle Werte unter 7,2–7,5 µg/g sprechen gegen ein Entzündungsgeschehen im Darm.
- Ab Laktoferrinwerten von mehr als 7,5 µg/g besteht der Verdacht einer Darmentzündung.

C-REAKTIVES PROTEIN

UNSPEZIFISCHER MARKER IM BLUT

Für das C-reaktive Protein wird zumeist die Abkürzung CRP verwendet. Bei akuten Entzündungen im Körper ist das Eiweiß im Blut nachweisbar. Es ist Teil des Immunsystems und hilft, abgestorbene Immunabwehrzellen und körperfremde Substanzen aus dem entzündeten Gewebe zu entfernen. Jedoch führt nicht nur ein Autoimmungeschehen zu Entzündungen, auch Bakterien und Viren können zu Darmentzündungen und Durchfall führen. Die Bestimmung des CRP-Werts eignet sich daher bei Verdachtsdiagnose und zur Verlaufskontrolle bei chronisch-entzündlichen Darmerkrankungen (Morbus Crohn und Colitis ulcerosa) sowie Divertikulitis.

Je stärker der Darm entzündet ist, desto höher ist der CRP-Wert. Dieser Entzündungswert allein reicht für eine sichere Diagnose nicht aus, denn er erlaubt keinen Rückschluss auf eine bestimmte Krankheit, sondern erfordert weitere diagnostische Maßnahmen. Der Wert kann jedoch als Verlaufsparameter während der Therapie verwendet werden. Das Ausmaß des CRP-Anstiegs gibt einen Hinweis auf die Schwere der zugrunde liegenden Krankheit.

Beurteilung des CRP-Werts

- Als normal gilt üblicherweise ein CRP-Wert bis 5 mg/l Blutserum.
- Werte bis 50 mg/l sprechen für eine leichtere Entzündung.
- Werte über 100 mg/l sind Zeichen eines schweren Entzündungsgeschehens.

Hinweis: Bei Schwangeren werden in der Regel leicht erhöhte CRP-Werte gemessen.

KEIME DES NÜTZLICHEN DARMMIKROBIOMS

BIFIDOBAKTERIEN IM DICKDARM ZU HAUSE

Bifidobakterien, kurz Bifidos, gehören zu den probiotisch wirksamen Mikroorganismen, die nur unter Ausschluss von Sauerstoff wachsen. Die Bezeichnung geht auf das lateinische Wort »bifidus« (= gespalten, gabelförmig) zurück. Sie lassen sich wiederum in verschiedene Arten unterteilen, beispielsweise sind *B. adolescentis*, *B. bifidum*, *B. breve* und *B. longum* die am häufigsten vorkommenden Arten. Der Darm von Säuglingen, die nur mit Muttermilch ernährt werden, beinhaltet überwiegend *B. infantis* und *B. bifidum*. Sobald auf Mischkost umgestellt wird, gewinnt *B. longum* zunehmend an Bedeutung.

Bifidobakterien sind nicht gleichmäßig im Darm verteilt, sondern besiedeln vorwiegend den Dickdarm, weniger den Dünndarm. Sie gehören wie die Bakterien in Mundhöhle und Vagina zu den obligaten Bakterien. Kohlenhydratreiche Nahrung wird von den Bifidobakterien insbesondere zu Essigsäure, aber auch Milchsäure abgebaut. Somit säuern sie das Darmmilieu an und verschlechtern die Lebensbedingungen für krankmachende Keime. Darüber hinaus produzieren sie lebensnotwendige Vitamine (Folsäure) und Enzyme.

Eine starke Bifidobakterienpopulation stärkt das Immunsystem, schützt so vor Infektionen und wirkt entzündungshemmend. Diese Gruppe kann auch unterstützend bei Laktoseintoleranz eingesetzt werden. Insbesondere Babys und Kleinkinder mit Durchfällen, aber auch Erwachsene mit Verdauungsleiden profitieren von der Gabe von Bifidobakterien. Bei einigen Menschen kann eine Behandlung anfangs zu Magen-Darm-Beschwerden und Blähungen führen. Pro Dosis sollten wenigstens 1 Milliarde aktiver Bifidobakterien den Dickdarm erreichen, um eine positive Wirkung zu entfalten.

Normbereich/Toleranzbereich: 10^8–10^{10} koloniebildende Einheiten (KbE)/g Stuhl

Zu den Ursachen für eine verminderte Bifidobakterienanzahl gehören eine unzureichende Aufnahme von ballaststoffreicher Nahrung, Antibiotikagaben, Chemotherapie, Bestrahlung, bei Säuglingen auch eine Kaiserschnittgeburt.

Bifidobakterien vermehren
Bifidobakterien lassen sich vermehren durch ballaststoffreiche Nahrung und Präbiotika (siehe auch Seite 203) mit unverdaulichem Inulin (dazu gehören Zwiebeln, Knoblauch oder Spargel) sowie probiotische Nahrungsmittel (vor allem Joghurtsorten enthalten *B. longum*), welche die Antikörperbildung fördern und schädliche Bakterienarten in Schach halten. Effektivste Maßnahme ist allerdings die gezielte Gabe von Darmbakterien mit Bifidostämmen (z. B. Bifidobacterium bifidum 5 Mrd. KBE Kapseln von SinoPlaSan).

LAKTOBAZILLEN
EINE GROSSE FAMILIE

Der Begriff leitet sich vom lateinischen Wort »lactis« (= Milch) ab. Mehr als 200 bekannte Arten – angefangen von *L. acidophilus* bis *L. salvarius* – produzieren durch den Umsatz von Ballaststoffen ohne Gasbildung Milchsäure beziehungsweise Laktat (Salze der Milchsäure). Die meisten Milchsäurebakterien sind für uns Menschen ungefährlich oder sogar nützlich. Dank ihrer probiotischen Eigenschaften haben sie einen positiven Einfluss auf unsere Darmgesundheit.

Laktobazillen schaffen überwiegend im Dünndarm, aber auch im Dickdarm, der Vagina und der Mundhöhle eine natürliche Säuerungsflora. Diese schützt vor einer Besiedelung mit krankmachenden Keimen. Dazu bilden sie spezifische Hemmstoffe (Bakteriozine), mit denen sie ähnliche Bakterienkulturen an der Ausbreitung hindern. Die meisten Laktobazillen produzieren darüber hinaus weitere Substanzen, etwa Wasserstoffperoxid, die ebenfalls schädlich für andere Bakterien und Pilze sind. Zudem regen sie die Darmbewegungen an, wirken entzündungshemmend, entlasten das Immunsystem, versorgen die Darmzellen mit Energie und produzieren für uns Menschen wichtige Vitamine (insbesondere Vitamin K_2 und B-Vitamine).

Neugeborene werden schon bei der vaginalen Geburt mit Laktobazillen besiedelt und bauen ihr gesundes Darmmikrobiom damit und über weitere Laktobazillen aus der Muttermilch auf. Laktobazillen sind also Partner auf Lebenszeit. Es gibt Hinweise dafür, dass eine ausreichend hohe Anzahl von Laktobazillen die Wahrscheinlichkeit für die Entstehung von Allergien und Autoimmunkrankheiten sowie von Colitis ulcerosa und Morbus Crohn verringern kann.

Die Bestimmung von Laktobazillen ist eigentlich bei allen Beschwerden und Erkrankungen im Darm und dem Immunsystem sinnvoll.

Norm-/Toleranzbereich: 10^5–10^7 KbE/g Stuhl

Bei einem Mangel sollte an eine Störung der Barrierefunktion der Schleimhaut, eine zu geringe Ballaststoffzufuhr oder auch an aufgewucherte Fäulniskeime gedacht werden.

Laktobazillen vermehren

Seit Menschengedenken werden Milchsäurebakterien zur Herstellung von Lebensmitteln wie Joghurt, Rohmilchkäse, Sauerteig oder fermentierten Gemüsen wie Sauerkraut verwendet. Die Milchsäure dient als natürliches Konservierungsmittel. Mit diesen Lebensmitteln können Sie die Population der Laktobazillen im Darm vermehren. Ebenso können Präbiotika als Nahrungsgrundlage für Laktobazillen dienen. Dazu gehören Artischocken, Lauch, Knoblauch, Zwiebeln oder Vollkorngetreide wie Roggen.

Präparate mit Milchsäurebakterien sollten während beziehungsweise nach einer Antibiotikatherapie eingenommen werden sowie bei Nachweis eines Defizits im Stuhl. Generell ist es von Vorteil, ein Präparat zu wählen, das möglichst viele Stämme enthält.

Laktoseintolerante Personen reagieren bei Einnahme von Laktobazillen häufiger zunächst mit Blähungen, die jedoch wieder nachlassen, sobald sich die Darmschleimhaut reguliert hat.

Bei Histaminintoleranz ist es möglich, dass einige Stämme nicht gut vertragen werden, wobei sich hierzu keine pauschalen Aussagen machen lassen. Im Allgemeinen sind *L. casei* und *L. bulgaricus* unverträglich. Eine positive Wirkung bei Histaminintoleranz haben hingegen in der Regel *L. rhamnosus*, *L. plantarum* und *L. reuteri*.

ESCHERICHIA COLI
AUF DIE STÄMME KOMMT ES AN

Escherichia-coli-Bakterien – oder einfach Kolibakterien – gelten häufig als Auslöser von schweren Durchfallerkrankungen. Der Name geht auf den deutschen Kinderarzt, Theodor Escherich, zurück. Nicht krankmachende Stämme von *E. coli* sind jedoch ebenfalls Teil des normalen Darmmikrobioms des Menschen, während pathogene Stämme schwere Darmerkrankungen auslösen können. Dazu gehört beispielsweise das enterohämorrhagische *E. coli* (EHEC), das im Jahr 2011 epidemisch durch verunreinigte Nahrungsmittel schwere Durchfallerkrankungen verursachte.

Nicht krankmachende Stämme wirken der Ausbreitung schädlicher Keime entgegen, regen die Produktion von Immunzellen sowie die Aktivität der Darmmuskulatur an (beeinflussen also eine normale Stuhlfrequenz) und sind Bestandteil der natürlichen Barriere der Darmschleimhaut. Der Einfluss auf eine normale Stuhlfrequenz wurde beispielsweise für *E. coli* Stamm Nissle nachgewiesen. Kolibakterien leisten bei der Bildung von diversen B-Vitaminen sowie Vitamin K einen wertvollen Beitrag. Zudem unterstützen einige Stämme die Zerlegung von Nährstoffen wie Eiweiß und Kohlenhydrate.

Norm-/Toleranzbereich: maximal 10^5 KbE/g Stuhl

Eine Überwucherung mit *E. coli* kann durch ein Überangebot von Eiweiß im Darm entstehen, ebenso bei Fehlernährung, Leaky-Gut-Syndrom, Verdauungsschwäche oder Schleimhautentzündungen.

Eine vermindertes Vorliegen von *E. coli* kann durch eine vorangegangene Antibiotikatherapie bedingt sein und bei entzündlichen Prozessen im Darm, Abwehrschwäche sowie Allergien auftreten. Eine Zufuhr von *E. coli* – z. B. in Form von Mutaflor (Ardeypharm), Symbioflor 2 (Symbiopharm), Synerga (Laves-Arzneimittel GmbH – enthält ein zellfreies Fermentationsfiltrat aus *E. coli*) – ist besonders empfehlenswert bei lang andauernder Verstopfung oder einer Entzündung des Dickdarms sowie bei Colitis ulcerosa in der schubfreien Zeit und bei Reizdarmsyndrom.

ENTEROKOKKEN
VERDAUUNGSHELFER

Enterokokken werden zu den Milchsäurebakterien gerechnet. Sie besiedeln sowohl den Dünn- als auch den Dickdarm und sind Teil eines gesunden Darmmikrobioms. Rund 25 verschiedene Enterokokken sind bisher bekannt. Zwei Arten, *Enterococcus faecium* und *E. faecalis*, erfüllen wichtige Funktionen bei der Verdauung und beim Schutz vor Durchfallerkrankungen. Zudem hemmen sie über die Bildung von kurzkettigen Fettsäuren, Wasserstoffperoxid und verschiedene Bakteriozine krankheitserregende Mikroorganismen im Darm.

Norm-/Toleranzbereich: 10^6–10^7 KbE/g Stuhl

Enterokokken vermehren
Enterokokken werden ebenfalls in der Lebensmittelverarbeitung eingesetzt. Beispielsweise verwendet man sie bei der Herstellung von Ziegenkäse oder einigen Weichkäsesorten wie Camembert oder Büffelmozzarella. Darüber hinaus sind sie in einigen Fertigpräparaten enthalten (z. B. in Omni Biotic 6). Allerdings ist die Zufuhr von Enterokokken nicht für alle Menschen empfehlenswert. Besonders bei einem stark geschwächten Immunsystem können sie eine Infektion auslösen und sollten daher bei Colitis ulcerosa oder Morbus Crohn nur bei nachgewiesenem Mangel Verwendung finden.

PATHOGENE KEIME

Von den Hunderten Bakterienarten im Darm sollten einige nicht oder nur in geringer Zahl vorkommen, da eine Überpopulation zum Teil heftige Beschwerden auslösen kann. Es folgt eine Vorstellung der wichtigsten Vertreter.

KLEBSIELLEN

Klebsiellen sind Stäbchenbakterien, die den Enterobakterien zugeordnet werden. Die Entdeckung der Klebsiellen geht auf den deutschen Bakteriologen Edwin Klebs (1834–1913) zurück. Bakterien dieser Gattung kommen praktisch überall vor – im Boden, auf Getreide oder im Wasser. Verschiedene Klebsiella-Arten, etwa *Klebsiella pneumoniae* und *K. oxytoca*, bewohnen in geringer Konzentration den menschlichen Darm. Diese Darmbewohner gehören zu den gefürchteten Krankenhauskeimen, da sie sich bei Menschen mit schwachem Immunsystem stark vermehren und schwere Lungenentzündungen, Harnwegsinfekte oder sogar eine Sepsis auslösen können. Hinzu kommt, dass sie resistent gegen gängige Antibiotika sind.

Der **Normbereich** liegt bei $<10^5$ KbE/g Stuhl. Bei einer Erhöhung im Stuhl müssen noch keine spezifischen Symptome auftreten. Bei längerer Besiedelung können Klebsiellen allerdings zu Störungen des Darmmikrobioms führen, da sie Toxine ausschütten, die wiederum Fäulnisvorgänge und latente Schleimhautreizungen auslösen können. Zudem gehören Klebsiellen, insbesondere *K. pneumoniae*, zu den histaminproduzierenden Mikroorganismen. Durch sie kann ein Histaminnachweis entstehen oder eine Histaminintoleranz verschlimmert werden.

Der Therapieansatz besteht also bei einem vermehrten Nachweis ohne Symptome nicht in einer Antibiotika-, sondern einer Probiotikagabe, um eine intakte Darmschleimhaut zu erreichen und die natürliche Immunabwehr zu verbessern. Als diätische Maßnahmen haben sich die Verminderung der Zufuhr von Fetten und Eiweiß zugunsten eines verstärkten Verzehrs von Pflanzenfasern und Ballaststoffen bewährt.

CLOSTRIDIEN

Clostridien sind sporenbildende Bakterien, die extreme Bedingungen und Hitze bis 100 °C überstehen können. Die Bakteriengruppe erhielt ihren Namen vom griechischen Wort »kloster« (= Spindel). Ihre krankmachenden Eigenschaften hängen mit der Fähigkeit zur Toxinbildung zusammen. Während *Clostridium perfringens* und *C. botulinum* schwere Lebensmittelvergiftungen verursachen, gehört *C. difficile* in geringer Anzahl zum Darmmikrobiom von Erwachsenen, ohne gesundheitliche Probleme zu verursachen. Sie werden von den »guten« Darmbakterien in Schach gehalten.

Nach einer Antibiotikabehandlung (insbesondere mit Zephalosporinen oder Gyrasehemmern) können sich Clostridien jedoch stark vermehren und massive Schäden im Darm anrichten, die sich als schwere Durchfälle zeigen. Sie lassen sich zudem nicht einfach mit einem Antibiotikum vernichten, da sie resistent gegen viele dieser Arzneimittel sind.

Einige Studien deuten darauf hin, dass bei Menschen mit Reizdarmsyndrom die Clostridienmenge höher ist als bei Gesunden. Beim Vorliegen chronisch-entzündlicher Darmerkrankungen können sie zudem einen akuten Schub auslösen und den Schweregrad der Entzündung deutlich erhöhen.

Der **Normbereich** bei *Clostridium difficile* liegt bei $<10^6$ KbE/g Stuhl. Eine höhere Menge von Clostridien im Darm begünstigt Fäulnisvorgänge. Sie werden durch ein übermäßiges Angebot von Eiweiß und Fett »am Leben gehalten«, sodass eine Umstellung auf faserreiche Pflanzennahrung und Ballaststoffe als diätische Maßnahme sinnvoll ist. Entlastend für den Darm können zudem Darmspülungen beziehungsweise eine Colon-Hydro-Therapie sein. Für die Wiederherstellung des Mikrobioms und die Sicherstellung einer unversehrten Darmschleimhaut eignen sich Prä- und Probiotika.

PARASITEN IM DARM (EINZELLER, WÜRMER)

Infektionen mit Einzellern

Durchfall und Magen-Darm-Probleme können auch durch Parasiten verursacht werden. Die Einzeller *Blastocystis hominis* und *Dientamoeba fragilis* sind weltweit verbreitet. Man schätzt, dass in Entwicklungsländern ein hoher Prozentsatz der Bevölkerung damit infiziert ist. In den westlichen Industrieländern kann der Erreger bei bis zu 15 % der Bevölkerung in Stuhlproben nachgewiesen werden (die Zahlen in den Literaturangaben schwanken jedoch stark von 0,3 bis 52 %). Besonders häufig sind Kinder im Kindergarten- und Grundschulalter, aber auch Erziehende und Grundschullehrkräfte mit den Einzellern infiziert. Das Gleiche gilt für Reisende, die aus Ländern mit einem heißen und feuchten Klima zurückkehren. Hauptübertragungsweg sind vermutlich Kontakt- und Schmierinfektionen, also ein fäkal-oraler Weg, beispielsweise durch direkten Hautkontakt oder über Türklinken. Die Erreger können auch durch verschmutztes Trinkwasser oder Nahrung aufgenommen werden.

Beschwerden durch die Erreger müssen nicht unbedingt auftreten. Allerdings können sie Durchfälle, Übelkeit, Blähungen, Bauchkrämpfe bis zur Appetitlosigkeit verursachen. Bei Menschen mit einem schwachen Immunsystem, etwa beim Vorliegen chronisch-entzündlicher Darmerkrankungen, aber auch beim Reizdarmsyndrom treten tendenziell schwerere Verläufe auf.

Am besten schützen Sie sich durch einen Befall durch die Beachtung grundlegender Hygieneregel wie gründlichem Händewaschen mit Seife vor dem Essen, nach dem Toilettengang und nach dem Wechseln von Windeln. Eine Antibiotikatherapie ist nur bei schweren Verläufen gerechtfertigt. Eine Darmsanierung kann das Ungleichgewicht nach und nach wieder ins Lot bringen.

Wurmerkrankungen

Spul-, Maden-, Haken-, Zwergfaden-, Peitschen- und Bandwürmer werden zu den Helminthen gezählt. Wurmerkrankungen sind ebenfalls weltweit verbreitet. Meist erfolgt die Ansteckung über mit Fäkalien verunreinigtes Gemüse, Obst oder nicht ausreichend durchgegartes Fleisch.

Würmer können den menschlichen Darm besiedeln, wobei kleine Kinder tendenziell häufiger betroffen sind als Erwachsene. Hierzulande treten besonders oft Infektionen mit Madenwürmern auf, die nachts aus dem Darm an den After wandern und dort ihre Eier ablegen. Dies kann zu nächtlichem Juckreiz am Anus und zu Schlaflosigkeit führen. Bei starkem Befall werden Wurmmittel (Anthelminthika) eingesetzt, um Würmer und Larven abzutöten. Eine mehrmonatige Darmsanierung kann im Anschluss erfolgen und das Gleichgewicht im Darm wiederherstellen.

HEFEPILZE DER GATTUNG CANDIDA

Hefepilze kommen mit etwa 200 Arten nahezu überall in der Umwelt vor. Wir werden also ständig damit konfrontiert. Sie verhalten sich unschädlich, solange ein funktionierendes Immunsystem vorhanden ist und keine Störung des Mikrobioms vorliegt. Ihre Anpassungsstrategien sind mannigfaltig: Sie können sich gut an verschiedene Milieubedingungen anpassen, als Überlebensstrategie einen Biofilm bilden sowie ihre Gestalt zur langgestreckten Hyphenform verändern, sodass sie von der Immunabwehr nicht mehr erkannt werden. Erst bei einem massenhaften

Vorkommen kommt es zu Symptomen. Pilzerkrankungen – medizinisch Mykosen genannt – haben in den letzten Jahren zugenommen. Betroffene klagen zunächst über unspezifische Symptome wie Müdigkeit und Muskelschmerzen, später über unterschiedlichste Haut- und Schleimhautbeschwerden in der Vagina, an den Füßen oder im Darm. Im Darm siedeln sich überwiegend Hefepilze der Gattung *Candida*, insbesondere *Candida albicans*, an. *C.-albicans*-Stämme produzieren einen Giftstoff namens Candidalysin, der die Zellwände schädigt.

Die Hefepilze bauen einfache Kohlenhydrate aus der Nahrung, insbesondere Zucker und Weißmehl, zu Kohlendioxid und Fuselalkoholen um. Dadurch entstehen ein Blähbauch, Völlegefühle, Schmerzen im Darmbereich und Durchfälle. Bei längerer Belastung können die Fuselalkohole die Leber schädigen. Neben der Leber sind jedoch oft auch andere Organe und Gewebe betroffen, wodurch beispielsweise Migräne oder Gelenkbeschwerden entstehen können. Medikamente (z. B. Kortison, Antibiotika oder Chemotherapie), bestehende Grunderkrankungen (z. B. Diabetes mellitus) oder Umweltschadstoffe schwächen das Immunsystem und begünstigen eine Ausbreitung dieser Pilze. Personen mit Reizdarmsyndrom sollten an unentdeckte Darmpilze denken, bei Menschen mit chronisch-entzündlichen Darmerkrankungen kommen *Candida*-Stämme im Durchschnitt häufiger vor als bei Gesunden.

Als Therapieansatz kommen symptomatisch Antimykotika wie Nystatin oder verdünnte ätherische Öle (Teebaum-, Oregano-Öl) infrage, zur Milieuverbesserung im Darm Prä- und Probiotika und das Meiden von Zucker, Weißmehl, Alkohol und zunächst auch von zuckerreichem Obst über Wochen bis zu mehreren Monaten. Ingwer und Knoblauch gelten als natürliche Waffe gegen die Hefepilze. Als hygienische Maßnahmen empfiehlt es sich, die Zahnbürste alle 2–4 Wochen zu wechseln und Zahnspangen und Prothesen im Mund stets gründlich zu reinigen, weil diese ein Pilzreservoir darstellen können.

SCHIMMELPILZE

Schimmelpilze wie *Aspergillus* kommen im Darm in geringer Anzahl bei Gesunden vor. Dort stellen sie allerdings eine absolute Randgruppe dar und werden vermutlich als Teil des Essens oder durch Einatmen von Sporen bei schimmelbelasteter Wohnung mit durch den Verdauungstrakt geschleust. In jeder Biotonne stecken vermutlich mehr *Aspergillus*-Sporen als uns zuträglich ist, ebenso kommt der Schimmelpilz in Getreidelagern, Heuhaufen, Tee oder Nüssen vor.

Eine Belastung mit dem schwarzen Schimmelpilz, *Aspergillus niger*, kann bei Menschen mit geschwächtem Immunsystem starke Reaktionen auslösen, angefangen von allergischen Symptomen, rheumatischen Beschwerden bis hin zu schweren Erkrankungen des Nervensystems. Bei Befall des Magen-Darm-Trakts entstehen Durchfälle und Bauchschmerzen.

Eine Überwucherung mit Hefe- sowie Schimmelpilzen ist immer Zeichen eines geschwächten Immunsystems. Ursachen und Therapieoptionen gleichen denen bei *Candida*-Infektionen (siehe oben).

Achtung: Bei einem starken Befall mit pathogenen Keimen oder Pilzen sind die Grenzen der Selbsttherapie erreicht. Das gilt insbesondere für Immunsupprimierte, die besonders anfällig für Infektionskrankheiten sind. In schweren Fällen kann eine Sepsis entstehen, die eine sofortige Klinikeinweisung erfordert.

SCHLEIMHAUTPARAMETER

AKKERMANSIA SP.

Akkermansia muciniphila ist ein Bakterium, das rund 3–5 % aller Darmbakterien ausmachen sollte. Erstaunlicherweise wurde es erst Anfang der 2000er-Jahre entdeckt. *A. muciniphila* ernährt sich vom Schleim der Dickdarmwand. Dieser Abbau führt jedoch nicht zu einer Schädigung der Darmschleimhaut, sondern stimuliert im Gegenteil ständig deren Regeneration. Auf diese Weise leistet *A. muciniphila* einen wesentlichen Beitrag zur Erhaltung der Darmschleimhaut. Daher – so die Annahme – führt ein Mangel sehr wahrscheinlich zu einer erhöhten Durchlässigkeit der Darmbarriere (»leaky gut«). In der Folge können Schadstoffe in die Blutbahn eindringen und Nahrungsmittelunverträglichkeiten begünstigen. Hinzu kommt, dass er auch andere Bakterienarten ernährt, insbesondere *Faecalibacterium prausnitzii*.

Die Bestimmung von *Akkermansia* ist sinnvoll bei Verdacht und zur Verlaufskontrolle von chronisch-entzündlichen Darmerkrankungen, Nahrungsmittelunverträglichkeiten, Leaky-Gut- und Reizdarmsyndrom.

Eine ausgewogene Ernährung hat Einfluss auf die Bildung von *Akkermansia*. Zu seinen »Lieblingsspeisen« gehören Flohsamen, Bohnen, Linsen, Artischocken, Hafer und polyphenolreiche Obstsorten wie Blaubeeren, Aroniabeeren, Cranberrys und Nüsse. Daneben ist das Fertigpräparat Omni Logic Plus (Institut AllergoSan) erhältlich. Die Kombination aus Vitaminen, Mineralstoffen und speziellen Kohlenhydraten (Frukto- und Glactooligosaccharide) dienen *Akkermansia* als Nahrung.

FAECALIBACTERIUM PRAUSNITZII

Das Darmbakterium macht zwischen 5 und 10 % des erwachsenen Darmmikrobioms aus. Zusammen mit *Akkermansia* spielt es eine wichtige Rolle für den Stoffwechsel der Dickdarmschleimhaut. Es ist in der Lage, spezielle Fettsäuren, insbesondere Buttersäure (Butyrat), zu produzieren, welche die Darmschleimhaut mit Energie versorgen und zudem antientzündliche Eigenschaften haben.

Sowohl bei akuten als auch bei chronisch-entzündlichen Prozessen im Darm kommt es häufig zur Verminderung von *A. muciniphila* und *F. prausnitzii*. Die Bestimmung empfiehlt sich bei chronisch-entzündlichen Darmerkrankungen, Leaky-Gut-Syndrom, Reizdarmsyndrom sowie Nahrungsmittelunverträglichkeiten.

Bakterienkulturen mit *F. prausnitzii* sind nicht auf dem Markt. Allerdings lässt sich die Vermehrung durch den Verzehr präbiotischer Stoffe mit der Nahrung anregen.

SPEZIELLE PARAMETER

LEAKY-GUT-DIAGNOSTIK

Eine erhöhte Durchlässigkeit der Darmschleimhaut (»leaky gut«) bedingt eine verstärkte Konfrontation des Darmimmunsystems mit Nahrungsmittelbestandteilen, aber auch mit Fremdantigenen. Sie findet sich nicht nur bei einer Reihe von Darmerkrankungen, sondern auch bei Allergien oder Autoimmunerkrankungen. Zu den Laborparametern, die über den Stuhl ermittelt werden können, zählen Zonulin, Alpha-1-Antitrypsin und sekretorisches Immunglobulin A.

ZONULIN

Zonulin ist ein Marker zum Nachweis des Leaky-Gut-Syndroms, bei dem eine durchlässige Darmbarriere vorliegt. Das Protein reagiert mit den Tight Junctions, die den Raum zwischen den Darmepithelzellen abdichten.

Erhöhte Zonulinspiegel finden sich bei einer gestörten Darmbarriere und einer gesteigerten Darmpermeabilität. Nach einer längeren antibiotischen Therapie, bei chronisch-entzündlichen Darmerkrankungen, bei Reizdarmsyndrom sowie bei Verdacht auf Nahrungsmittelunverträglichkeiten ist die Bestimmung dieses Markers wichtig und sinnvoll.

Insbesondere mit Zeolith (siehe Seite 243), entzündungshemmenden Lebensmitteln wie Beeren, Knochenbrühe (siehe Seite 254) und Omega-3-reichen Seefisch sowie durch Verzicht auf Alkohol, glutenhaltige Getreide und Zucker kann sich ein »löchriger Darm« wieder erholen.

ALPHA-1-ANTITRYPSIN

Alpha-1-Antitrypsin ist ein Hemmstoff für eiweißspaltende Enzyme, das Schäden am gesunden Gewebe um eine akute Entzündung herum begrenzt. Es wird sowohl von der Leber wie auch den Darmepithelzellen gebildet.

Erhöhte Alpha-1-Antitrypsin-Werte weisen auf eine Entzündung der Darmschleimhaut oder auf eine erhöhte Darmpermeabilität hin. Deutlich erhöhte Alpha-1-Antitrypsin-Werte werden recht häufig bei Morbus Crohn, Colitis ulcerosa und anderen organischen Darmerkrankungen sowie bei Eiweißverlusten gemessen. Bei erhöhtem Alpha-1-Antitrypsin im Stuhl ist zusätzlich die Bestimmung von Laktoferrin (siehe Seite 73) oder Calprotectin (siehe Seite 72) empfehlenswert.

Zu niedrige Alpha-1-Antitrypsin-Werte können durch einen angeborenen Enzymdefekt bedingt sein, kommen aber auch bei Leberzirrhose oder Hepatitis vor.

SEKRETORISCHES IMMUNGLOBULIN A

Sekretorisches Immunglobulin A (sIgA) ist ein Antikörper, der etwa 15 % aller Immunglobuline im menschlichen Körper ausmacht. Er wird von den Plasmazellen im Darm gebildet und kommt vor allem auf Schleimhautoberflächen vor. Der Wert lässt einen Rückschluss auf den Zustand des darmassoziierten Immunsystems (immunologische Darmbarriere) zu. Befindet sich ausreichend sIgA an der Schleimhaut, können sich Krankheitserreger weniger gut an die Schleimhaut anheften und vermehren sich schlechter.

Während erniedrigte Werte auf wiederkehrende Infekte, ein allergisches Geschehen oder Lebensmittelallergien hinweisen, deuten erhöhte Werte auf eine gesteigerte Abwehrleistung und damit auf akute Entzündungen der Darmschleimhaut hin, beispielsweise um krankmachende Erreger im Darm zu bekämpfen oder um Nahrungsmittelallergene abzuwehren.

HISTAMIN

Die Bestimmung des Histaminspiegels im Stuhl ist wichtig bei entzündlichen Veränderungen im Darm, denn durch Histamin kann ein entzündliches Geschehen im Darm aufrechterhalten werden. Eine Histaminerhöhung bedeutet nicht unbedingt eine echte Histaminintoleranz. Dennoch reagiert der Körper bei Überschreiten der individuellen Toleranzgrenze für Histamin mit Unverträglichkeitsreaktionen. Diese sind unspezifisch und reichen von Juckreiz auf der Haut, Kopfschmerzen, Herzrasen bis hin zu Magen-Darm-Beschwerden mit Durchfällen.

Histamin wird einerseits im Körper selbst produziert, andererseits über die Nahrung aufgenommen. Bei Gesunden wird Histamin im Darm und in der Leber mithilfe des Enzyms Diaminoxidase (DAO) abgebaut. Bei Histaminintoleranz ist dieser Abbauprozess gestört; dieser kann jedoch durch die Gabe von DAO-Kofaktoren wie Vitamin C, Vitamin B_6 und Kupfer verbessert werden. Bei DAO-Mangel können Proteinextrakte mit DAO (z. B. DAOSiN Tabletten von Stada) die Beschwerden verbessern.

Nahrungsmittel wie Kaffee, Schokolade, Medikamente (Schmerzmittel, Herzmedikamente) oder verschiedene Schadstoffe führen als Liberatoren zur Freisetzung von Histamin. Daneben können einige Lebensmittel mit langen Reifezeiten wie Rotwein und Hartkäse, aber auch Krustentiere,

Sauerkraut und Konservierungsmittel den Histaminspiegel erhöhen. Unabhängig davon produzieren einige Mikroorganismen (z. B. Klebsiellen) direkt im Darm Histamin. Eine Histaminerhöhung ist häufiger mit einem Leaky-Gut-Syndrom vergesellschaftet. Bei Histaminerhöhung können folglich verschiedene Maßnahmen erforderlich sein.

HEILPFLANZEN BEI ERKRANKUNGEN IN DÜNN- UND DICKDARM

Auf der Suche nach der »optimalen« individuellen Medizin, einem ganzheitlichen Therapieansatz, dem Wunsch nach Eigenverantwortung und Alternativen zur konventionellen Lang- oder Kurzzeittherapie werden Sie an Heilpflanzen vermutlich nicht vorbeikommen. Das »gegen jedes Leiden ein Kraut gewachsen ist«, weiß man in allen traditionellen Medizinsystemen. Aber auch in der sogenannten integrativen Gastroenterologie finden Heilpflanzen zunehmend Eingang in die medizinischen Leitlinien.

Insgesamt haben Zubereitungen aus Pflanzen für Heilzwecke eine hohe Akzeptanz in der Bevölkerung. Ihr Wirkansatz ist mehrschichtig, da sie nicht aus einem einzigen Wirkstoff, sondern aus einer komplexen Mischung natürlicher Stoffe bestehen. Das führt zu einer guten Verträglichkeit. Unerwünschte Wirkungen – wenngleich in aller Regel mild und vorübergehend – oder Wechselwirkungen sind jedoch auch bei pflanzlichen Zubereitungen nicht auszuschließen. Beachten Sie deshalb bitte den Abschnitt »Hinweise« in den folgenden Pflanzenporträts.

Zur Behandlung von Beschwerden und Erkrankungen in Dünn- und Dickdarm kommen einige Wirkstoffgruppen infrage, beispielsweise blähungstreibende Pflanzen (Karminativa), die gleichzeitig die Verdauungssekrete in Fluss bringen und krampflösend wirken. Eines der wirksamsten Karminativa ist der heimische Kümmel (Seite 142).

Der Nutzen von Heilpflanzen mit Bitterstoffen bei Verdauungsbeschwerden ist schon seit jeher bekannt. So gibt es Pflanzen mit einer besonders hohen Konzentration an Bitterstoffen, die in der Medizin als Amara pura/Amara tonica bezeichnet werden. Dazu zählt beispielsweise das Tausendgüldenkraut (Seite 185), das bei mangelnder Produktion von Verdauungssäften, Reizmagen oder Reizdarm zur Anwendung kommt. Daneben gibt es Pflanzen, die neben Bitterstoffen noch ätherische Öle beinhalten. Die Engelwurz (Seite 112) oder auch die Schafgarbe (Seite 180) gehören zu dieser Gruppe. Sie haben zusätzlich krampflösende, entzündungshemmende und antimikrobielle Eigenschaften. Eine weitere Gruppe enthält neben Bitterstoffen noch scharfe Inhaltsstoffe. Hierbei handelt es sich um sogenannte Amara arica. Die Gewürzpflanze Ingwer (Seite 127) gehört hierzu. Die Kombination von scharf und bitter bewirkt eine stärkere Ausschüttung von Verdauungssäften, seine Scharfstoffe sorgen für vermehrte Darmbewegungen und stärken die Darmmuskulatur. Das ätherische Öl hält krankmachende Keime in Schach.

Gerbstoffhaltige Pflanzen wie die Blutwurz (Seite 102) oder der Odermennig (Seite 170) werden bei Entzündungen der Haut oder Schleimhäute verwendet. Sie bilden eine Art Schutzfilm, ziehen die Gewebe zusammen (adstringierende Wirkung) und sind innerlich angewendet bei Durchfall oder auch Blutungen von Nutzen.

Zu den Füll- und Quellstoffdrogen werden Floh- (Seite 117) und Leinsamen (Seite 152) gezählt. Sie sind in der Lage, überschüssige Flüssigkeit aus dem Darm aufzunehmen. Zudem können sie Bakterientoxine binden.

Aufsaugende Mittel, sogenannte Adsorbenzien, sind aufgrund ihrer Oberfläche dazu geeignet, Flüssigkeiten, Gase und Krankheitserreger zu binden und dadurch unschädlich zu machen. Verwendung finden in der Medizin die Kaffeekohle (Seite 131), aber auch Zeolith (Seite 243), das dem Mineralreich zugeordnet wird.

Harze wie die der Myrrhe (Seite 167) und des Weihrauchs (Seite 190) haben ein ausgeprägtes entzündungshemmendes und antioxidatives Potenzial.

Neben diesen Beispielen finden Sie auf den kommenden Seiten noch viele weitere Heilpflanzenanwendungen, die Ihrer Darmgesundheit zuträglich sind.

APFEL UND APFELESSIG

MALUS DOMESTICA

Ist der Apfel nun stopfend oder abführend? Diese Frage stellen sich viele. Aber fast jeder kennt das englische Sprichwort »an apple a day keeps the doctor away«. Es stammt aus dem frühen 20. Jahrhundert, als die gesundheitsfördernde Wirkung der Frucht zunehmend untersucht wurde. Heute wissen wir, dass Äpfel tatsächlich ein regionales Superfood sind. Durchschnittlich verzehren wir 20 kg Äpfel pro Jahr, wobei zunehmend auch wieder alte und fast vergessene Apfelsorten nachgefragt werden. Die Verträglichkeit bei alten Sorten ist wesentlich besser als bei Supermarktware. Es muss nicht immer Jonagold, Golden Delicious, Gala oder Granny Smith sein. Greifen Sie ruhig einmal zu Boskop, Finkenwerder Herbstprinz, Goldparmäne oder Gravensteiner und lernen Sie den sortentypischen Geschmack dieser Apfelsorten kennen.

Bis zu 10 m Höhe erreicht ein Apfelbaum. Charakteristisch ist eine ausladende Laubkrone. Das Rosengewächs blüht im April mit weißen bis rosafarbenen Blüten, Ernte der Früchte ist je nach Sorte und Anbaugebiet zwischen Anfang Juli und Ende Oktober. Mit unbeschädigter Schale eignen sich fast alle Sorten zum Lagern im Keller. Die Temperaturen sollten jedoch 10 °C nicht übersteigen.

Der Haus- oder Kulturapfel zählt zur Gattung *Malus*. Das ist die lateinische Bezeichnung für den Apfelbaum. Der Artname *domestica* bedeutet »zum Haus gehörend«, was auf eine sehr lange, vermutlich schon 3000 Jahre alte Kultur hindeutet. Holz- und Zieräpfel sind ebenfalls essbar und enthalten viel Pektin, haben aber zumeist einen herb-sauren Geschmack, weshalb sie sich eher zum Kochen von Marmelade als zum Rohverzehr eignen. Vom Kulturapfel gibt es mittlerweile mehrere Tausend Sorten. Nur etwa 70 Sorten schaffen es in den gewerblichen Anbau, bedeutsam sind aber nur 20 Sorten, und nur 4 davon werden in großen Mengen verkauft.

Apfelessig ist vergorener und zu Essig fermentierter Fruchtsaft. Sie können ihn auch selbst herstellen. Dafür benötigen Sie entweder Apfelreste wie Kerngehäuse oder Apfelschalen, die beispielsweise bei der Apfelmusherstellung übrig bleiben. Oder Sie setzen Apfelsaft in einem Gärtopf aus Ton an. Ein doppelter Gärprozess bewirkt, dass zunächst Hefen den enthaltenen Zucker in Alkohol umwandeln und Apfelwein entsteht; Essigsäurebakterien wandeln den Apfelwein schließlich zu Essig um. Wie bei anderen Fermentierungsprozessen bilden sich unter anderem auch Milchsäurebakterien. Nach etwa 4 Wochen ist dieser Vorgang beendet. Auch optisch wandelt sich der Ansatz. Erst bilden sich helle Schlieren, die später fest und glibberig werden und obenauf als Essigmutter schwimmen.

INHALTSSTOFFE

Apfel
Die Frucht enthält neben Zucker auch Fruchtsäuren, Mineralstoffe und Vitamine (Vitamin C, Folsäure), Polyphenole, Flavonoide (Querzetin), Pektin sowie in den Samenkernen blausäurehaltige Glykoside.

Apfelessig
Durch den Gärprozess enthält Apfelessig weitere wertvolle Inhaltsstoffe wie Enzyme. Er punktet außerdem mit seinem Gehalt an Vitamin-A-Vorstufen, Folsäure, Kalium, Magnesium, Eisen, Zink und Selen sowie Polyphenolen. Naturtrüber Essig enthält mehr Vitamine und sekundäre Pflanzenstoffe als Essig ohne Trübstoffe.

WIRKUNG AUF DIE DARMGESUNDHEIT

Die in Äpfeln enthaltenen Wirkstoffe gelten in der Erfahrungsheilkunde schon lange als schleimhautschützend und nützlich für die Darmgesundheit. Forscher der Universität Kopenhagen konnten nun bestätigen, dass die Polysaccharide des Apfels – das Pektin – das Mikrobiom im Darm positiv beeinflussen. Die Ballaststoffe sorgen dafür, dass Bakterien bestimmte Ester der Buttersäure produzieren, die wiederum die Zellen des Darmepithels ernähren und die Barrierewirkung der Darmschleimhaut unterstützen. Eine weitere Studie aus China zeigte, dass die Polysaccharide des Apfels indirekt das Wachstum der nützlichen Bifidobakterien (*Bifidobacterium longum*) fördern können. Sie sind bei Reizdarm, aber auch bei Darmentzündungen besonders wichtig, um das gestörte mikrobiologische Gleichgewicht wiederherzustellen.

Äpfel sind altbewährte Hausmittel, um die Verdauung zu regulieren. Um den trägen Darm bei **Verstopfung** wieder in Gang zu bringen, braucht er natürliche Füllstoffe, das heißt quellende Pflanzenfasern, die in der

Schale und im Fruchtfleisch des Apfels vorkommen. Sie machen den Stuhl weicher und voluminöser und sorgen so für eine schnellere und regelmäßigere Entleerung des Darms. Bei **Durchfall** hingegen hat ein schalenloser, fein geriebener Apfel eine leicht stopfende Wirkung. Durch das Reiben des Apfels vergrößert sich seine Oberfläche, und die Pektine werden besser freigesetzt. Sie wirken gleich auf mehreren Wegen. In Verbindung mit Wasser entsteht eine gelartige Substanz mit großer Oberfläche und Kriechfähigkeit. Diese mechanische Schutzschicht kleidet die Darmwand aus, schützt sie auf diese Weise vor Bakteriengiften und bindet gleichzeitig durchfallerregende Giftstoffe, die dann über den Stuhl ausgeschieden werden können.

Darüber hinaus unterstützen Äpfel eine gesunde Funktion des Immunsystems und bremsen Entzündungsprozesse. Sie enthalten sekundäre Pflanzenstoffe wie den antioxidativen Wirkstoff Querzetin und sind wichtige Vitamin- und Mineralstofflieferanten. Sie sollten die Frucht vorzugsweise mit der Schale essen, da rund 70 % der Vitamine in der Apfelschale oder direkt darunter stecken.

ANWENDUNGSBEREICHE

Apfel:

- Reizdarm oder Divertikel mit Verstopfung
- alle Formen von leichten Durchfällen
- zur Stärkung des Immunsystems

Apfelessig:

- gegen Fäulnisprozesse im Darm
- bei trägem Darm

Ähnliches gilt für naturbelassenen Apfelessig, der noch natürliche Enzyme aufweist. Die Essigsäure- und Milchsäurebakterien schaffen ein leicht saures Milieu im Darm, das die Verbreitung krankmachender Bakterien verhindert. Regelmäßig getrunken, verhindert Apfelessig die Ausbreitung von Fäulnisbakterien im Darm und unterstützt den Körper bei der Bildung von Verdauungsenzymen. Am besten 30 min vor dem Essen den Essig mit Wasser mischen und schluckweise trinken. Das beugt einer Verstopfung vor. Achten Sie bei der Wahl des Apfelessigs auf eine gute Qualität. Die Naturbelassenheit erkennen Sie an der goldgelben Farbe und den Trübstoffen. Zudem sollte er nicht pasteurisiert sein.

HINWEISE

Bei einer Apfelallergie lohnt es sich, einmal alte Apfelsorten aus dem Bioanbau auszuprobieren. Diese haben ein weitaus geringeres Allergiepotenzial als die modernen Sorten aus dem Supermarkt. Der Anteil der Fruktose variiert ein wenig von Apfel zu Apfel, ist aber stets relativ hoch. Dabei gilt vereinfacht: Je mehr Zucker eine Apfelsorte enthält, desto höher ist auch ihr Gehalt an Fruktose; bei Fruktoseintoleranz sollte sie daher gemieden werden. Bei starker Histaminintoleranz sollten Sie überreife Äpfel meiden.

Verwenden Sie Apfelessig nicht pur, sondern immer verdünnt mit Wasser. Die Säure kann die empfindlichen Schleimhäute im Verdauungstrakt reizen. Ihre Zähne überstehen den »Säureangriff« recht gut, wenn Sie mit dem Zähneputzen eine halbe Stunde warten.

ANWENDUNGSBEISPIELE

Apfel-Leinsamen-Quark – den Darm auf Trab bringen

Zutaten für 1 Person
1 vollreifer, ungeschälter Apfel, gerieben
125 g Quark
1 TL gemahlene Leinsamen
½ TL Honig

Zubereitung
Alle Zutaten in einer Schale mischen, 10 min durchziehen lassen und vorzugsweise als Frühstück mit viel Tee dazu verzehren.

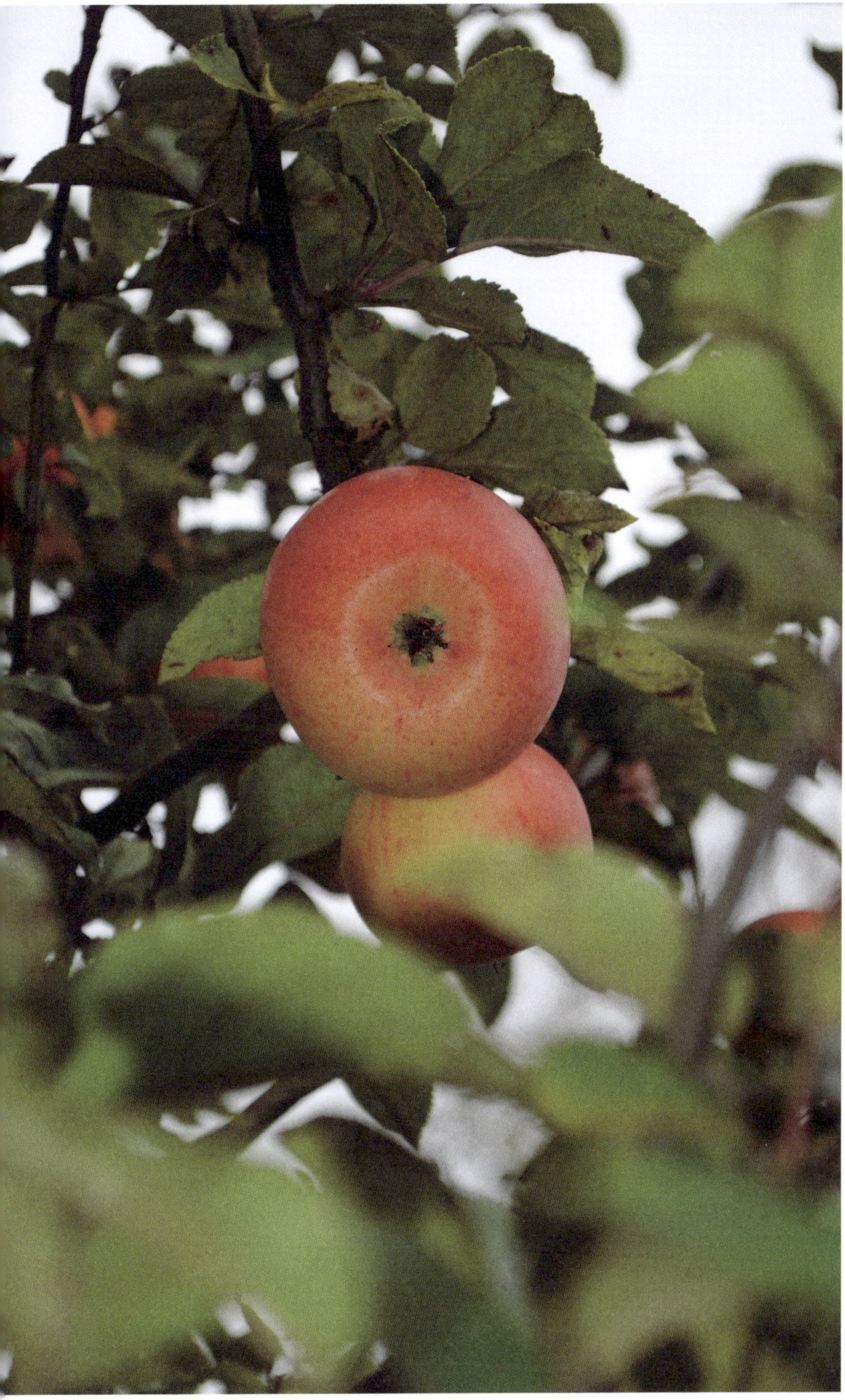

Geriebener Apfel – das Hausmittel gegen Durchfall

Einen Apfel ohne Kerngehäuse mit einer Küchenreibe sehr fein reiben. Den geriebenen Apfel auf einem Brett ausbreiten und so lange an der Luft liegen lassen, bis er sich bräunlich färbt. Das dauert etwa 10 min. Nun den geriebenen Apfel löffelweise essen. Je nach Beschwerden dürfen es bei Erwachsenen bis zu 3 Äpfel pro Tag sein.

Apfelessigkur – zur Immunstärkung und bei Fäulnisprozessen im Darm

Über 2–4 Wochen 1–3-mal täglich 1–2 TL naturtrüben Apfelessig (vorzugsweise aus biologischem Anbau) mit 250 ml Mineralwasser oder stillem Wasser gemischt trinken. Grundsätzlich können Sie auch Speisen und Getränke mit einem Spritzer Apfelessig versehen, zum Beispiel Salatdressings, Suppen oder Smoothies.

HANDELSPRÄPARATE

Aplona Apfelpulver (athenstaedt)

BÄRLAUCH

ALLIUM URSINUM

Im Frühjahr ist Bärlauchsaison. Das heimische Wildkraut lockt in feuchten, schattigen Laub- und Mischwäldern mit einem intensiven Knoblauchduft. Wo Bärlauch vorkommt, gedeiht er reichlich. Seinen Namen verdankt das heilkräftige Gewächs der Beobachtung unserer Vorfahren – Bären haben das Kraut nach der Winterruhe zur Stärkung gefressen. Die Germanen taten es den Bären gleich und glaubten, durch den Verzehr die eingeschlafenen Lebensgeister zu wecken und so stark wie das Tier zu werden. Das kommt auch im botanischen Namen zum Ausdruck: *Allium ursinum* lässt sich mit »Lauch des Bären« übersetzen.

Tatsächlich steckt Bärlauch voller Vitalstoffe, vertreibt die Frühjahrsmüdigkeit und hält die Gefäße und den Darm gesund. Getrocknet und erhitzt verliert er jedoch viel von seiner Heilkraft. Verwenden Sie also großzügig frische, klein geschnittene Blätter in Kräuterquark oder -butter, als Pesto zubereitet, oder streuen Sie diese einfach aufs Brot.

Aus dem Zwiebelgewächs treiben im zeitigen Frühjahr grasgrüne, lanzettförmige Blätter mit einer markanten Mittelrippe. Sie werden kaum mehr als 20 cm lang. Die reinweißen Blüten wachsen erst einen Monat später und sind sternförmig in einer Scheindolde angeordnet. Ende Mai bilden sich die typischen Kapselfrüchte mit halbrunden, schwarzen Samen.

Beim Kräutersammeln sollten Sie Bärlauch gut kennen, denn er kann mit giftigen Pflanzen wie dem Maiglöckchen oder der Herbstzeitlosen verwechselt werden. Das wichtigste Unterscheidungsmerkmal ist der starke und einzigartige Knoblauchduft des Bärlauchs, der ausströmt, wenn man sein Blatt zwischen den Fingern zerreibt.

Je nach Region und Witterung beginnt Mitte März die Ernte. Einige Quellen berichten, dass die Blätter ab der Blüte nicht mehr essbar sind. Es ist jedoch kein Teil der Pflanze giftig, egal zu welcher Jahreszeit geerntet wird. Allerdings sind der Geschmack und die Heilkraft vor der Blüte am höchsten.

INHALTSSTOFFE

Die schwefelhaltige Verbindung Alliin, die durch Schneiden und Kauen zu Allicin umgewandelt wird, lässt ätherische Lauchöle entstehen. Zudem finden sich im Kraut reichlich Vitamin C, Vitamin B_1 und Vitamin B_2, Mineralstoffe (Eisen, Magnesium, Jod, Selen, Mangan), Flavonoide, Adenosin, Saponine und Polysaccharide.

WIRKUNG AUF DIE DARMGESUNDHEIT

Belebend und erneuernd – das sind die Attribute des Bärlauchs. Das Wildkraut hat gleich mehrere positive Eigenschaften auf die Verdauungsorgane. Mit jeder Menge Vitalstoffen stärkt er das Immunsystem, er versorgt den Körper mit Energie, gleichzeitig regt er die Bildung von Verdauungssäften an und fördert insgesamt den Eiweißabbau, was Gärungs- und Fäulnisprozessen im Darm entgegenwirkt.

Schon seit Generationen wird Bärlauch als wirksames Blutreinigungsmittel geschätzt. Das im Bärlauch enthaltene Adenosin führt zu einer gesteigerten Durchblutung und Harnbildung. Dadurch werden Stoffwechselendprodukte und Giftstoffe effizienter abgebaut und deren Ausscheidung über den Darm und Urin angeregt. Das macht frischen Bärlauch zu einer wichtigen Entgiftungspflanze. Insbesondere trifft das für Schwermetalle wie Quecksilber zu, die er mobilisieren und ausleiten kann. Denn Fehlbesiedelungen im Darm sind relativ häufig auch mit Schwermetallbelastungen verbunden. Beispielsweise ist das Zahnmaterial Amalgam eine giftige Quecksilberverbindung, die noch bis vor einigen Jahren als kostengünstige Zahnfüllung eingesetzt wurde. Bei mehreren Füllungen in Backenzähnen und auf Dauer führt der Abrieb bei einigen Menschen zu spürbaren Beschwerden, beispielsweise zu chronischer Müdigkeit oder breiigen Stühlen. Bei einer starken Amalgambelastung sollten Sie vor einer Ausleitung allerdings medizinischen Rat bei einem Arzt oder einer Heilpraktikerin einholen, da eine kurzzeitige Verschlimmerung der Beschwerden verhindert werden muss. Um eine Umverteilung mobilisierter Schwermetalle zu verhindern und anfallende freie Radikale abzumildern, empfiehlt es sich, die Bärlauchkur mit der Gabe von Selen, Vitamin C und *Spirulina*-Algen zu kombinieren.

Unter allen Pflanzen hat Bärlauch den höchsten Gehalt an Schwefelverbindungen. Diese hemmen das Wachstum einer Vielzahl von schädigenden Mikroorganismen, die nach einer Antibiotikatherapie oder bei Reizdarmsyndrom, chronisch-entzündlichen Darmerkrankungen und Divertikulitis vermehrt auftreten können. In Versuchsreihen zeigten sich mehrere Bakterienarten empfindlich gegen Bärlauchextrakte – darunter Klebsiellen, Enterokokken, *Escherichia coli* und Salmonellen, Pilze (insbesondere *Candida*-Arten) sowie Parasiten (Eier von Spul- und Fadenwürmern). Der reichliche Genuss von frischem Bärlauch, insbesondere aber die Konzentrate (Frischsaft, Tinktur) wirken wie ein mildes Breitbandantibiotikum, ohne die nützlichen Darmbakterien zu schädigen. Vor allem Personen, die unter regelmäßig wiederkehrendem Befall mit *Candida*-Pilzen leiden, können mit einer Bärlauchkur eine Überbesiedelung im Darm verhindern. Bekannt sind außerdem seine entzündungshemmenden und krampflösenden Eigenschaften, die zunehmend auch in Versuchen bestätigt werden können.

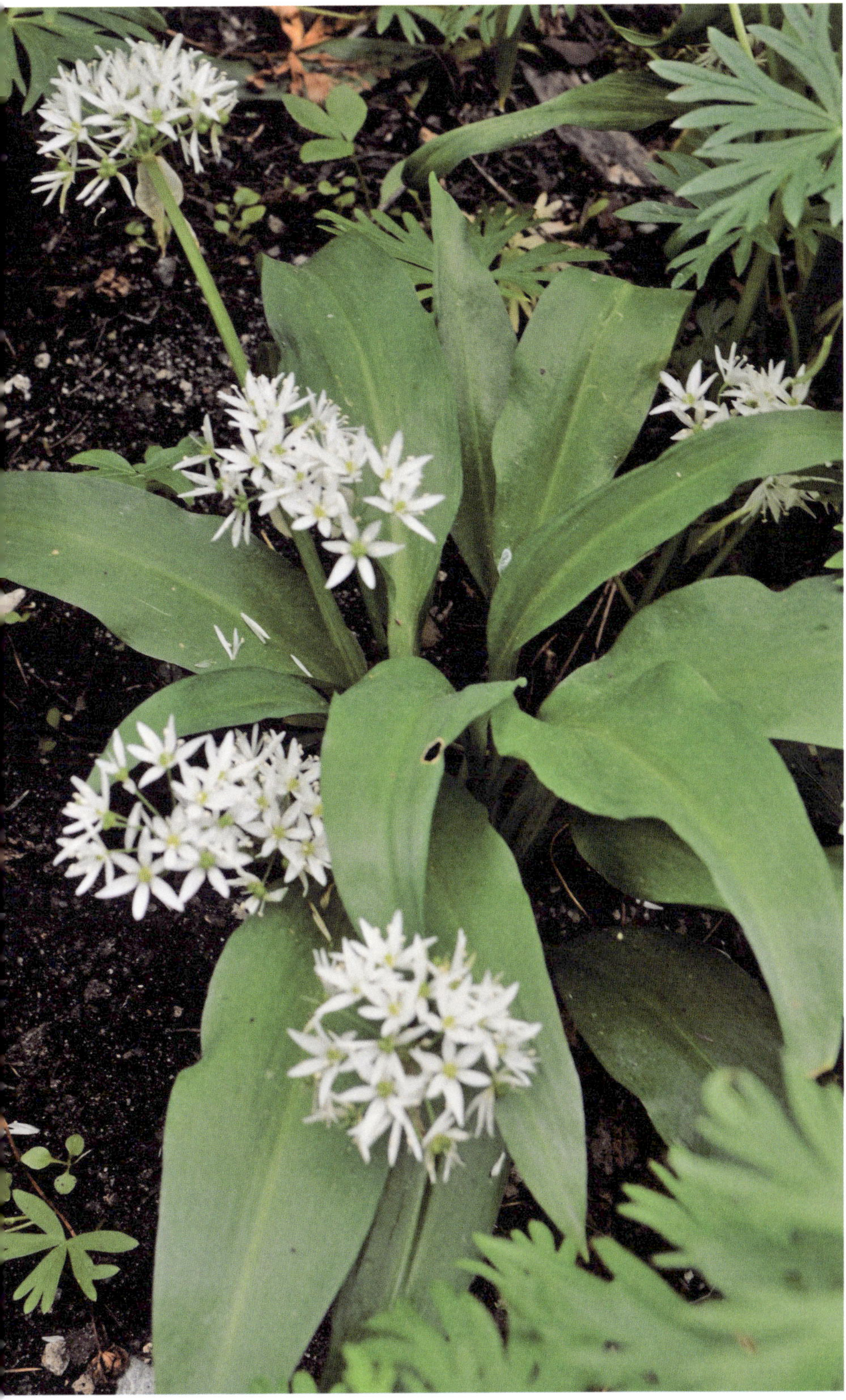

ANWENDUNGSBEREICHE

- Schwermetallbelastung im Darm und in Geweben
- mit einer Fehlbesiedelung verbundene Darmbeschwerden
- Vitalisierung und Stärkung des Immunsystems und der Verdauungsorgane

HINWEISE

Nicht alle Menschen mit Darmbeschwerden vertragen die Schwefelverbindungen im Bärlauch. Sind bestimmte Verdauungsenzyme oder Transporteiweiße nicht oder zu wenig vorhanden, kann dies zu Unverträglichkeiten führen. Reizungen und Blähungen können die Folge sein. Tasten Sie sich bitte vorsichtig an die individuell verträgliche Dosierung heran.

Bei Langzeitanwendung bestehen vermutlich wie beim Knoblauch Wechselwirkungen mit blutverdünnenden Medikamenten (z. B. Azetylsalizylsäure oder Warfarin). Deshalb sollten Sie auch vor geplanten Operationen keine größeren Bärlauchmengen verzehren.

ANWENDUNGSBEISPIELE

Bärlauchpesto – Genuss und Prophylaxe zugleich

Zutaten für mehrere Portionen
2–3 Handvoll frischer Bärlauch
50 g Pinienkerne
50 g frisch geriebener Parmesan
Salz aus der Mühle
einige Spritzer Zitronensaft
250 ml Pflanzenöl (Rapsöl, Olivenöl)

Zubereitung
Zunächst die Pinienkerne ohne Fett in einer Pfanne bei mittlerer Hitze anrösten. Von den Bärlauchblättern die Stiele entfernen, die Blätter waschen und trockenschleudern (Wasser im Pesto verkürzt die Haltbarkeit). Das Wildgemüse grob hacken, mit Salz, Öl und den Pinienkernen in einen hohen Messbecher geben und je nach gewünschter Konsistenz mit einem

Mixer pürieren. Zum Schluss Zitronensaft und geriebenen Parmesan unterrühren und abschmecken.

Das Pesto in saubere Gläser füllen und mit einer Schicht Öl bedecken. Es ist bis zu 2 Wochen im Kühlschrank haltbar. Das Pesto passt hervorragend zu Pellkartoffeln.

Bärlauch-Pflanzenfrischsaft – stärkt das Darmmikrobiom

Aus einem Bund Bärlauch mit dem Entsafter Frischsaft herstellen und diesen möglichst schnell verbrauchen. Die Haltbarkeit im Kühlschrank beträgt nur wenige Tage.

3-mal täglich 10–15 ml/1 EL kurmäßig pur oder gemischt mit etwas Wasser einnehmen. Die Einnahme erfolgt zwischen den Mahlzeiten.

Bärlauchtinktur mit Apfelessig – verhilft zu einem natürlichen Gleichgewicht im Darm

2 Handvoll frische, zerkleinerte Bärlauchblätter mit 500 ml naturtrübem Apfelessig 2 Wochen in einem Schaubglas ansetzen, anschließend absieben. Die alkoholfreie Tinktur ist einige Wochen im Kühlschrank haltbar.

Besonders effektiv ist die Wirkung, wenn Sie 1 EL von dem Essig mit einem halben Glas lauwarmem Wasser mischen und das Gemisch schluckweise vor dem Frühstück zu sich nehmen. Stark Magen- und Darmempfindliche warten besser bis nach dem Frühstück.

HANDELSPRÄPARATE

Bärlauch Naturreiner Pflanzensaft (Schoenenberger), Bärlauch-Extrakt Bio (GSE Vertrieb), Bärlauch Konzentrat (Nature Power), Bärlauch Essenz (BioProphyl), Bärlauch Frischblatt Kapseln (Dr. Pandalis)

BLUTWURZ

POTENTILLA ERECTA (P. TORMENTILLA)

Die kleine krautige Staude mit dem kräftigen Wurzelstock gehörte einst zu den bedeutendsten Wundheilpflanzen des Mittelalters. Im *Contrafayt Kreüterbuch* von Otto Brunfels (1532) wurde Tormentill als Heilmittel bei Blutungen, übermäßiger Menstruation, Durchfall oder Cholera erwähnt. Anwendungen der Blutwurz als Tee oder alkoholische Tinkturen gehörten bis Mitte des 20. Jahrhunderts bei Darmentzündungen oder Darmblutungen zur Standardtherapie. Ihre Wirksamkeit und Anwendung zur unterstützenden Behandlung bei akuter und chronischer Darmentzündung wird gerade wiederentdeckt.

Volksnamen der Blutwurz gibt es viele, man kennt sie unter anderem als Bauchwehkraut oder Ruhrwurz. Ihr Gattungsname *Potentilla* verweist auf die große Heilkraft: Er bedeutet übersetzt Kraft, Potenz und Vermögen. Der Artname ist abgeleitet von dem lateinischen Wort »*tormentum*« (= Folter) und berichtet von der spezifischen Verwendung bei quälenden und krampfartigen Koliken.

Die Blutwurz ist in ganz Europa verbreitet. Sie gehört zur artenreichen Familie der Rosengewächse und gilt als Zeigerpflanze für stickstoffarme Böden. Die Bestände nehmen ab, weil nährstoffarme Magerrasen, Zwergstrauchheiden sowie Streuobstwiesen im Rückgang begriffen sind. Die fingerförmigen Blätter haben eine dunkelgrüne Färbung und sind unterseits mit Drüsenhaaren besetzt. Während die Blätter der Blattrosette stark gezähnt sind, sehen die Stängelblätter filigraner und fächerförmig aus. Das krautige Pflänzchen wird nur 10–25 cm hoch, hat leuchtend gelbe Blüten mit 4 kreuzständig angeordneten Kronblättern, die selten mehr als 1 cm Durchmesser erreichen und sich zwischen Ende Mai und September zeigen.

Die Heilkraft dieser Pflanze steckt im Wurzelstock (Rhizom), der beim Anschneiden einen blutroten Saft abgibt. Der knollige bis walzenförmige Wurzelstock ist ein unterirdischer Sprossteil, aus dem die Pflanze nach dem Winter neu austreibt und so ihren Bestand sichert. Erntezeit ist im Frühjahr oder noch besser im Herbst, vorzugsweise im zweiten Standjahr. Nach der Ernte werden die Wurzeln gesäubert, bei nicht mehr als 40 °C getrocknet, zerkleinert und in Gläsern mit Schraubverschluss aufbewahrt. Verwechslungsgefahr besteht mit anderen Fingerkräutern oder gelbblühenden Hahnenfußgewächsen.

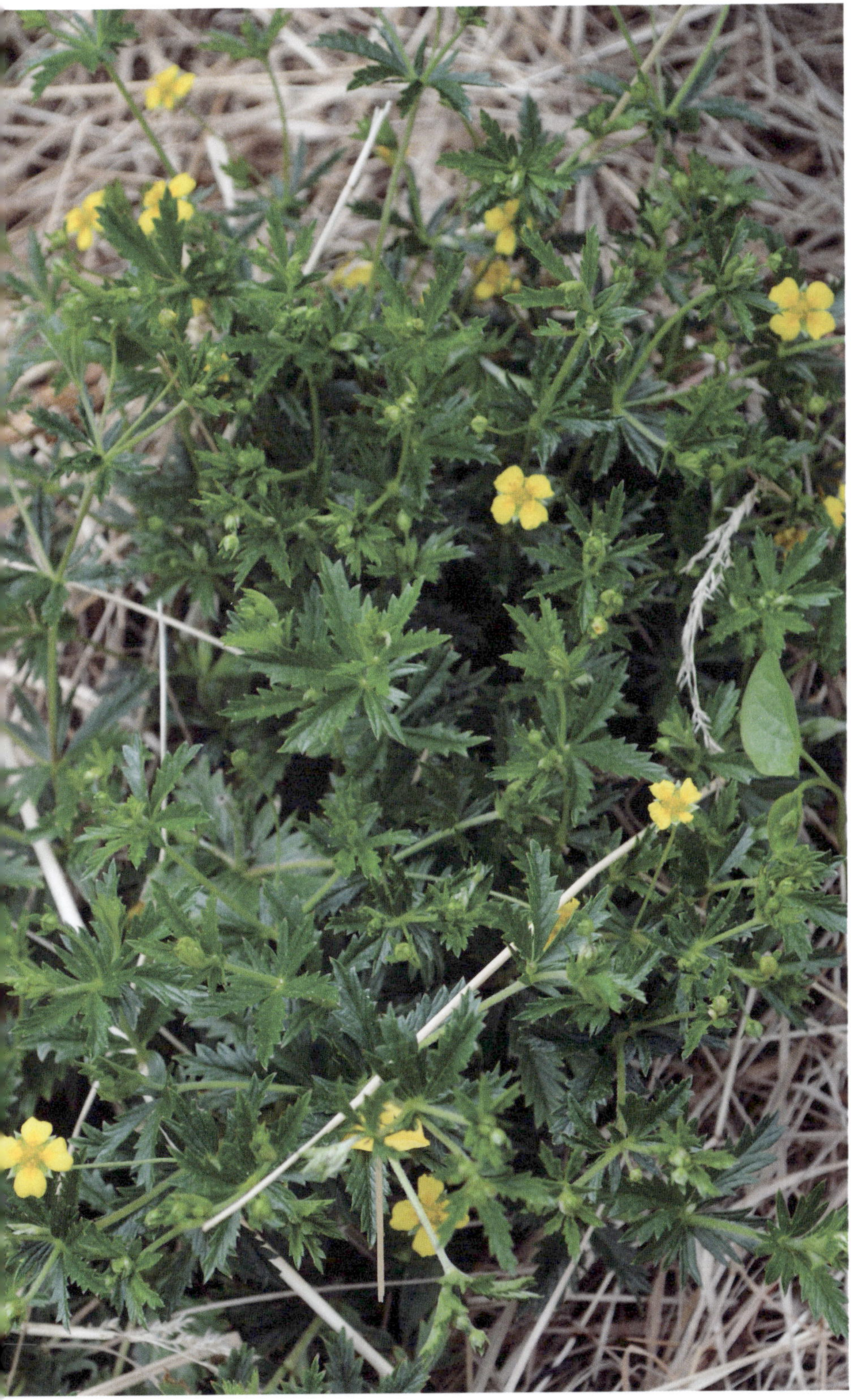

INHALTSSTOFFE

15–20 % Katechingerbstoffe (überwiegend Tannine), der rote Farbstoff Tormentol, das Glykosid Tormentillin, Ellagsäure, organische Säuren und Phenolcarbonsäuren wie Kaffeesäure, Gallussäure oder Salizylsäure, Saponine, Harze, wenig ätherische Öle und Flavonoide.

WIRKUNG AUF DIE DARMGESUNDHEIT

Beeindruckend ist der hohe Gerbstoffgehalt des Wurzelstocks, der die Blutwurz zur herausragendsten Gerbstoffpflanze in unseren Breitengraden kürt. Diese schützen und reparieren eine gereizte Schleimhaut, indem sie eine Art »Schutzmembran« bilden. Sie wirken dadurch zusammenziehend (adstringierend), stopfend und entzündungshemmend. Bei Durchfall, Gärungsprozessen im Magen-Darm-Trakt sowie zum Ausleiten von Schwermetallen wird die Blutwurz gerne verwendet. Zudem halten sie einige Bakterien und Viren in Schach. Das macht die Blutwurz in der Erfahrungsheilkunde zu einer wertvollen Pflanze bei unspezifischen und akuten Durchfallerkrankungen. Vor allem in der Kinderheilkunde ist sie kaum zu ersetzen. Insofern ist es bedauerlich, dass auf dem europäischen Markt aktuell kein pflanzliches Arzneimittel mit Blutwurz erhältlich ist.

Mehrere Forschendenteams untersuchten in den letzten Jahren das Heilpotenzial der Blutwurz. Zusammengenommen unterstützen die Daten der Untersuchungen die traditionelle Anwendung zur Behandlung von Durchfall und Schleimhautentzündungen. Tormentillextrakte zeigten eine hemmende Wirkung auf die Prostaglandinbiosynthese und weisen ein antioxidatives Potenzial auf – beides Faktoren, durch die entzündliche Schübe an den Schleimhäuten reduziert werden können. Dies ist insbesondere bei chronisch-entzündlichen Darmerkrankungen nützlich. Auch der CRP-Wert sank unter der Einnahme eines Blutwurzextrakts. Daneben darf anhand von präklinischen Modellen von einer Verbesserung der Barrierefunktion im Darm ausgegangen werden. Kleinere Studien bestätigen die gute durchfallhemmende Wirkung bei Kindern. So waren 40 % einer Behandlungsgruppe nach 48 h durchfallfrei im Gegensatz zu 5 % aus der Placebogruppe (Melzig und Böttger, 2020).

Das antimikrobielle Wirkspektrum gegen verschiedene Bakterienarten gilt mittlerweile als gesichert. So wird durch die Blutwurz das Wachstum von krankmachenden *Escherichia coli*, Klebsiellen, *Staphylococcus aureus* und Hefepilzen der Gattung *Candida* (*C. albicans* und *C. krusei*) gehemmt.

ANWENDUNGSBEREICHE

- unspezifische akute Durchfälle mit Schleimhautentzündungen, auch bei Kindern
- Colitis ulcerosa mit Blutungen (ergänzende Therapie)
- Fehlbesiedelungen im Darm mit pathogenen Keimen

HINWEISE

Gegenanzeigen sind keine bekannt, für die Anwendung bei Kindern unter 12 Jahren sollten Sie jedoch vorab kinderärztlichen Rat einholen. Bedingt durch den hohen Gerbstoffgehalt kann es bei empfindlichen Menschen zur Magenreizung und bei Überdosierung zu Erbrechen kommen. Gerbstoffreiche Drogen sollten generell zeitversetzt zu anderen Medikamenten eingenommen werden, da sie die Aufnahme zahlreicher Stoffe beeinträchtigen.

Achtung: Zu beachten ist, dass starker Durchfall insbesondere bei Säuglingen, Kleinkindern und alten Menschen schnell zur Dehydratation führen kann, weshalb diese spätestens nach 3–4 Tagen ärztlich betreut werden sollen.

ANWENDUNGSBEISPIELE

Blutwurzpulver – Anwendungen für Erwachsene

1 TL Blutwurzpulver in ein Glas mit trockenem Rotwein einrühren. Die Anwendung erfolgt bei leichten und chronischen Durchfällen.

1 gestrichener EL Blutwurzpulver in 1 Becher Naturjoghurt einrühren. Die Anwendung kann bis zu 3-mal täglich erfolgen, ist jedoch bei starker Laktoseintoleranz nicht empfehlenswert.

Haferschleimsuppe gegen Durchfall – regeneriert angegriffene Schleimhäute

Zutaten für 1 Person
¾ Tasse Haferflocken
2 Tassen Gemüsebrühe, gesalzen

Zubereitung
Haferflocken und kalte Gemüsebrühe in einen Topf geben, bis zum Sieden erhitzen und 5 min bei geringer Hitzezufuhr (Stufe 1) köcheln lassen. ½–1 TL Blutwurzpulver in den Haferschleim einrühren.

Größere Kinder und Erwachsene können bis zu 3 Portionen täglich davon essen.

Heilpflanzenmischung – bei akuten Durchfällen

20 g Blutwurz
10 g Pfefferminzblätter
10 g Kamillenblüten

2 TL der Mischung mit 1 Tasse kaltem Wasser ansetzen, die Mischung zum Sieden bringen, 10 min ziehen lassen, dann abseihen. 2–3-mal täglich 1 Tasse davon schluckweise trinken.

Teezubereitung aus Blutwurz – geeignet ab dem 1. Lebensjahr

½–1 TL frisches Blutwurzrhizom zerkleinern und mit 1 l kaltem Wasser maximal 5 min aufkochen, nachfolgend sofort abgießen. Bis zu 3-mal täglich 1 Tasse davon trinken.

Da der Gerbstoffgehalt durch das Zerkleinern rasch abnimmt, empfiehlt es sich, stets frisches Rhizom zu verwenden. Die Kombination mit Kamille ist möglich und hat sich bewährt.

Tagesdosierung für Kinder: 1.–4. Lebensjahr: 1–2 g, 4.–10. Lebensjahr: 2–4 g, 10–16 Jahre: 4–6 g

Blutwurztinktur – Anwendung für Erwachsene

1 Teil frisches Rhizom mit 5 Teilen 40%igem Ethanol 10–14 Tage ansetzen. Die fertige Tinktur durch einen Filter abseihen und in Braunglasflaschen aufbewahren. Die Tinktur sollte innerhalb von 12 Monaten aufgebraucht werden.

10–20 Tropfen der Tinktur in ein Glas mit lauwarmem Wasser tropfen. Die Anwendung kann bis zu 3-mal täglich erfolgen.

BRENNNESSEL

URTICA DIOICA

Die Brennnessel wird im Garten oftmals als hartnäckiges Unkraut angesehen. Dabei ist sie eine herausragende Heilpflanze, deren durchblutungsfördernde, harntreibende, schmerzlindernde und entzündungshemmende Eigenschaften bereits in der Antike und im Mittelalter bekannt waren. Ihre Verwendungsmöglichkeiten in der Heilkunde und als Wildgemüse in der Küche werden zunehmend wieder geschätzt. Schon allein deswegen hat sie sich vom Unkraut zum Superfood gemausert.

Die Brennnessel gehört zu den wichtigsten heimischen Wildkräutern. Die mehrjährige, winterharte Staude ist in den gemäßigten Breiten verbreitet und besiedelt gerne mit Stickstoff und Nährstoffen angereicherte Böden. Man trifft sie an Wald- und Wegrändern, auf Deponien, auf mit Alteisen beladenen Schutthalden und in Brachland an. Herzförmige, stark gesägte grüne Blätter, Brennhaare an Stängel und Blättern, Stängel, die bis zu 1,20 m in die Höhe wachsen und ein stark verästelter Wurzelstock sind Kennzeichen der Pflanze. Im Sommer zeigen sich unscheinbare, grünliche männliche und weibliche Blüten auf verschiedenen Pflanzen. Ihre Frucht (Samen) bildet ein einsamiges, kleines Nüsschen – pro Pflanze können sich Tausende Samen entwickeln.

Sie sollten die Blätter für den Wintervorrat vorzugsweise im Mai sammeln – Unerschrockene greifen beherzt und ohne Handschuhe zu, alle anderen tragen gute, dicke Gartenhandschuhe. Die Blätter lassen sich problemlos auf einem Rost oder Tuch trocknen. Ab dem Spätsommer tragen die weiblichen Brennnesseln große Samenbüschel. Der richtige Erntezeit-

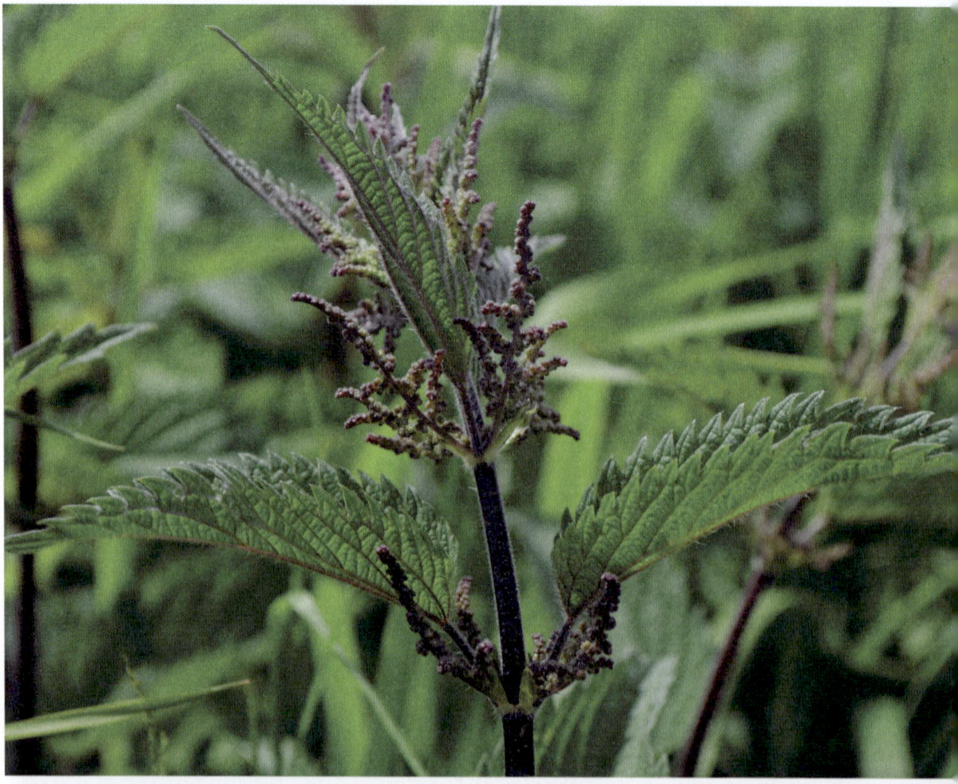

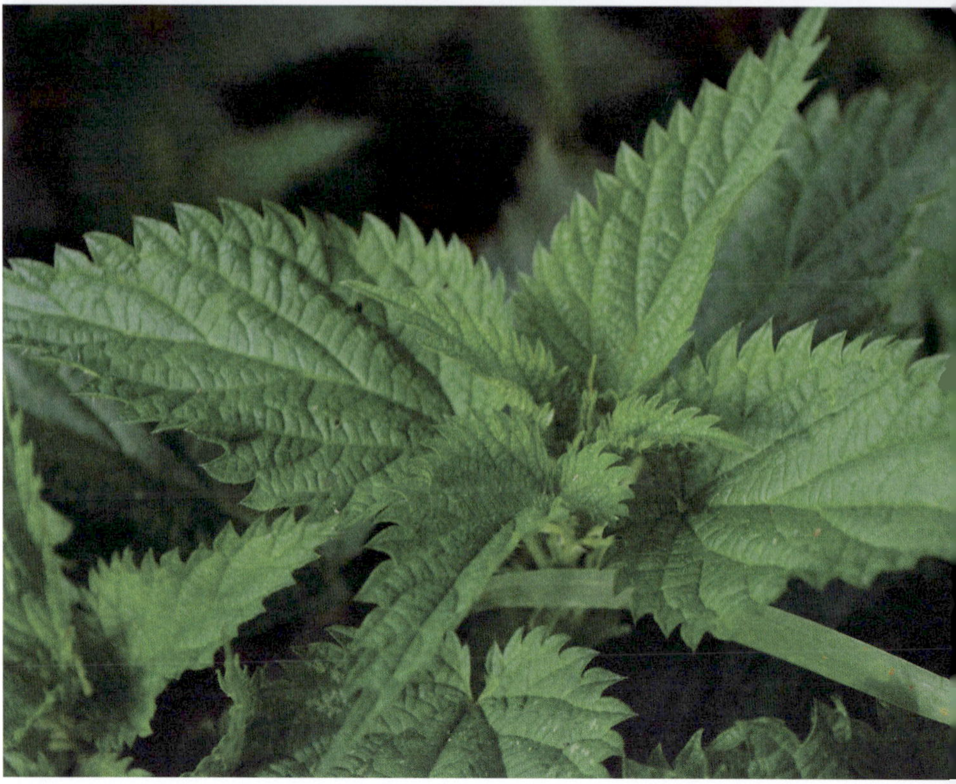

punkt ist gekommen, wenn sich die Samen braun verfärben, dann schmecken sie auch nussiger. Sie werden an sonnigen Tagen mit der Schere oder der Hand geerntet, anschließend auf Papier gut 2 Wochen getrocknet und eventuell nochmals gesiebt.

INHALTSSTOFFE

Die Blätter enthalten viel Vitamin C, Provitamin A, mehrere B-Vitamine und Mineralstoffe (Eisen, Kalium, Kalzium, Kieselsäure, Magnesium), Flavonoide (Querzetin, Kaempferol) und Chlorophyll. Die Früchte (Samen) punkten mit fetten Ölen (Linolsäure), reichlich Eiweiß, Vitamin E und Mineralien wie Eisen und Magnesium sowie Polysacchariden, Kieselsäure und Karotinoiden.

WIRKUNG AUF DIE DARMGESUNDHEIT

Kaum eine andere Pflanze ist besser dazu geeignet, die Lebensgeister wieder zu erwecken und die Stoffwechselprozesse anzuregen. Wenn Sie durch eine Operation oder chronische Entzündungsprozesse im Körper an Eisenmangel leiden, sich erschöpft und ausgelaugt fühlen, dann ist der regelmäßige Verzehr von Brennnesselkraut oder eine Kur mit Brennnesselsaft möglicherweise die richtige Anwendung für Sie. Unsere Großmütter kennen noch das Rezept für Brennnesselspinat. Die Hauptzutat für das schnell zubereitete grüne Gemüsegericht finden Sie kostenlos an fast jedem Wegesrand, der jedoch möglichst weit entfernt von stark befahrenen Straßen oder Industrieanlagen liegen sollte. Mit einem Vitamin-C-Gehalt, der 6-mal so hoch wie der einer Orange ist, sorgt die Brennnessel dafür, dass wir ihr Eisen gut aufnehmen und verstoffwechseln und der Blutarmut Einhalt gebieten können.

Brennnesselblätter helfen aber auch, die Leber und die Nieren zu entgiften. Deshalb findet man die Brennnessel oft als Zutat in Detoxkuren. Durch stark wirkende Medikamente wie Kortison oder Immunsuppressiva sind diese wichtigen Entgiftungsorgane oft stark belastet. Mit Brennnesseltee oder -frischsaft können Sie den Entgiftungsprozess von Leber und Nieren ankurbeln. Vielen dürften die antientzündlichen Eigenschaften der Brennnessel durch ihre häufige Anwendung bei Gelenkschmerzen bereits bekannt sein. Nun haben Forschende der Universität Teheran festgestellt, dass sich durch Einnahme eines Brennnesselextrakts (400 mg, 3-mal täglich über 12 Wochen angewendet) typische Entzündungsmarker (Calprotectin, TNF-alpha) verringern lassen, die bei chronisch-entzündlichen Darmerkrankungen wie Morbus Crohn oder Colitis ulcerosa im Entzündungsschub in der Regel erhöht sind.

Ähnlich gesund sind Brennnesselsamen. Mit ihrem mild-nussigen Geschmack können sie Smoothies, Pestos, Suppen und Salate bereichern. Außerdem gelten sie seit jeher als stärkendes und vitalisierendes Tonikum. Heutzutage werden sie oftmals als heimisches Superfood gehandelt.

ANWENDUNGSBEREICHE

Blätter:

- Auffüllen leerer Eisenspeicher
- Eindämmung von Entzündungsprozessen
- Entgiftung über Nieren und Darm

Samen:

- Stärkung bei Erschöpfung

HINWEISE

Da die Brennnessel viel Histamin enthält, sind die Zubereitungen vor allem bei starker Histaminintoleranz zumeist nicht verträglich. Gegenanzeigen für die Verwendung von Zubereitungen aus Brennnesselblättern bestehen bei Ödemen aufgrund einer eingeschränkten Herz- oder Nierentätigkeit.

ANWENDUNGSBEISPIELE

Brennnesseltee – Reinigung von innen

1 TL fein geschnittene Blätter mit 1 Tasse siedendem Wasser übergießen und 5–10 min ziehen lassen. Täglich 3–4 Tassen davon trinken.

Die harntreibende Wirkung kommt nur in Verbindung mit reichlich Flüssigkeit zur Wirkung. Deshalb sollten mindestens 2–3 l Wasser am Tag getrunken werden.

Die Tagesdosis für Erwachsene beträgt 8–12 g Brennnesselblätter.

Frischsaftkur mit Brennnesselsaft – natürliche Eisenquelle, entgiftend

Den Saft aus 1–2 Handvoll Brennnesselkraut mit einem Zentrifugenentsafter oder Slow Juicer herauspressen. Alternativ kann man das Kraut in einem Mixer pürieren und mit etwas Wasser vermischen. Frisch zubereiteter Pflanzensaft ist nur wenige Tage im Kühlschrank haltbar. Optimal ist es daher, den Pflanzensaft vor jeder Anwendung frisch zuzubereiten.

Erwachsene nehmen 3-mal täglich 1 EL Frischsaft als 4–6-wöchige Kur ein.

Brennnesselgemüse – gute Eisenquelle, vitalisierend

Zutaten für 2 Personen
200–250 g junge Brennnesselblätter, frisch gepflückt, verlesen und gewaschen
1 kleine Zwiebel, klein gehackt
wahlweise etwas Gemüsebrühe oder Crème fraîche
1–2 EL Butter
Salz, Pfeffer, Muskat

Zubereitung
Ein sorgfältiges Waschen »besänftigt« die brennenden Härchen bereits etwas. Wenn Sie mit dem Nudelholz zudem über die Triebe rollen, ist es mit dem Brennen vorbei. So lassen sich die Blätter ohne »Sticheleien« mit der Hand von den Stängelanteilen trennen. In einem Topf Butter zerlassen und die Brennnesselblätter darin etwa 10 min dünsten. Die Zwiebel hacken und mit etwas Butter in einer Pfanne anschwitzen. Zwiebel mit den Brennnesseln vermischen, mit Salz, Pfeffer und Muskat abschmecken und wahlweise mit etwas Gemüsebrühe oder Crème fraîche verfeinern. Einige

mögen eine gröbere Struktur, andere pürieren das Gemüse nochmals vor dem Servieren.

Brennnesselsamen – bessert Erschöpfungszustände

Die Brennnesselsamen im Spätsommer ernten und entweder frisch oder getrocknet verwenden. Am besten bewahrt man die getrockneten Samen in dunklen Gefäßen auf. Ihr nussiger Geschmack harmoniert gut mit Müsli, Frischkäse oder Kräuterquark.

1 EL täglich über einen Zeitraum von mindestens 4 Wochen sollten zugeführt werden, um eine positive Wirkung zu erzielen.

HANDELSPRÄPARATE

Brennnesseltee (Apotheke), Natu-lind 600 mg (Rodisma), Brennnessel Naturreiner Heilpflanzensaft (Schoenenberger), Brennnesselsamen in Rohkostqualität (effective nature)

ENGELWURZ

ANGELICA ARCHANGELICA

Die Echte Engelwurz, vielerorts Angelika genannt, wächst zu einer imposanten Staude heran. Einst besiedelte sie nur den Norden Europas, heute trifft man sie auch in Mitteleuropa vor allem auf feuchten Wiesen, entlang von Flussufern und in Gebirgsschluchten an. Ihren ehrenvollen Namen erhielt die Engelwurz während der Pestzeiten. Der Sage nach soll einem frommen Einsiedler der Erzengel Michael im Traum diese Pflanze als wirksames Mittel gegen die Pest gezeigt haben.

Wenngleich Übersinnliches und Wissenschaft oft im Gegensatz stehen, ist auch der botanische Name von der Sage inspiriert: *Angelica* stammt von dem lateinischen Wort »angelicus« (= Engel) ab, *archangelica* steht für Erzengel. Die Engelwurz gilt als wahrer Allrounder in der Naturheilkunde und ist ein anerkanntes Heilmittel bei Appetitlosigkeit und dyspeptischen Beschwerden wie leichten Krämpfen im Magen-Darm-Trakt, Völlegefühl und Blähungen.

Engelwurzpflanzen sind kaum zu übersehen. Das zweijährige Doldenblütengewächs erreicht Wuchshöhen von bis zu 2,5 m. Wildwachsend kommt die Engelwurz in Nordeuropa bis nach Grönland, an der Ostseeküste, im Riesengebirge, an Ufersäumen, auf feuchten Wiesen und in Ödland vor. Im Garten bevorzugt die Engelwurz tiefgründige Böden und sonnige bis halbschattige Plätze. Einmal angesät, vermehrt sie sich durch Selbstaussaat. Ihre zwei- bis dreifach gefiederten Blätter werden bis zu 90 cm lang. Die Stängel im oberen Bereich sitzen an aufgeblasenen Blattscheiden und sind außen gerillt, die kugelförmigen grünlich-weißen Blüten sitzen an endständigen Doldenblüten. Sie zeigen sich im Hochsommer des 2. Vegetationsjahrs und riechen würzig-aromatisch. Aus ihnen entwickeln sich deutlich gerippte Spaltfrüchte mit einer Länge von bis zu 1 cm.

In der Heilkunde ist jedoch die Wurzel von Bedeutung. Optimale Erntezeit ist Ende September bis Mitte Oktober bei trockener Witterung. So geerntet ist der Ölgehalt am höchsten. Nach der Ernte werden die Wurzeln gewaschen, der Länge nach gespalten und in einem warmen Raum oder im Backofen bei Temperaturen unter 45 °C getrocknet. Bewahren Sie die getrockneten Wurzelstücke in einem verschließbaren Gefäß auf. Blätter und Blattstiele können ebenfalls für Suppen, Salate und als Gemüse genutzt werden. Sie haben einen fein würzigen Geschmack, wodurch die Bildung von Verdauungssekreten angeregt wird.

Es ist darauf zu achten, die Echte Engelwurz nicht mit dem stark giftigen Wasserschierling, dem giftigen Riesen-Bärenklau oder der ungiftigen Wald-Engelwurz zu verwechseln.

INHALTSSTOFFE

Wichtigster Bestandteil der Wurzel ist das ätherische Öl mit Alpha- und Beta-Pinen, Phellandren und Limonen. Weiter sind Bitterstoffe (Laktone), Gerbstoffe, mehr als 20 verschiedene Cumarine, reichlich Furanocumarine (Angelicin, Archangelicin), Harze, Stärke, Phenolcarbonsäuren, Sitosterol sowie Flavonoide enthalten.

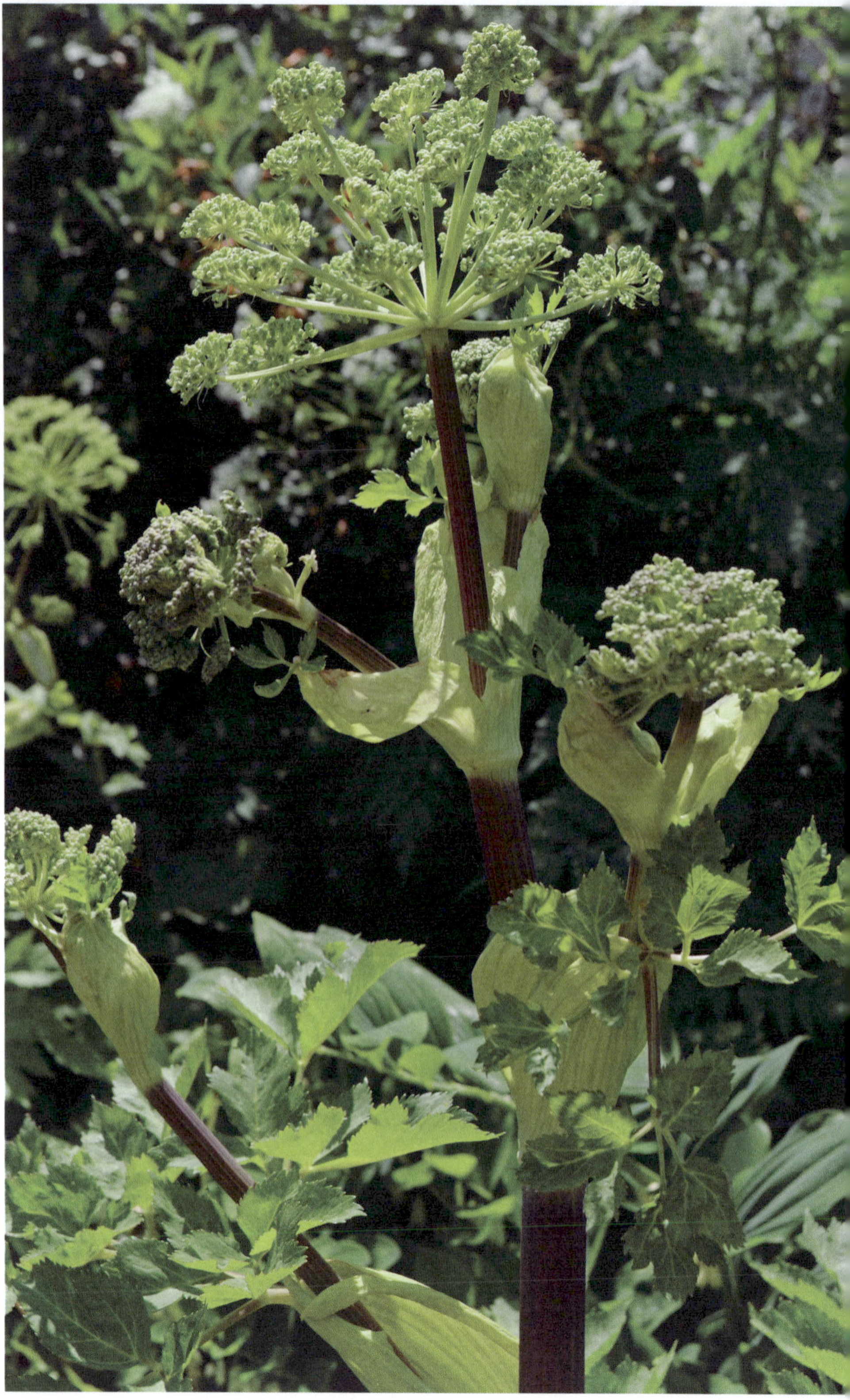

WIRKUNG AUF DIE DARMGESUNDHEIT

Die Engelwurz ist ein Heilkraut für Menschen, die schnell frösteln, denn sie bringt Wärme in den Körper und die Bauchorgane. Zudem stimuliert sie den Kreislauf und entlastet das Lymphsystem, das bei chronischen Infekten und Entzündungsprozessen besonders gefordert ist, wie an Lymphknotenschwellungen zu erkennen.

Seit Alters her gilt die Engelwurz als verdauungsanregendes und krampflösendes Mittel. Engelwurzzubereitungen regen die Produktion von Galle, Magensaft und Enzymen der Bauchspeicheldrüse an. Dadurch bringen sie die Verdauungsprozesse auf Trab und wirken appetitanregend. Es gibt Berichte von guten Heilerfolgen mit Engelwurztee bei Magenschleimhautentzündung (Gastritis) und Bauchspeicheldrüseninsuffizienz.

Angelikazubereitungen mildern Blähungen und helfen bei aufgeblähtem Bauch, Völlegefühl sowie gegen Viren und Bakterien. »Back to the roots« – unter diesem Motto veröffentlichten zwei Wissenschaftlerinnen 2021 neue Erkenntnisse zu den bioaktiven Eigenschaften des Angelikawurzelöls. Sie konnten eine moderate Hemmwirkung gegen pathogene Darmkeime wie *Clostridium difficile* und *C. perfringens*, Enterokokken oder auch *Candida albicans* bestätigen. Interessanterweise stellten die Forscherinnen fest, dass das ätherische Angelikaöl nützliche Darmbewohner wie Bifidobakterien und Laktobazillen nicht schädigt.

Das ätherische Öl weist erwärmende, durchblutungsfördernde und schmerzlindernde Eigenschaften auf und eignet sich für Einreibungen auf dem Bauch. Durch den Gehalt an Monoterpenen müssen Sie sich jedoch ganz langsam an die verträgliche Dosierung herantasten. Sonst können vor allem bei empfindlicher Haut starke Hautreize entstehen. Das Öl muss deshalb stark verdünnt werden.

ANWENDUNGSBEREICHE

- akute und chronische Verdauungsbeschwerden, begleitet von Krämpfen, Blähungen, Appetitlosigkeit
- ätherisches Öl zur Einreibung bei Bauchschmerzen mit Kältegefühl

HINWEISE

Engelwurz enthält sogenannte Furanocumarine. Diese Stoffe machen die Haut lichtempfindlicher und können bei Sonnenbestrahlung zu Hautentzündungen führen. Für die Dauer der Anwendung sollten Sie daher auf längere Sonnenbäder (auch Solarium) verzichten und beim Ernten Handschuhe tragen.

ANWENDUNGSBEISPIELE

Engelwurztee – verdauungsregulierend, blähungstreibend, appetitanregend

1 TL klein geschnittene Angelikawurzel mit 1 Tasse kaltem Wasser übergießen. Die Mischung langsam zum Köcheln bringen, die Flamme abstellen und den Tee 10 min ziehen lassen, dann abseihen.

Einzunehmen sind 2–3 Tassen täglich. Wenn Sie die appetitanregende Wirkung des Tees nutzen möchten, sollten Sie diesen 30 min vor dem Essen trinken.

Angelikawein – bei chronischen/leichten Magen- und Verdauungsbeschwerden

60 g fein geschnittene Angelikawurzel mit 1 l Weißwein übergießen und 10 Tage ziehen lassen. Durch ein Sieb oder Tuch abgießen und in eine saubere Flasche umfüllen. Dunkel und kühl gelagert, ist der Wein rund 6 Monate haltbar.

Täglich 1 Schnapsgläschen nach der Hauptmahlzeit trinken, zur Appetitanregung das Gläschen etwa 30 min vor dem Essen genießen.

Ätherisches Engelwurzöl zur äusserlichen Anwendung blähungslindernde Baucheinreibungen

Mischen Sie in einer Schale maximal 5 Tropfen ätherisches Engelwurzöl (in Bio-Qualität) mit 50 ml Mandelöl. Wenige Tropfen auf die Handflächen geben und die Mischung mit warmen Händen in kreisenden Bewegungen auf dem Bauch einreiben.

Engelwurztinktur – schnelle Hilfe bei Verdauungsbeschwerden mit Krämpfen

20 g getrocknete Wurzelstücke mit 100 ml hochprozentigem Kornschnaps übergießen und den Ansatz 2 Wochen in die Wärme stellen, dabei das Glas täglich wenden. Danach die Tinktur abfiltern und in eine dunkle und verschließbare Flasche umfüllen und beschriften. Die Tinktur sollte innerhalb von 12 Monaten aufgebraucht werden.

Bei Bedarf bis zu 3-mal täglich 20–40 Tropfen in einem halben Glas mit zimmerwarmem Wasser verdünnen und einnehmen.

HANDELSPRÄPARATE

Angelikawurzel geschnitten (Apotheke), Angelikawurzel ätherisches Öl (Primavera)

FLOHSAMEN

PLANTAGO OVATA, P. INDICA UND P. AFRA/PSYLLIUM

Als Flohsamen werden die Samen von Wegericharten bezeichnet, die nicht in Europa heimisch sind. Der Indische Flohsamen (*P. ovata*), der Sand-Wegerich (*P. indica* oder *P. arenaria*) und der Flohsamen-Wegerich (*P. afra* oder *P. psyllium*) haben kleine elliptische, rotbraune Früchte, die an Flöhe erinnern. Ihre Schalen sind reich an Ballaststoffen, haben ein hohes Quellvermögen und können so den Darminhalt vergrößern und damit die Verdauung regulieren. Bereits Hildegard von Bingen setzte auf diese darmfreundliche Funktion. Diese Kenntnisse übernahm sie vermutlich aus persischen und arabischen Texten der Antike. Heimische Wegericharten wie Spitz- (*P. lanceolata*) und Breit-Wegerich (*P. major*) haben einen vergleichsweise geringeren Schleimgehalt und werden deshalb im Europäischen Arzneibuch nicht für diese Anwendung geführt, wenngleich sie von Kräuterkundigen hin und wieder gegen Verstopfung eingesetzt werden.

Flohsamen enthalten einen fett- und proteinreichen Samenkern, der von einer Schale umgeben ist. Im Handel sind die ganzen Samen erhältlich, ebenso die abgetrennten und grob oder fein gemahlenen Samenschalen. Diese haben eine weißgelbe Farbe und eine ovale Form. Da ganze Samen den Verdauungstrakt auch unverändert passieren können, entfalten sie ihre quellende Wirkung oft nicht vollständig. Flohsamenschalen sind daher sehr viel effektiver. Sie können bei ausreichender Wasserzugabe mehr als das 40-Fache ihres eigenen Gewichts an Wasser binden. Damit beträgt ihre Quellungszahl 40. Im Vergleich dazu liegt die Quellungszahl von Leinsamen mindestens bei 4. Aufgrund der besonderen Struktur der in Flohsamen enthaltenen Schleimstoffe wird der Schleim im Magen durch die Magensäure kaum verändert.

Das häufige Vorkommen am Wegesrand hat der Gattung *Plantago* den deutschen Namen »Wegerich« beschert. Die kleinwüchsigen exotischen Wegericharten ähneln den heimischen Wegerichen, sie weisen also einen kleinen Wuchs und längliche Blätter auf. Während der Flohsamen- und der Sand-Wegerich nur einjährig wachsen und im Mittelmeerraum und in Westasien heimisch sind, wächst der Indische Wegerich teilweise ausdauernder und kommt in den Trockengebieten Nordafrikas und Südwestasiens vor. Er hat flaumig behaarte Blätter. Für arzneiliche Zwecke werden die ganzen und trockenen Samen der Pflanzen verwendet, die sich sehr ähneln.

INHALTSSTOFFE

Nennenswerte Wirkstoffe von Flohsamen sind Ballaststoffe mit Schleimpolysacchariden. Der Schleimstoffanteil liegt zwischen 10 und 12 %, in den Samenschalen von Indischen Flohsamen erreicht er sogar 20 % und mehr. Hinzu kommen Pflanzenöl (Linol-, Öl- und Palmitinsäure), Eiweiße, Flavonoide, Iridoide wie Aucubin (nicht enthalten in *P. indica*).

WIRKUNG AUF DIE DARMGESUNDHEIT

Flohsamenschalen und Flohsamen haben zwar eine unterschiedliche Quellfähigkeit, jedoch dienen beide zur Stuhlregulierung, vor allem wenn ein weicher Stuhl von Vorteil ist. Die Quellungszahl ganzer Samen wird mit 9 angegeben, die von Flohsamenschalen mit 40 und mehr. Die Quellungszahl ist eine Maßeinheit, die beschreibt, wie viele Milliliter einer wässrigen Flüssigkeit 1 g des Produkts innerhalb von 4 h bindet.

Flohsamen und Flohsamenschalen stellen eine besonders gut bekömmliche Form von Ballaststoffen dar, deren Eigenschaften sich positiv auf die Darmgesundheit auswirken und die im Gegenzug kaum Nebenwirkungen haben. In der Regel passieren Flohsamen den Darm innerhalb von 12 bis 24 h, sodass der gewünschte Wirkeintritt einige Zeit dauert. Im Darm nehmen sie ein Vielfaches ihres Gewichts an Flüssigkeit auf und binden diese. Durch die Quellung wird das Darmvolumen erhöht, was wiederum den Reiz für eine Stuhlentleerung auslöst (mechanische Stimulation der Darmperistaltik). Daher können Flohsamen bei Verstopfung sehr hilfreich sein, die oft beim Reizdarmsyndrom oder bei Divertikeln begleitend vorkommt, bei akuten Entzündungsprozessen im Darm sollte allerdings auf eine Anwendung verzichtet werden. Flohsamen sind demnach eine wirksame Alternative zu Abführmitteln, die in die Flüssigkeits- und Nährstoffaufnahme des Körpers eingreifen und diese auch dauerhaft verändern können.

Eine Besonderheit von Flohsamen besteht darin, dass diese bei Kontakt mit Flüssigkeit eine gelartige Substanz bilden. Diese besteht aus Schleimstoffen – genauer aus Mehrfachzuckern (Polysacchariden) – und legt sich als schützende Schicht an die Darmwand und wirkt daher wie ein Gleitmittel. Die Schalen können zudem Schadstoffe binden, die so über den Stuhl wieder ausgeschieden werden. Dieses Wirkspektrum ist beispielsweise bei chronisch-entzündlichen Darmerkrankungen wie Colitis ulcerosa oder Morbus Crohn von Vorteil oder auch bei Hämorrhoiden und Analfissuren.

Ein Teil der Ballaststoffe wird jedoch noch von den Bakterien des Dickdarms abgebaut und sorgt für ein besseres Dickdarmmilieu mit verschiedenen positiven Wirkungen auf die Gesundheit. Die Bakterien bilden unter anderem kurzkettige Fettsäuren (z. B. Buttersäure), die zu einer gesunden Darmschleimhaut beitragen können.

Flohsamen und Flohsamenschalen sind kein Abführmittel im eigentlichen Sinn. Denn Flohsamen und insbesondere Flohsamenschalen können auch bei Durchfällen hilfreich sein. Sie binden überschüssiges Wasser im Darm und dicken so den Stuhl ein. Trotzdem sollten Sie auf eine ausreichende Flüssigkeitszufuhr achten, denn durch die Durchfallerkrankung geht oft viel Flüssigkeit über den Stuhl verloren. Betroffene, die das Naturprodukt bei Durchfällen einnehmen, berichten schon nach kurzer Zeit von weniger Stuhlgängen pro Tag und einer verbesserten Lebensqualität.

ANWENDUNGSBEREICHE

- bei Neigung zu Verstopfung und trägem Darm
- zur Erleichterung bei schmerzhafter Darmentleerung (Analfissuren, nach operativen Eingriffen im Enddarmbereich, Hämorrhoiden)
- zur Regulierung von Durchfällen

HINWEISE

Flohsamenanwendungen sollten nicht bei Bettlägrigkeit, Einengungen in Speiseröhre oder Magen-Darm-Trakt (insbesondere bei drohendem oder bestehendem Darmverschluss), Darmlähmung oder krankhafter Erweiterung des Dickdarms (Megakolon), Schluckstörungen oder anderen Hals- und Rachenerkrankungen oder bekannter Allergie gegen Flohsamen angewendet werden.

Nebenwirkungen kommen bei Flohsamen und Flohsamenschalen sehr selten vor. Sie äußern sich vor allem zu Beginn der Anwendung mit Blähungen und Bauchkrämpfen und sind auf den erhöhten Anteil an Ballaststoffen zurückzuführen, die der Darm nun zu verdauen hat.

Wenn Sie gleichzeitig Arzneimittel oder Nahrungsergänzungsmittel einnehmen, kann deren Bioverfügbarkeit leicht vermindert werden. Das gilt insbesondere für Arzneimittel gegen Herzschwäche (Herzglykoside wie Digoxin), Gerinnungshemmer (Cumarinderivate) und Lipidsenker, Antidepressiva (Lithium) oder Antiepileptika (Carbamazepin), Vitamine (Vitamin B_{12}) sowie Mineralien. Bei Einnahme von Arzneimitteln, welche die natürliche Darmbewegung hemmen (Opiate, Loperamid), bei Substitution von Schilddrüsenhormonen oder bei schwer einstellbarem Diabetes mellitus sollten Sie vor Einnahme ärztlichen Rat einholen. Durch die Fähigkeit des abgesonderten Schleims, Stoffe aus dem Darm zu binden, sollten Sie Flohsamenzubereitungen daher im zeitlichen Abstand von 30 bis 60 min zu anderen Arzneimitteln einnehmen.

Eine Anwendung von Flohsamen während der Schwangerschaft und Stillzeit kann in Erwägung gezogen werden und ist vor allem dann das Mittel der Wahl, wenn eine Ernährungsumstellung nicht zum Erfolg führt.

ANWENDUNGSBEISPIELE

Abführende oder bindende Anwendung von Flohsamen

1 TL (ca. 5 g) Flohsamen mit mindestens 100 ml kaltem Wasser vorquellen lassen, einnehmen und danach 1–2 Gläser Wasser trinken. In der Praxis hat es sich bewährt, bis zu 3 Portionen täglich vor den Mahlzeiten einzunehmen.

Alternativ können Sie die Flohsamen oder Flohsamenschalen in abgekühlten Tee oder Saft einrühren (jedoch nicht in Milch, da dies den Quellprozess behindern würde). Auch hier ist nachfolgend ausreichend Flüssigkeit zuzuführen.

Die Dosierungsempfehlungen für Erwachsene liegen zwischen 25 und 40 g täglich, verteilt auf 3 Portionen. Kinder zwischen 6 und 12 Jahren können 12–25 g Flohsamen einnehmen, die ebenso auf mehrere Portionen zu verteilen sind.

Quellende Flohsamenschalenanwendung für ein gutes Bauchgefühl

½–2 TL Flohsamenschalen 30 min in Wasser vorquellen lassen und mit viel Flüssigkeit trinken. Die Flohsamenschalen können das 40-Fache ihres Gewichts aufnehmen. Beginnen Sie anfänglich mit etwa 5 g Flohsamenschalen, und steigern Sie die Tagesdosis innerhalb von einer Woche auf bis zu 15 g Flohsamenschalen (verteilt auf mehrere Portionen).

HANDELSPRÄPARATE

Mucofalk Fit (Dr. Falk Pharma), Zirkulin (Distriction GmbH), Bio Flohsamen ganz (Sonnentor), Ballaststoffe + Extrakte: Flohsamenschalen Plus Kapseln (InnoNature), Flohsamenschalen bio (Alnatura oder Sonnentor)

HEIDELBEEREN

VACCINIUM MYRTILLUS

Die Heidelbeere, regional auch Blau- oder Schwarzbeere genannt, ist ein heimisches Superfood. Es lohnt sich, im Sommer mit einem Korb zum Sammeln durch die Wälder zu ziehen, da Wildheidelbeeren sehr viel gesünder sind als Kultursorten. Ihr gesundheitlicher Nutzen ist vielfältig, sie stärken den Körper und machen ihn widerstandsfähig. Vor allem die blauen Farbstoffe (Anthozyane) haben es in sich: Mehrere Studien belegen ihre schützende Wirkung für die Blutgefäße. Heidelbeeren beziehungsweise ihre Anwendungformen eignen sich damit zur Vorbeugung von Herz-Kreislauf-Erkrankungen und Bluthochdruck. Außerdem sind sie bei Nachtblindheit und fortschreitender Kurzsichtigkeit von Nutzen, da sie die Aktivität der Netzhautenzyme steigern und eine schnellere Regeneration des Sehpurpurs bewirken. Vor allem jedoch fördern sie die Darmgesundheit. Das war schon den Kräuterkundigen im Mittelalter bekannt, welche die Heidelbeere gegen Durchfall verwendeten. Die Blätter der Heidelbeere werden traditionell als »pflanzliches Insulin« verwendet, sind aber nicht zur Daueranwendung geeignet.

Wilde Heidelbeeren wachsen zumeist in großen Familienverbänden in den Wäldern Europas und in Teilen Asiens. Die sommergrünen und stark verzweigten Halbsträucher gedeihen vom Tiefland bis in die Zwergstrauchregion in Höhe bis 2500 m vorzugsweise auf sauren und feuchten Böden und gerne im Halbschatten. Das Heidekrautgewächs wird nur etwa 40 cm hoch, vermehrt sich über Ausläufer und die Verbreitung der Samen durch Vögel. Die etwa 3 cm grünen Blätter sind eiförmig und ähneln ein wenig Buchsbaumblättern. Blütezeit ist von Mai bis Juni, die Saison für die Beerenernte dauert von Juli bis spät in den August hinein. Sie müssen vollreif geerntet werden, da sie nicht nachreifen. Frisch sind sie nur wenige Tage haltbar, im Gefrierschrank oder eingekocht lässt sich bis zur nächsten Ernte ein Vorrat anlegen. Zum Trocknen sollten Sie die Beeren auf einem Backblech verteilen und den Backofen auf nicht mehr als 60 °C einstellen oder sie in den Dörrautomaten schieben. Der Trocknungsprozess im Backofen dauert etwa 12 h, im Dörrautomaten zwischen 24 und 36 h.

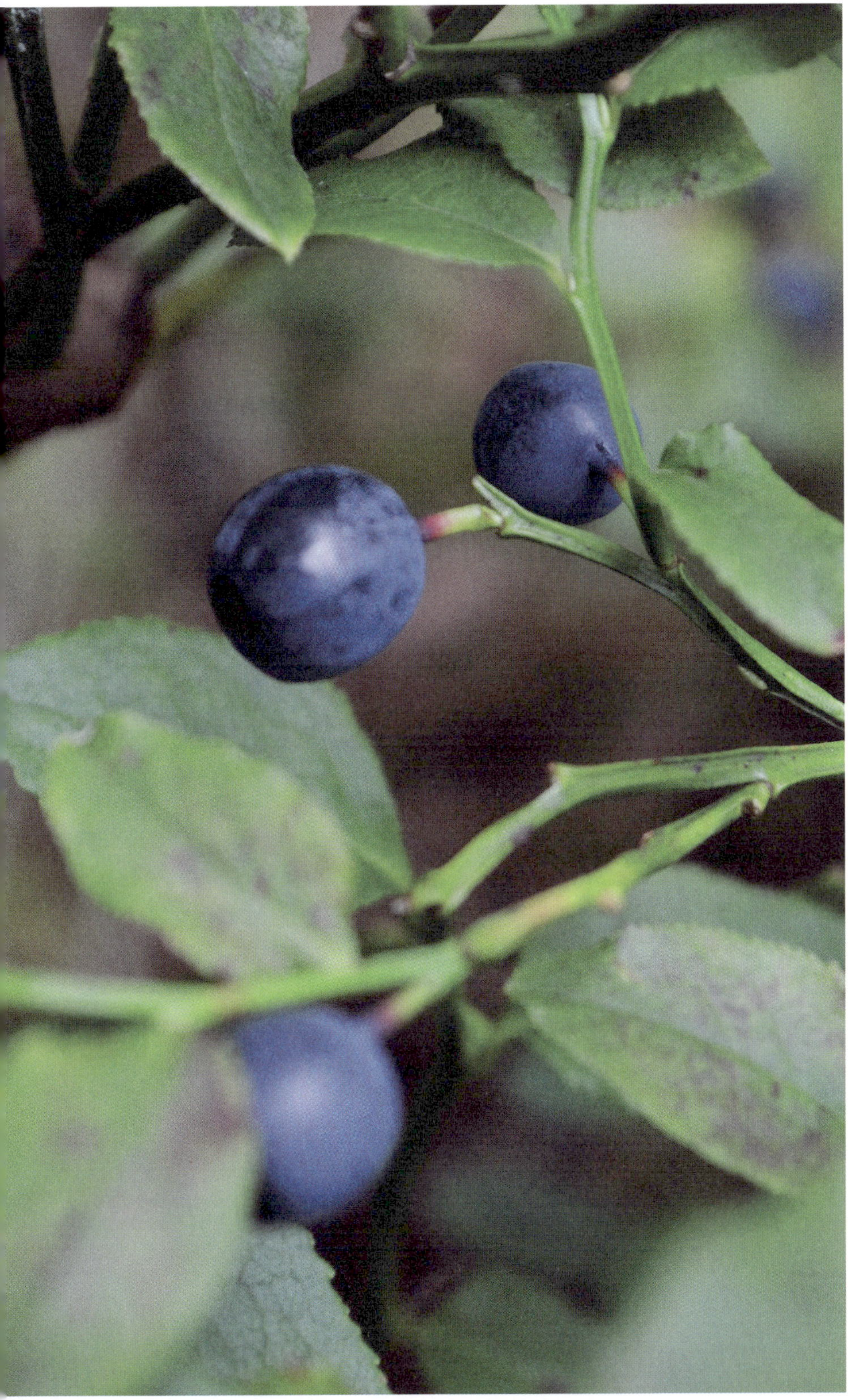

INHALTSSTOFFE

Wildheidelbeeren enthalten etwa 8-mal so viele farbgebende Anthozyane wie Kulturheidelbeeren. Die Früchte enthalten zudem Mineralstoffe und Spurenelemente (Kalium, Kalzium, Magnesium, Mangan, Eisen, Zink, Kupfer), das Provitamin A, B-Vitamine, reichlich Vitamin C, organische Säuren, Gerbstoffe und Ballaststoffe. Die Blätter enthalten Gerbstoffe von Katechintyp, Flavonoide, Arbutin, geringe Mengen an Alkaloiden, organische Säuren, Vitamine und Mineralstoffe (viel Chrom).

WIRKUNG AUF DIE DARMGESUNDHEIT

Wilde Heidelbeerfrüchte sind reich an wertvollen Antioxidanzien (insbesondere Anthozyanen) und Phytonährstoffen, also pflanzlichen Stoffen, die der menschlichen Gesundheit zuträglich sind. Somit stärken sie die Abwehrkraft und das Immunsystem. Im Vergleich zu über 20 anderen Fruchtsorten haben Wildheidelbeeren den höchsten Gehalt an antioxidativen Inhaltsstoffen. Diese werden sowohl bei chronisch-entzündlichen Prozessen wie auch bei akuten Infekten vermehrt verbraucht. Zu beachten ist, dass roh verzehrte Beeren eher leicht abführend wirken, während getrocknete Beeren leicht stopfen.

Forschende der Universität von Mailand und Maine fanden heraus, dass regelmäßiges Trinken von Blaubeersaft das Wachstum von Bifidobakterien (Seite 75) fördert. Diese zählen zu den »nützlichen« Darmkeimen, die Krankheitserreger in Schach halten, die Produktion von Antikörpern sowie Immunzellen fördern und insgesamt das Immunsystem stärken. Bei kleinen Kindern mit unregelmäßigem Stuhl kann der Saft auch in Quark oder Naturjoghurt gerührt werden.

Bei allen Arten von Durchfällen, Gärungs- und Fäulnisprozessen im Darm können getrocknete Heidelbeeren hilfreich sein. Durch ihren hohen Gehalt an Gerbstoffen dichten sie entzündete Schleimhäute ab, sodass krankmachenden Keimen und ihren Toxinen im Darm die Angriffsfläche entzogen und insgesamt Entzündungsprozesse gebremst werden. Schulkinder und Erwachsene können gegen Durchfall einige getrocknete Beeren gut durchkauen, für kleinere Kinder können die Beeren auch mit Wasser aufgebrüht werden. Da der Effekt eher mild ist, werden Anwendungen mit getrockneten Heidelbeeren bei leichten Durchfällen empfohlen.

Achtung: Bei Durchfallerkrankungen, die länger als 3–4 Tage anhalten, sollten Sie medizinischen Rat einholen, insbesondere wenn kleine Kinder und ältere Erwachsene betroffen sind.

ANWENDUNGSBEREICHE

- alle Formen von leichten Durchfällen
- zur Regeneration der Darmschleimhaut
- bei vermindert vorhandenen Bifidobakterien

HINWEISE

Große Mengen frisch verzehrter Heidelbeeren können die Stuhlkonsistenz verflüssigen, getrocknete Beeren stopfen hingegen. Der hohe Gerbstoffgehalt getrockneter Heidelbeeren und -blätter kann zu einer verschlechterten Aufnahme zusätzlich verwendeter Arzneimittel führen, weswegen Heidelbeerenzubereitungen um 1 bis 2 h zeitversetzt zu anderen Arzneimitteln eingenommen werden sollten.

ANWENDUNGSBEISPIELE

Heidelbeertinktur – hilfreich bei Durchfall

50 g getrocknete und grob zerstoßene Heidelbeeren mit 250 ml gutem Branntwein in einem sauberen Schraubglas ansetzen. 14 Tage stehen lassen, danach die Beeren abseihen und die fertige Tinktur in Braunglasflaschen abfüllen. Die Tinktur sollte innerhalb von 12 Monaten aufgebraucht werden.

Sensible Erwachsene und sensible Jugendliche nehmen 1–3-mal täglich 10–15 Tropfen gelöst in warmem Wasser ein, eine mittelstarke Dosierung entspricht 30 Tropfen, eine starke Wirkung erreichen Sie mit 1 TL.

Tee aus getrockneten Heidelbeeren – für Gross und Klein bei unspezifischem Durchfall

2 EL/20 g getrocknete Heidelbeeren kurz anmörsern und mit 250 ml Wasser 10–15 min aufkochen, danach den Sud abseihen.

1–3-mal täglich eine Tasse frisch zubereiteten Tee trinken. Das entspricht einer Tagesdosis von 20–60 g getrockneten Beeren. Erwachsene und Jugendliche können bis zu 3 Tassen davon trinken, Kinder über 4 Jahre 1 Tasse, Kleinkinder ungefähr ½ Tasse (maximal 10–15 g getrocknete Beeren pro Tag).

Getrocknete Heidelbeeren – schnelle und pragmatische Lösung bei leichtem Durchfall

Ab dem Schulkindalter können bei leichtem Durchfall mehrmals täglich einige Beeren (maximal eine Kinderhand voll) direkt verzehrt werden. Hierzu die getrockneten Heidelbeeren gut einspeicheln und durchkauen.

Getrocknete Heidelbeeren in Rotwein mazeriert – Anwendung für Erwachsene bei Durchfall

½ Tasse getrocknete Heidelbeeren in 250 ml Rotwein erhitzen und 10 min durchziehen lassen. Den Sud auf 2–3 Portionen aufteilen. Je nach Bedarf 1–2 Portionen über den Tag verteilt warm und schluckweise trinken.

HANDELSPRÄPARATE

Bio Wilde Heidelbeeren Pulver (Sunday Natural), Waldheidelbeere Muttersaft Bio (Rabenhorst), Heidelbeer Saft Bio (Aurica), Lytomed Heidelbeer-Elektrolyt-Lösung (ECA-Medical HandelsGmbH)

INGWER

ZINGIBER OFFICINALIS

Die scharfe Wurzel stammt aus Südostasien und ist eines der wichtigsten Heilmittel in der Traditionellen Chinesischen Medizin. Ingwer findet in Asien schon seit mehr als 5000 Jahren Verwendung als Heil- oder Würzpflanze. In Europa ist er seit mindestens 1000 Jahren bekannt. Man behandelte mit dem Rhizom Magen-, Milz- und Leberleiden, und selbst gegen gefürchtete Seuchen wie die Pest wurde er gebraucht. Das exotische Gewürz fehlte auf keinem mittelalterlichen Festgelage, da es Linderung nach Völlerei und fettem Essen verschaffte. Wer sich häufiger in ferne Länder mit ungewohnten Essenszutaten begibt, sollte Ingwer dabeihaben. Zubereitungen aus der scharfen Knolle lindern die Reisekrankheit und halten Bakterien, Viren und andere Erreger in Schach, die uns auf diesen Reisen begegnen können.

Zwar kommt die Arznei- und Gewürzpflanze ursprünglich aus Südchina, sie wird aber heute weltweit in fast allen tropischen Gebieten kultiviert. In unseren Breiten lässt sich Ingwer deshalb nur im Gewächshaus oder als Zimmerpflanze ziehen. Ingwer hat oberirdisch ein schilfartiges Laub und treibt eine schuppenartige Blütenähre mit blassgelben oder violetten Blüten, die köstlich duften. Sowohl für die Küche wie auch die Heilkunde ist jedoch das unterirdische Rhizom bedeutsam. Es speichert Nährstoffe für karge Zeiten, ist innen gelb, hat ein ausgeprägtes Zitrusaroma und schmeckt oft richtig scharf. Seine Form ist so charakteristisch, dass sich auch Botaniker davon inspirieren ließen. *Zingiber* geht auf das Sanskrit-Wort »sringavera« zurück, das »mit Geweihsprossen versehen« bedeutet und sehr anschaulich das Aussehen der Ingwerwurzel beschreibt.

Sie sollten vorzugsweise frischen Ingwer verwenden. Er schmeckt fruchtiger als getrockneter, bei dem die Schärfe dominiert. In ein feuchtes Tuch gewickelt hält er bis zu 3 Wochen im Kühlschrank. Um ihn länger zu konservieren, können Sie ihn auch in Sherry einlegen. Ingwer eignet sich zum Verfeinern vieler asiatischer Gerichte. Sie können ihn ebenso zum Beizen von Fleisch und Geflügel, feingehackt zu essigsauren Einlegegemüsen, pulverisiert zu winterlichen Keksen und Lebkuchen und – in Scheiben geschnitten – in deftige Eintöpfe und Brühen geben.

INHALTSSTOFFE

Um die 160 biologisch aktive Inhaltsstoffe des Ingwers sind bekannt. Ätherische Öle mit Zingiberen, Zingiberol und Cineol sind die Hauptgeruchsträger. Für die Schärfe sorgen Gingerol und Shogaol. Außerdem enthält das Rhizom viel Stärke, daneben Schleimstoffe, Vitamin C und Spurenelemente und Mineralstoffe (Eisen, Magnesium, Eisen, Kalzium, Kalium).

WIRKUNG AUF DIE DARMGESUNDHEIT

Wie bei allen pflanzlichen Heilmitteln ist auch beim Ingwer das Ganze mehr als die Summe seiner Teile: Jede einzelne der Substanzen hat für sich bereits eine positive Wirkung, in Kombination entfaltet das Gemisch der Substanzen allerdings eine weitaus stärkere medizinische Wirkkraft. Ingwer wirkt durchblutend und wärmend, brechreizlindernd, verdauungsfördernd, kreislaufanregend, antimikrobiell und stimulierend.

Das ätherische Öl regt über die Nervenzellen die Enzymproduktion und damit die Verdauungstätigkeit an, während die Scharfstoffe für die appetitsteigernde Wirkung verantwortlich sind. Beide Substanzgruppen aktiveren die glatte Muskulatur, die in den Wänden der Hohlorgane und damit auch im Magen-Darm-Trakt und den Blutgefäßen vorkommt, womit sich der stimulierende und regulierende Effekt von Ingwer auf die Verdauung und die Durchblutung erklärt.

Ingwer wird als traditionelles pflanzliches Arzneimittel eingestuft und zur Linderung der Symptome der Reisekrankheit mit Übelkeit und Erbrechen und zur Behandlung leichter krampfartiger Magen-Darm-Beschwerden empfohlen. Insgesamt bringt der aromatisch scharfe Geschmack den trägen Darm in Schwung und lässt Verdauungssäfte in Magen und Galle wieder fließen. So reduziert Ingwer Beschwerden wie Völlegefühl, Reizmagen und Verstopfung. Außerdem unterstützt Ingwer die Aufnahme wichtiger Stoffe aus der Nahrung und sorgt durch den vermehrten Gallenfluss dafür, dass belastende Stoffe schneller aus dem Körper ausgeschieden werden.

Seine ätherischen Öle bremsen sowohl Gärungs- und Fäulnisdyspepsie als auch Entzündungsprozesse. Experimentelle Erkenntnisse zeigen auf, dass Ingwerölextrakte außerdem Fehlbesiedelungen im Darm entgegenwirken kann. Dies trifft insbesondere für sporenbildende Bazillen,

Listerien, Staphylokokken, Salmonellen, *Escherichia coli*, Pseudomonaden und Pilze wie *Candida* und *Aspergillus* zu.

Eine Harmonisierung der Darmfunktion ist bei Reizdarm ebenso von Vorteil wie bei chronisch-entzündlichen Darmerkrankungen, sofern keine akuten und starken Entzündungsschübe vorherrschen. Die Scharfstoffe würden ein starkes Entzündungsgeschehen noch mehr anheizen, weshalb Ingwerzubereitungen bei jeder Form von Hitze im Körper (dazu zählen nach ganzheitlichem Denken neben Entzündungen auch Fieber und Bluthochdruck) nicht angewendet werden dürfen. Zur Stärkung der Abwehrkräfte kann Ingwer ebenfalls beitragen, da er starke Antioxidanzien beinhaltet, die das körpereigene Immunabwehr in Hochform bringen und die weißen Blutkörperchen aktivieren.

ANWENDUNGSBEREICHE

- Übelkeit, Erbrechen
- leichte krampfartige Bauchschmerzen mit Völlegefühl
- Fehlbesiedelungen im Darm
- zur Stärkung der körpereigenen Abwehrkräfte
- zur Linderung von Entzündungsprozessen

HINWEISE

Ingwer eignet sich nicht für jeden: Schwangere sollten mit Ingwer sparsam umgehen, da einige seiner Inhaltsstoffe Wehen fördern. Auch Menschen mit empfindlichem Magen (z. B. mit Sodbrennen) und akuten Entzündungsprozessen im Darm sollten mit Ingwer vorsichtig sein oder ganz auf ihn verzichten. Ingwer kann zudem die Blutgerinnung hemmen. Wer Medikamente einnimmt, welche die Blutgerinnung beeinflussen, sollte das berücksichtigen und sicherheitshalber ärztlichen Rat einholen.

Ingwertee – wärmt von innen, fördert die Verdauung und hilft bei Übelkeit

4–6 Scheiben Ingwer (Bio-Ingwer muss nicht zwingend geschält werden) in 500–750 ml Wasser etwa 15 min köcheln lassen. Den Tee in einer Thermoskanne bevorraten und möglichst warm über den Tag verteilt trinken. Zur Geschmacksverbesserung und Anregung der Verdauung etwas Zitronensaft hinzugeben.

Ingwer-Shot – Power fürs Immunsystem

Zutaten für 1 Person
50 g Ingwer
2 Tropfen Ingweröl
2–3 Bio-Zitronen
etwas flüssigen Honig (alternativ Agavendicksaft oder Ahornsirup)
200 ml Wasser

Zubereitung
Die Zitronen auspressen und den Saft auffangen. Den Ingwer schälen und klein hacken. Ingwerstücke, Zitronensaft, Wasser und den Honig im Standmixer fein pürieren, bis er eine sämige Konsistenz bekommt. Den nun fertigen Ingwer-Shot in eine Flasche mit Schraubverschluss füllen und im Kühlschrank aufbewahren. Dort hält er sich einige Tage.

Vor Gebrauch gut schütteln und täglich nicht mehr als 1 Schnapsglas davon trinken. Wenn Sie einen sensiblen Magen haben, sollten Sie zuvor eine Kleinigkeit essen, um Sodbrennen zu vermeiden. Allgemein gilt: Den scharfen Shot langsam und genussvoll trinken.

Ingwertinktur – schnelle Hilfe bei Magendruck und Völlegefühl

Ein etwa 5 cm langes Ingwerstück mit der Küchenreibe kleinreiben. Den Wurzelbrei in ein ausgekochtes Schraubglas füllen und mit der 5-fachen

Menge an 40%igem Alkohol übergießen. Das Glas an einem warmen Ort gut 2 Wochen durchziehen lassen, danach die Pflanzenfasern abseihen und die fertige Tinktur in Braunglasflaschen umfüllen. Dunkel und kühl gelagert, ist die Tinktur etwa 12 Monate haltbar.

Erwachsene nehmen 2–3-mal täglich 10–30 Tropfen mit etwas Wasser verdünnt zwischen den Mahlzeiten ein.

HANDELSPRÄPARATE

Zintona (Grünwalder Gesundheitsprodukte), Ingwer Pure Tropfen (Truw), Ingwer Kapseln (Green Line)

KAFFEEKOHLE

COFFEAE CARBO

Sicher kennen Sie die anregende Wirkung von Kaffee. Der Aufguss gerösteter und gemahlener Kaffeebohnen ist mittlerweile weltweit ein beliebtes Getränk. Während traditionell besonders im arabischen Raum, aber auch in Südamerika die heilende Wirkung der Kaffeekohle (Coffeae carbo) häufig genutzt wird, ist das bei uns eher selten der Fall. Zwar machte Anfang des 20. Jahrhunderts der Landarzt, August Heisler, die Kaffeekohle für medizinische Zwecke bekannt, doch geriet die Anwendung selbst in der ganzheitlichen Medizin wieder in Vergessenheit.

In verkohlter Darreichung ist Kaffee ein natürliches Heilmittel, das durch aufsaugende, zusammenziehende und antientzündliche Eigenschaften insbesondere bei akutem Durchfall eingesetzt wird. Durch intensives Rösten und anschließendes Vermahlen von grünen, getrockneten Kaffeebohnen entsteht eine natürliche Pflanzenkohle. Für medizinische Zwecke wird Kaffeekohle aus Kaffeepflanzen der Arten *Coffea arabica, C. canephora, C. liberica* und weiteren Kaffeearten gewonnen.

Kaffeebäume werden den Rötegewächsen zugeordnet. Sie wachsen nur in tropischen und subtropischen Gebieten und stammen ursprünglich aus Äthiopien. Die immergrünen Bäume bilden eine dichte Blattkrone, in den Blattachseln sitzen weiße und wohlriechende Blüten. Aus diesen wachsen die Steinfrüchte heran, unter deren Außenhaut sich das Fruchtfleisch befindet, in dem wiederum die Samen (Kaffeebohnen) sitzen. Meist sind sie kräftig rot gefärbt. Unter günstigen Voraussetzungen lässt sich Kaffee auch als Zimmerpflanze kultivieren, wobei diese selten höher als 1,5 m wird.

INHALTSSTOFFE

Nicht nur die Kaffeebohne, auch Kaffeekohle hat wertvolle Bestandteile wie Koffein, Chlorogensäure (Kryptochlorogensäure), Kaffeesäure oder Trigonellin, das durch Röstung zu Vitamin B_3 (Niacin) umgewandelt wird.

WIRKUNG AUF DIE DARMGESUNDHEIT

Vermahlene Kaffeekohle lässt sich in der Heilkunde ähnlich wie Kohletabletten verwenden. Sie wird genutzt, um überschüssige Flüssigkeiten im Darm, Schad- und Giftstoffe, Gärungsprodukte sowie krankmachende Bakterien, Viren und Pilze zu binden und unschädlich zu machen. Durch die große Oberfläche saugt die Kohle diese Stoffe effektiv im Darm auf und ermöglicht anschließend deren Ausscheidung über den Stuhl. Dadurch verringern sich häufige Stuhlentleerungen, und der Darm wird gereinigt.

Insgesamt hat Kaffeekohle jedoch eine breiter gefächerte Wirkungspalette als andere Aktivkohlepräparate. Das rührt vermutlich daher, dass bei medizinischer Aktivkohle eine komplette Verkohlung stattfindet, während die Röstung bei Kaffeekohle nur bis zu einem bestimmten Grad erfolgt. Durch dieses spezielle Herstellungsverfahren bleiben stoffwechselaktive Bestandteile erhalten, was zur Folge hat, dass Kaffeekohle neben physikalischen auch pharmakologische Effekte hat. Durch ihren Kaffeesäureanteil verhält sie sich adstringierend, sorgt also für ein Zusammenziehen der obersten Schichten der Schleimhaut, und lindert somit Entzündungsprozesse. Weitere aktive sekundäre Pflanzenstoffe unterstützen das entzündungshemmende Potenzial, insbesondere durch die Hemmung der Ausschüttung von entzündungsfördernden Zytokinen. Den stärksten Effekt hatte dabei das Polyphenol Kryptochlorogensäure, wie eine 2019 an der Universität Leipzig durchgeführte Studie zeigte.

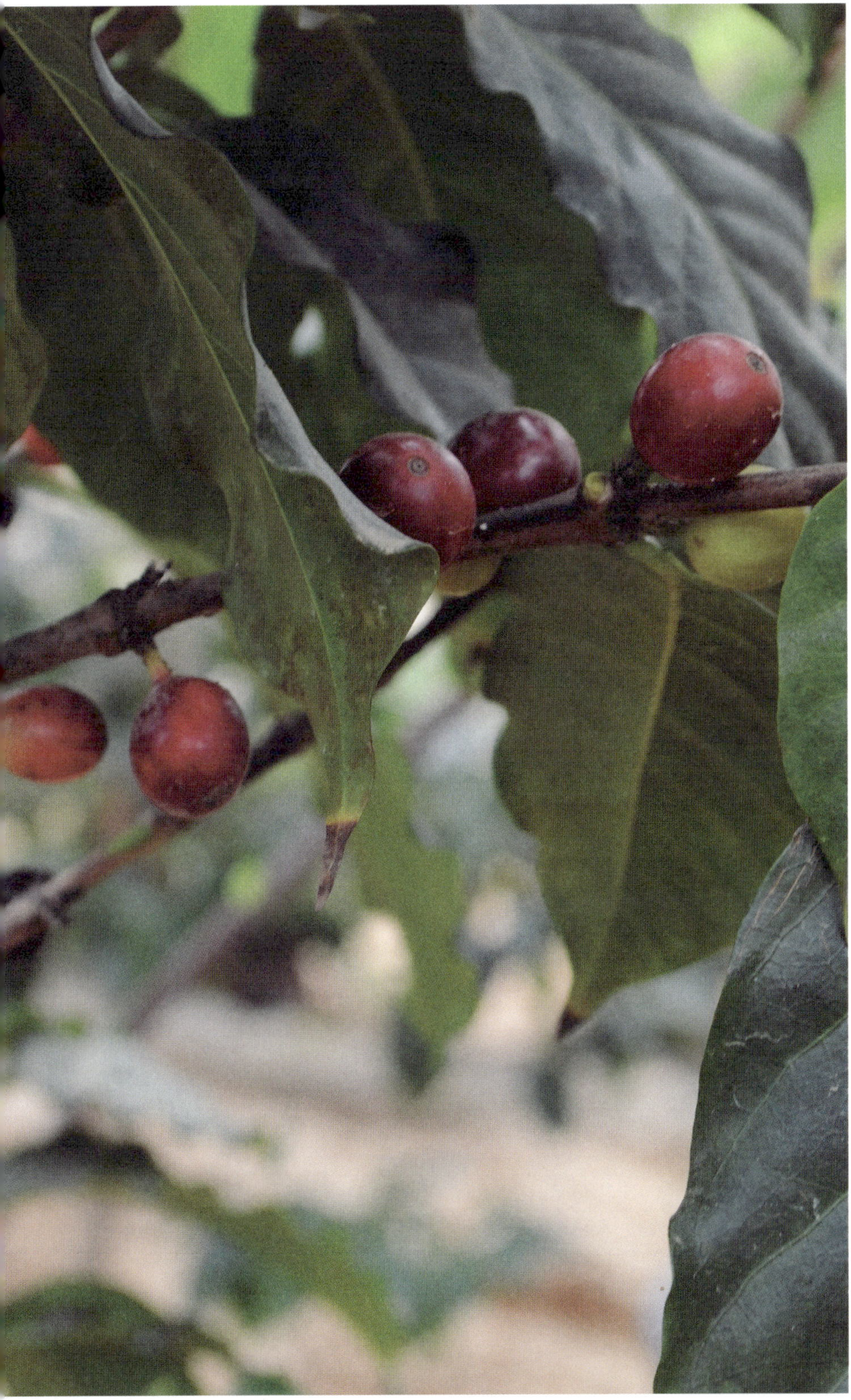

ANWENDUNGSBEREICHE

- akute und chronische Durchfallerkrankungen
- zum Binden von Giften und Gärstoffen im Darm

HINWEISE

Kaffeekohle kann die Aufnahme und Wirksamkeit gleichzeitig verabreichter Arzneimittel herabsetzen. Daher sollte ihre Anwendung in einem zeitlichen Abstand von 2 bis 3 h zur Medikamenteneinnahme erfolgen. Für Schwangere, Stillende und bei Kindern unter 12 Jahren werden Kaffeekohleanwendungen aufgrund der unzureichenden Studienlage nicht empfohlen. Die Stuhlfarbe verändert sich während der Anwendung von Kaffeekohle zu sehr dunkel bis schwarz-braun.

ANWENDUNGSBEISPIEL

Kaffeekohlepulver – Anwendung für Heranwachsende und Erwachsene bei Durchfall und einer Toxinbelastung im Darm

Täglich 1–3-mal 2–3 g Kaffeekohlepulver mit etwas Wasser einnehmen.

HANDELSPRÄPARATE

Carbo Königsfeld (Dr. Klein), Myrrhinil-Intest – mit Kamille und Myrrhe (Repha Pharma)

KAKAO

THEOBROMA CACAO

Mayas und Azteken bezeichneten die Kakaobohne einst als »Speise der Götter«. Davon ließ sich der schwedische Botaniker Carl von Linné bei der Namensgebung inspirieren: *Theobroma* ist abgeleitet aus dem Griechischen, dabei steht »theós« für Gott und »brôma« für Speise. Kakao erreichte den europäischen Kontinent erst nach der Entdeckung Amerikas. Noch im 17. Jahrhundert wurde er bei uns in den Apotheken als Stärkungsmittel verkauft und war ein Luxusgut für Reiche, da bei der Einfuhr hohe Zölle fällig waren. Zwar wird Kakao heute zum kleinen Preis und tonnenweise gehandelt, hat aber nichts von seinem gesundheitlichen Wert verloren: Kakao ist ein gesundes Superfood, das umfassend und positiv auf die Gesundheit wirkt.

Kakaobäume wachsen ausschließlich in den Tropen. Die Hauptanbaugebiete liegen heute in Westafrika, aber auch in Brasilien, einem seiner Heimatländer, erfolgt weiterhin der Anbau. Kakaobäume blühen erst im Alter von 2–3 Jahren. Die Blüten treiben direkt aus dem Stamm – eine Besonderheit, die als Stammblütigkeit (Kauliflorie) bezeichnet wird. Einmal befruchtet, entwickelt sich daraus eine dickwandige und bis 500 g schwere Frucht. Botanisch gesehen ist sie eine Beere, die im Inneren bis zu 50 bohnenförmige Samen beherbergt. Diese werden entnommen und mehrere Tage fermentiert. Durch den Fermentationsprozess bauen sich die Bitterstoffe ab, es entwickelt sich das typische Kakaoaroma, und die Samen bekommen ihre braune Farbe. Durch nachfolgendes Rösten und Mahlen der Samen entsteht eine zähe Kakaomasse, aus der die Kakaobutter herausgepresst wird. Der zurückbleibende Presskuchen ist die Basis für Kakaopulver.

Aus einst nur wenigen Kakaosorten entstanden durch viele Kreuzungen mehrere Tausend unterschiedliche Sorten. Etwa zwei Drittel aller Kakaobohnen werden zu Schokolade verarbeitet. Sie gilt wegen des oftmals hohen Zucker- und Fettanteils allgemein als ungesund. Anders verhält es sich mit Schokolade, die einen Kakaoanteil von über 70 % aufweist. In ihr stecken viele Antioxidanzien und wertvolle Nährstoffe.

INHALTSSTOFFE

Mehr als 400 Aromastoffe sollen im Kakao enthalten sein, die sich im Wesentlichen erst durch die Fermentation und den Röstvorgang bilden. Die Kakaobohne besteht zu etwa 11 % aus Eiweiß (u. a. Tryptophan) und enthält reichlich Polyphenole, Gerbstoffe (Tannine), Mineralstoffe (Kalium, Magnesium, Kalzium) und B-Vitamine (Vitamin B_1, B_2 und B_6). Weitere wertbestimmende Stoffe sind die Alkaloide Theobromin und Koffein.

WIRKUNG AUF DIE DARMGESUNDHEIT

Schokolade mit einem hohen Kakaoanteil macht nicht nur glücklich, sondern wirkt sich außerdem positiv auf die Blutgefäße, den Blutdruck und das Herz aus. Im Hinblick auf die Darmgesundheit hat sie deutlich mehr positive als negative Eigenschafen.

Als Hausmittel gegen Durchfall ist dunkle Schokolade schon länger bekannt. Seit einigen Jahren gibt es auch einige wissenschaftliche Untersuchungen zur Wirkweise von Schokolade. Ob Schokolade stopfend oder abführend wirkt, hängt dabei von mehreren Faktoren ab:

- Der Hauptbestandteil der Schokolade, der Kakao, enthält Tannine, die im Körper wohltuende adstringierende, also zusammenziehende Eigenschaften haben. Hinzu kommen Polyphenole mit entzündungshemmender Wirkung. Diese hemmen die Freisetzung entzündungsfördernder Zytokine und verringern die Einwanderung von Neutrophilen, die Entzündungsherde aufrechterhalten. Die Flavonoide binden bestimmte Proteine, welche die Flüssigkeitsabgabe im Darm regulieren. Werden diese blockiert, gibt der Darm weniger Wasser ab. Auf diese Weise können Durchfallerkrankungen abklingen.
- Daneben enthält Kakao allerdings auch Theobromin. Das Alkaloid wirkt ähnlich wie Koffein und kann die Darmbewegungen beschleunigen. Kommt Fett aus der Kakaobutter oder ein hoher Milchanteil hinzu, kann Schokolade eine abführende Wirkung haben und Verdauungsstörungen verursachen.

Welche Schokolade ist nun die richtige? Je höher der Kakaoanteil ist, desto mehr Vorzüge hat sie. Ab einem Kakaoanteil von 72 % gilt sie als Bitterschokolade und überzeugt durch ihren kräftigen, intensiven Geschmack, ihre facettenreichen Aromen und die darmfreundlichen Eigenschaften. Wenn die durchfallhemmende Wirkung im Vordergrund stehen soll, ist Bitterschokolade mit einem Kakaoanteil von bis zu 95 % empfehlenswert. Trotzdem ist es wichtig, sie nicht im Übermaß zu verzehren. Die empfohlene Tagesdosis liegt bei ungefähr 30 g. Zu bevorzugen ist Bio-Bitterschokolade, die keinen raffinierten Zucker und keine Laktose enthält.

Zu guter Letzt zeigten Studien, dass ein mehrwöchiger Konsum von Kakao zu einer Verringerung von krankmachenden Bakterien führt. Insbesondere waren dies *Bacteroides*, Clostridien, Staphylokokken und Streptokokken. Gleichzeitig hat sich der Anteil darmfreundlicher Bakterien (u. a. *Lactobacillus casei* und Bifidobakterien) erhöht.

ANWENDUNGSBEREICHE

- Kakao und Schokolade mit hohem Kakaoanteil bei Neigung zu Durchfall
- Kakao zur Unterstützung bei Darmdysbiose

HINWEISE

Zu beachten ist, dass Schokolade sehr energiereich ist und ein übermäßiger Verzehr negative gesundheitliche Folgen wie eine Gewichtszunahme zur Folge haben kann. Kakao und Kakaoprodukte können bei Menschen mit Histaminintoleranz zu Reaktionen führen und Hautmanifestationen oder Migräne hervorrufen.

HANDELSPRÄPARATE

Bio Kakao Pulver (Sunday Natural), Bio Criollo Kakaomasse roh (Terra Elements)

KAMILLE

MATRICARIA CHAMOMILLA

Die echte Kamille ist vermutlich die am häufigsten verwendete Heilpflanze weltweit. Das entzündungshemmende Wirkspektrum war bereits den Römern bekannt, die Germanen weihten die Kamille dem Sonnengott Baldur. Bis heute verordnen Naturheilkundige Kamillentee bei Magenverstimmungen, bei Krämpfen in Magen und Darm oder nach Darmoperationen. Die Kamille ist also ein echter Dauerbrenner der Pflanzenheilkunde, wenngleich die umfassende Forschung über Inhaltsstoffe und Wirkprinzipien noch immer nicht abgeschlossen ist.

Ursprünglich in Südeuropa zu Hause, sprießt die echte Kamille heute in ganz Europa, vorzugsweise auf sandigen und trockenen Böden. Sie ist eine Ruderalpflanze und ein Getreidebegleiter, wächst auf Äckern, in Brachland und an Wegrainen. Das Korbblütengewächs wird nur etwa 50 cm hoch und hat zwei- bis dreifach gefiederte Blätter. Die Blütenköpfe bestehen aus gelben Röhren- und weißen Zungenblüten, die sich am Ende der Blütezeit nach unten klappen. Wer die Echte Kamille von anderen Kamillenarten unterscheiden will, kann den Blütenboden durchschneiden, um zu prüfen, ob dieser innen hohl ist. Dann handelt es sich um die Echte Kamille. Ihr Duft ist charakteristisch aromatisch, und die Blüten haben einen leicht bitteren Geschmack.

Verwechslungsgefahr beim Sammeln besteht mit der Acker-Hundskamille und der Stinkenden Hundskamille, deren Blütenböden innen jedoch nicht hohl sind und deren Zungenblüten eher abstehen.

Für arzneiliche Zwecke verwendet man die Blütenköpfchen. Sie sollten die aufgeblühten Köpfchen an sonnigen Tagen von Mai bis August in den Morgenstunden sammeln. In dünnen Schichten ausgebreitet, sollten sie im Schatten trocknen, ehe sie aufgebrüht werden.

INHALTSSTOFFE

Wertgebende Inhaltsstoffe sind ätherisches Öl, das unter anderem die Substanzen Bisabolol und Matrizin enthält, von dem sich wiederum das tiefblaue Chamazulen ableitet. Außerdem finden sich Flavonoide, darunter Apigenin, sowie Phenolcarbonsäuren, Cumarine und Schleimstoffe in Kamillenblüten.

WIRKUNG AUF DIE DARMGESUNDHEIT

Die Inhaltsstoffe aus Kamillenblüten haben verschiedene positive Effekte: Sie schwächen die Wirkung von entzündungsfördernden Stoffen im Körper ab, hemmen das Wachstum von Bakterien und Pilzen (*Candida albicans*), wirken Bakterientoxinen entgegen, entspannen verkrampfte Muskeln im Magen-Darm-Trakt und beschleunigen äußerlich angewendet die Wundheilung.

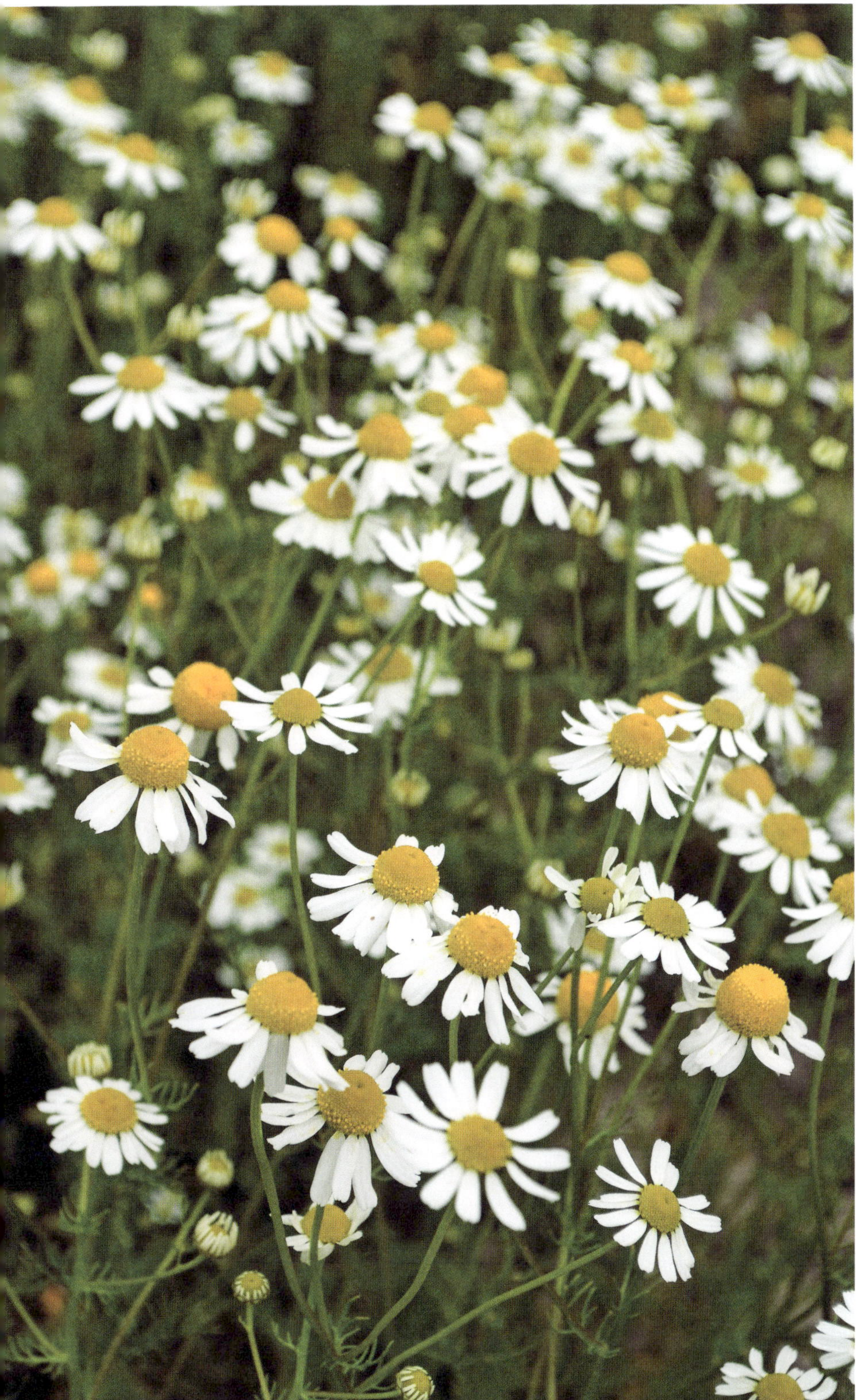

Das setzt jedoch eine Zubereitung voraus, bei der alle wirksamen Inhaltsstoffe in ausreichender Konzentration vorhanden sind. Kamillentee ist ein wässriger Auszug, bei dem wenig ätherisches Öl und Schleimstoffe und kaum Apigenin in Lösung gehen. Andererseits ist die Teezubereitung im Gegensatz zu alkoholischen Auszügen bereits für Kleinkinder geeignet, wenn sie von Bauchkrämpfen und Koliken geplagt sind. Sie können den Tee auch dazu nutzen, um eine saubere Kompresse damit zu tränken und sie auf schlecht heilende Wunden und Operationsnarben sowie auf entzündete Haut und Schleimhaut im Anal- und Genitalbereich aufzulegen. Die Divertikelkrankheit und andere Darmentzündungen begünstigen Erkrankungen des Enddarms wie Eiterungen und Analeinrisse.

Für Erwachsene mit Reizdarm, Gastritis und bei moderaten Entzündungsprozessen im Darm sind alkoholische Auszüge oder Trockenextrakte besser geeignet. Ein Kamillentee kann jedoch so gut wie immer zwischendurch getrunken werden, um die Behandlung chronisch-entzündlicher Darmerkrankungen zu unterstützen.

Besonders effektiv sind Trockenextrakte, beispielsweise in dem Kombinationspräparat Myrrhinil-Intest, das aus Kaffeekohle, Myrrhe und Kamillenblütenextrakt besteht. Es wurde in einer Studie zur Remissionserhaltung bei Personen mit Colitis ulcerosa getestet und als wirksam erachtet, wobei Forschungsarbeiten immer recht umfangreich sind und in weiteren Studien verifiziert werden müssen.

Für sensible Personen oder Kinder können homöopathische Zubereitungen eine Alternative darstellen. Chamomilla ist ein gängiges Heilmittel in der Homöopathie und wird insbesondere bei Säuglingen und Kindern mit Bauchschmerzen krampfartiger Natur gebraucht. Leitsymptome sind eine Überempfindlichkeit gegenüber Schmerzen, Reizbarkeit, Ungeduld, schmerzhafte Blähungen und ein grünlicher, nach faulen Eiern riechender Durchfall.

ANWENDUNGSBEREICHE

- Tee bei Reizdarmsyndrom
- Tinktur oder Trockenextrakt in der Remissionsphase bei chronisch-entzündlichen Darmerkrankungen
- Tee äußerlich zur Wundversorgung
- homöopathische Präparate bei unspezifischen Bauchschmerzen von Kindern

HINWEISE

Kamille ist ein Heilmittel mit guter Verträglichkeit. Äußerst selten können allergische Reaktionen auftreten, daher ist bei einer Korbblütenallergie Vorsicht geboten. Nebenwirkungen und Wechselwirkungen sind keine bekannt. Es empfiehlt sich, auf eine gute Qualität zu achten. Kamillenblütentee in Beuteln und von Discountern haben keine Arzneibuchqualität.

ANWENDUNGSBEISPIELE

Kamillentee – der Klassiker für Kinder und Erwachsene

Getrocknete Kamillenblüten mit 150 ml kochendem Wasser aufgießen und zugedeckt 3 min ziehen lassen, anschließend die Blüten abseihen. Durch die kurze Ziehdauer wird eine Reizung der Schleimhäute vermieden.

Jugendliche und Erwachsene können 1–3-mal täglich 1 TL bis 1 EL auf 1 Tasse Wasser nehmen. Bei Kindern sollte folgende Tagesdosis eingehalten werden: 6–12 Jahre: 2–3 g, 2–6 Jahre: 1–3 g, Babys und Kleinkinder: 0,5–1 g.

Kamillentinktur – Anwendung bei Magen-Darm-Krämpfen und Gastritis

10 g Kamillenblüten mit 50 ml Wodka in einem Schraubglas ansetzen. Das Glas verschließen und an einem sonnigen Platz 2 Wochen ziehen lassen. Die Tinktur durch einen Teefilter in eine dunkle Flasche abgießen und beschriften. Kühl und dunkel gelagert, ist die Tinktur etwa 12 Monate haltbar.

Davon bis zu 3-mal täglich 5–20 Tropfen gemischt mit Wasser einnehmen.

Kamillenkompressen – zur Wundheilung nach Operationen oder bei Entzündungen im Anal-/Genitalbereich

60 Tropfen Kamillenkonzentrat in einer Schüssel mit 100 ml lauwarmem Wasser geben und das Ganze mischen. Eine frische, sterile Gaze (zu beziehen in Apotheken) damit tränken und locker als Kompresse auf

die Wunde legen. 15–30 min einwirken lassen und gegebenenfalls wiederholen.

Achtung: Die Anwendung darf nicht auf offenen oder frischen und sehr tiefen Operationswunden erfolgen!

Chamomilla, Potenz D6 – zur Anwendung bei Kleinkindern mit krampfartigen Bauchschmerzen

Je nach Alter 3-mal täglich 3 Globuli in die Wangentasche legen oder unter der Zunge zergehen lassen.

HANDELSPRÄPARATE

Kamillenblüten (Apotheke), Myrrhinil-Intest mit Kaffekohle und Myrrhe (Repha Pharma), Kamillosan Konzentrat – zur Wundheilung (Meda), Chamomilla e radice D6 Globuli (WALA)

KÜMMEL

CARUM CARVI

Echter Kümmel – er ist auch als Feld- oder Wiesen-Kümmel bekannt – gilt als eine der ältesten Arzneipflanzen Europas. Darauf deuten sehr alte Zeugnisse zurück, die etwa 10000 Jahre zurückreichen. Archäologische Ausgrabungsfunde zeigen die Nutzung in Siedlungen aus der Steinzeit. Bereits im Mittelalter waren Kümmelfrüchte ein geschätztes Heilmittel gegen Völlegefühl, Blähungen, Aufstoßen, Koliken und Erbrechen und gelten bis heute als erste Wahl bei Verdauungsbeschwerden mit Blähungen.

Ganz oder gemahlen findet er Verwendung in der Küche, zum Beispiel beim Brotbacken, in deftigen Kraut- und Kartoffelgerichten oder schwer verdaulichen Braten, um sie bekömmlicher zu machen. Aber auch das Blattgrün und die rübenartige Wurzel sind essbar. Klein geschnitten, können Sie das Kraut Kräuterbutter, Kräuterquark oder Eierspeisen zugeben und die Wurzel ähnlich wie die Petersilienwurzel für deftige Gemüse- und Fleischeintöpfe verwenden. In der Heilkunde werden jedoch ausschließlich die Kümmelfrüchte verwendet, die idealerweise erst kurz vor der Verwendung gemörsert werden, denn so haben sie die höchste Heilkraft.

Die Kümmelpflanze ist ein filigranes Doldenblütengewächs, das in den gemäßigten Zonen Europas und Asiens gerne auf Wiesen und Weiden wächst, aber auch in den Gärten gezogen wird. Die Pflanze wird um die 80 cm hoch, hat zartweiße Blütendolden, feine zwei- oder dreifach gefiederte Blätter und kann leicht mit anderen, für den Menschen giftigen Pflanzen verwechselt werden, beispielsweise mit der Gemeinen Hundspetersilie, dem Wasserschierling oder dem Gefleckten Schierling. Sammeln Sie Kümmel in der Natur nur dann, wenn Sie ihn sicher bestimmen können. Erst im 2. Vegetationsjahr entwickeln sich Früchte. Im Spätsommer oder Frühherbst, wenn die Früchte braun werden, ist die richtige Zeit für die Ernte. Bevor sie in Aufbewahrungsgläser gefüllt werden können, müssen sie an einem warmen Ort wie der Fensterbank mehrere Wochen nachtrocknen.

INHALTSSTOFFE

Die hartschaligen Kümmelfrüchte enthalten reichlich ätherisches Öl mit dem stark riechenden Carvon als Hauptbestandteil. Ferner finden sich in ihnen Limonen, Carveol, fette Öle, Eiweiß, Gerbstoffe, Flavonoide, Phenylcarbonsäuren, Harze und Spuren von Furanocumarinen.

WIRKUNG AUF DIE DARMGESUNDHEIT

Mittlerweile ist wissenschaftlich belegt, was Köche und Kräuterkundige in aller Welt schon lange wissen: Die Früchte des Kümmels haben einen positiven Einfluss auf den Darm. Ihre aromatischen Stoffe regen die Verdauung an und regulieren das Mikrobiom im Darm. Die herausragenden Eigenschaften sind jedoch die blähungswidrigen Eigenschaften des Kümmels. Es handelt sich also um ein Karminativum. Die Anwendung von Kümmelfrüchten beschränkt sich nicht allein auf die Erfahrungsheilkunde. Mehrere wissenschaftliche Kommissionen wie die Kommission E und das Committee on Herbal Medicinal Products (HMPC) empfehlen die Anwendung bei leichten krampfartigen Beschwerden im Magen-Darm-

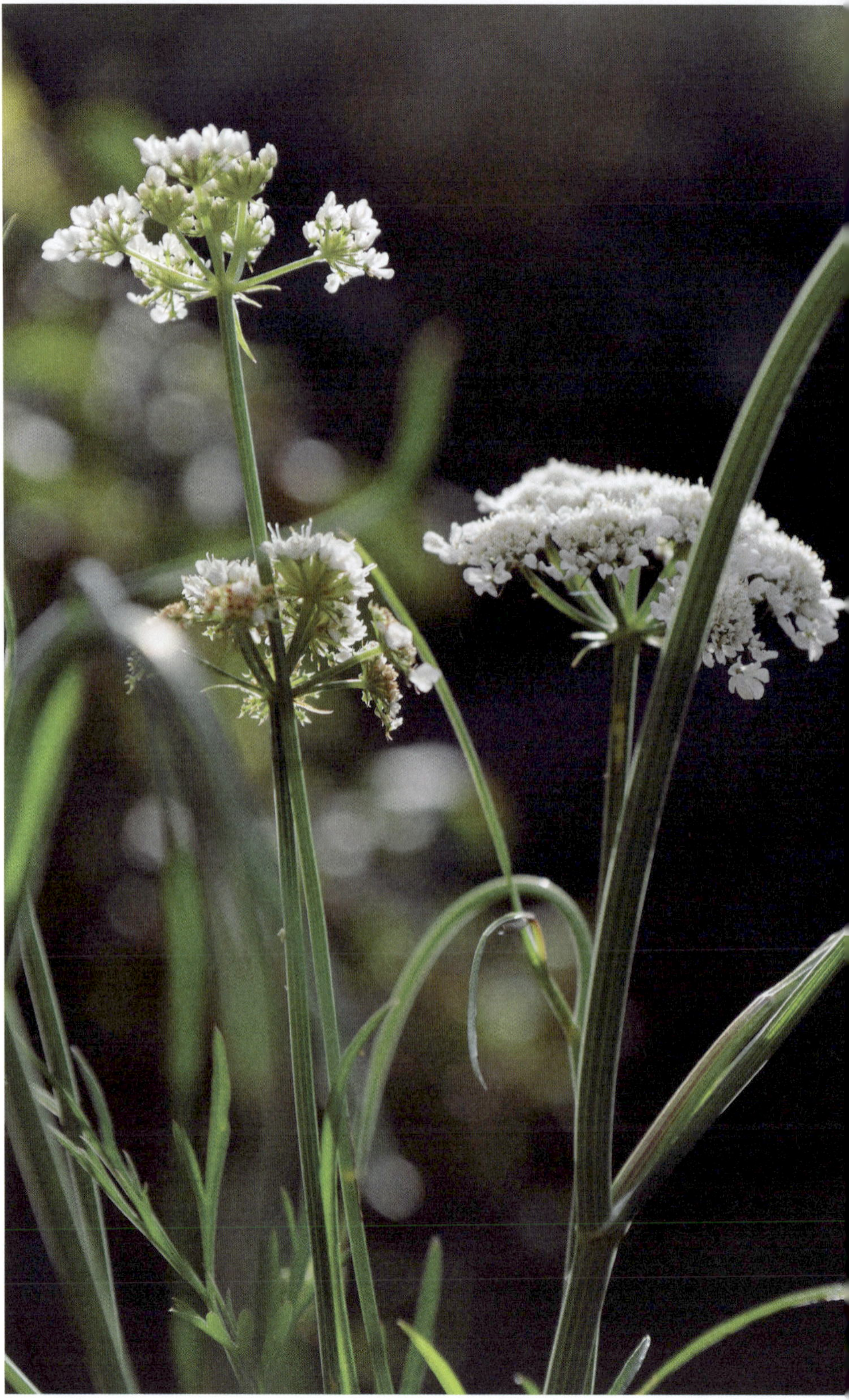

Bereich und bei Völlegefühl. Im ätherischen Öl dominiert Carvon, das als hauptverantwortlich für die krampflösende und sekretsteigernde Wirkung gilt. Eine ähnliche, wenngleich nicht ganz so starke Wirkung wie Kümmel haben Anis und Fenchel. Sie ergänzen sich gut, weshalb oft Teemischungen aus Anis, Fenchel und Kümmel erhältlich sind.

Kümmel aktiviert gleich mehrere Verdauungsdrüsen: Speichel, Magensaft, Galle und die Enzyme der Bauchspeicheldrüse fließen besser, sodass Fettes und Schwerverdauliches leichter verdaut werden kann. Gleichzeitig kommt es zu einer verbesserten Durchblutung der Schleimhäute im Verdauungstrakt, er wärmt also auch den kalten Magen. Als Medikament ist Kümmel nicht nur das Mittel der Wahl bei Blähungen bis hin zu Koliken, sondern auch bei nervösen Magenbeschwerden, fehlendem Appetit, Verstopfung und Völlegefühl, weshalb er beim Reizdarmsyndrom gute Dienste leisten kann.

Das ätherische Öl der Kümmelpflanze kann sowohl innerlich wie auch äußerlich Linderung verschaffen. Ätherisches Kümmelöl hat ein außergewöhnlich starkes antibakterielles und pilzhemmendes Wirkspektrum und verhindert Fäulnisprozesse im Darm. Es wirkt selektiv gegen verschiedene Bakterienstämme wie den Magenkeim *Helicobacter pylori*, gegen Clostridien, *Bacteroides fragilis*, Salmonellen und den Hefepilz *Candida albicans*, der häufiger nach Antibiotika- oder Kortisongaben oder nach schweren Darminfekten den Darm überwuchert. Negative Effekte auf die erwünschten Darmbakterien (Laktobazillen, Bifidobakterien) sind nicht bekannt. Zu hoch sollte das Öl jedoch nicht dosiert werden: 1–2 Tropfen in Joghurt eingerührt, reichen oft schon als Tagesdosis.

ANWENDUNGSBEREICHE

- Tee bei leichten Verdauungsbeschwerden mit Krämpfen und Blähungen
- Tinktur bei starken Blähungen
- ätherisches Öl bei Fehlbesiedelung des Darms

HINWEISE

Kümmelanwendungen sind gut verträglich, und bei korrekter Anwendung sind keine Nebenwirkungen bekannt. Die innere Einnahme des ätherischen Öls ist während der Schwangerschaft kontraindiziert, und auch auf die Tinktur sollten Schwangere verzichten. Ätherisches Kümmelöl kann hautreizend wirken. Daher ist es ratsam, zunächst die Verträglichkeit mit einem Tropfen auf einem kleinen Hautbereich zu testen. Insgesamt sollte Kümmelöl nicht überdosiert oder langfristig eingenommen werden.

ANWENDUNGSBEISPIELE

Kümmelölanwendung – schnelle Hilfe bei geblähtem Bauch für Schulkinder und Erwachsene

1–2 Tropfen ätherisches Kümmelöl auf eine Brotkrume geben, diese einen Moment im Mund behalten, ehe das getränkte Brot heruntergeschluckt wird. Alternativ kann man das Öl auch in Naturjoghurt einrühren.

Prophylaktisch können nach schweren Mahlzeiten einige gut durchgekaute Kümmelfrüchte eingenommen werden. Das sorgt auch gleich für einen frischen Atem.

Kümmeltee – lindert krampfartige Magen-Darm-Beschwerden und Appetitlosigkeit

1 TL frisch gequetschte Kümmelfrüchte mit 250 ml siedendem Wasser aufgießen, zugedeckt 10–15 min ziehen lassen, danach den Sud abseihen. Täglich 2–3 Tassen, am besten ungesüßt und angenehm warm, zwischen den Mahlzeiten trinken.

Die Kümmelfrüchte sollten erst kurz vor der Anwendung gemörsert werden, um Wirkstoffverluste zu vermindern.

Kümmeltinktur – wirkt stärker und schneller als Tee

Frisch angemörserte Kümmelfrüchte im Verhältnis 1:5 mit 70%igem Weingeist übergießen. Den Ansatz in einem Schraubdeckelglas 1–2 Wochen ziehen lassen. Dann abseihen und in eine dunkle Flasche abfüllen. Die Kümmeltinktur hält sich wegen des hohen Alkoholgehaltes mindestens 12 Monate.

Bei Beschwerden im Verdauungstrakt 1–3-mal täglich 10–20 Tropfen verdünnt in einem Glas mit warmem Wasser einnehmen.

Heilpflanzenmischung bei besonders starken Blähungen

20 g Kümmelfrüchte
10 g Fenchelfrüchte
10 g Tausendgüldenkraut
10 g Enzianwurzel

Kümmel und Fenchel frisch anmörsern, dann die anderen Drogen zugeben. 1 TL der Mischung mit 1 Tasse kaltem Wasser ansetzen, zum Sieden bringen und im Anschluss abseihen.

Bis zu 3-mal täglich je 1 Tasse Tee 30 min nach den Mahlzeiten schluckweise trinken.

Einreibung mit Kümmelölemulsion – bei aufgetriebenem Bauch

5–10 Tropfen ätherisches Kümmelöl mit 90 Tropfen neutralem Öl (Oliven-, Sonnenblumen-, Mandelöl) vermischen. 15–20 Tropfen der Ölemulsion zwischen den Handflächen erwärmen und mit kreisenden Bewegungen im Uhrzeigersinn in die Bauchhaut einmassieren und dabei den Nabel aussparen.

Für sehr kleine Kinder mit Dreimonatskoliken können Sie eine 0,5–1%ige Verdünnung (1–2 Tropfen mit 200 Tropfen Mandelöl) herstellen und diese äußerlich auf dem Bauch anwenden.

HANDELSPRÄPARATE

Carum carvi comp. Säuglingszäpfchen und Kinderzäpfchen (WALA), Carmenthin (Schwabe), Kümmel 500 MG Extrakt (11A Nutritheke), Carvon Ersatz Kapseln (Dr. Noyer Apotheken), Anis Fenchel Kümmel Tee (Salus), Kümmelfrüchte (Apotheke, Kräuterladen)

KURKUMA

CURCUMA LONGA

Seit etwa 5000 Jahren findet Kurkuma – auch Gelbwurz oder indischer Safran genannt – in den Heiltraditionen des Ayurveda und der Traditionellen Chinesischen Medizin vielfältige Verwendung. Alte Sanskritschriften erwähnen Kurkuma als eine heilige Pflanze, die der Göttin Lakshmi geweiht war. In der ayurvedischen Heilslehre wird Kurkuma als das »Gewürz des Lebens« bezeichnet. Noch heute wird Kurkuma in der Traditionellen Chinesischen Medizin bei Verdauungsstörungen, Leberleiden, zur Behandlung von Hautkrankheiten und Wunden sowie zur allgemeinen Stärkung verordnet. Mittlerweile hat Kurkuma auch bei uns Einzug gefunden und ist zum »Star am Superfood-Himmel« avanciert. Etwas nüchterner aus wissenschaftlicher Sicht betrachtet, weist die Gelbwurz entzündungshemmende, antioxidative und immunmodulatorische Eigenschaften auf und ist für die Darmgesundheit zuträglich.

Die tropische Wald- und Gebirgspflanze gehört zu den Ingwergewächsen und braucht ein warmes und feuchtes Klima zum Wachsen. Bei uns kann man Kurkuma nur auf der warmen Fensterbank ziehen. Erstaunlicherweise ist Kurkuma keine Wildpflanze, sondern eine Kulturpflanze, die erstmals in Südostasien kultiviert wurde. Sie bildet schilfähnliche Blätter und blüht eher selten, entwickelt dann aber einen etwa 20 cm hohen und kompakten Blütenstand, der durch mehrere weißlich-gelbliche bis rosafarbene Einzelblüten gebildet wird. Wie Ingwer bildet auch Kurkuma ein unterirdisch oder direkt auf der Erde liegendes knollig-verdicktes Rhizom, das Wasser und Nährstoffe speichert. Die auffallend gelbe bis orange innere Färbung des Rhizoms gab der Pflanze den Trivialnamen »Gelbwurz«. Das Rhizom wird nach der Ernte getrocknet und gemahlen.

Kurkumapulver hat einen erdigen, ingwerähnlichen Duft sowie einen leicht scharf-bitteren, herben und harzigen Geschmack mit holzigem Unterton. Heute ist Kurkuma als Gewürz aus der Küche nicht mehr wegzudenken, aber bereits unsere Großmütter verwendeten ihn als Ersatz für teuren Safran, um etwa den Sonntagskuchen richtig schön einzufärben. Kurkuma ist Hauptbestandteil von Currymischungen. Eine Prise davon verleiht Reis- und Kartoffelgerichten, Currys, Gemüse- oder Smoothiesäften die typische Farbe. Klassiker in der Küche sind auch Rezepte wie »Goldene Milch« oder mit Kurkuma eingefärbte Pastagerichte.

INHALTSSTOFFE

Kurkuma enthält zwischen 3–8 % Kurkumin, das wiederum zu rund 77 % aus Kurkumin I, zu 17 % aus Kurkumin II und zu 3 % aus Kurkumin III besteht. Hinzu kommen beachtliche Mengen an Stärke (bis zu 60 %) sowie ätherisches Öl (darunter Zingiberol, Kurkumol), Bitterstoffe, die Vitamine B_6 und C sowie verschiedene Mineralstoffe (Zink, Selen, Eisen, Mangan, Kalium, Kalzium und Magnesium).

WIRKUNG AUF DIE DARMGESUNDHEIT

Für Menschen mit Verdauungsproblemen ist Kurkuma wegen seiner wohltuenden Wirkungen auf den Magen-Darm-Trakt ein idealer Begleiter. Seine entzündungshemmenden, kortisonähnlichen, antibakteriellen, krampflösenden, galletreibenden, leberschonenden und stoffwechselanregenden Eigenschaften sind schon lange in der Erfahrungsheilkunde bekannt und seit einigen Jahrzehnten Gegenstand der Forschung. Das Polyphenol Kurkumin ist der wichtigste pharmakologisch wirkende Inhaltsstoff und einer der am intensivsten wissenschaftlich untersuchten Naturstoffe. Er beeinflusst verschiedene Signalwege im Körper. Der bedeutendste Mechanismus ist dabei seine entzündungshemmende Wirkung. Zudem sind antioxidative und immunmodulatorische Wirkungen bestätigt.

In der naturheilkundlichen Praxis kann man sich dieses Wirkspektrum bei Menschen mit Verdauungsproblemen zunutze machen. Allerdings hängt es von der Anwendungsform ab, ob Kurkuma eine nachhaltige Wirkung hat. Der sekundäre Pflanzenstoff Kurkumin ist nur schwer wasserlöslich, was die Bioverfügbarkeit, also die Aufnahme im Körper, erschwert. Erhitzt in Öl beziehungsweise fetthaltigen Speisen wird diese zwar erhöht, sie ist aber nicht mit Extrakten in Fertigpräparaten vergleichbar. Gibt man dem Gemisch frischen schwarzen Pfeffer hinzu – dieser enthält den Wirkstoff Piperin – kommt es zu einer deutlichen Wirkverstärkung. Ein Tee mit Kurkuma wird also schlecht verstoffwechselt, während Goldene Milch durch ihren Fettanteil einen größeren gesundheitlichen Nutzen hat.

Einige Hersteller von Nahrungsergänzungsmitteln setzen mittlerweile darauf, die Bioverfügbarkeit mithilfe der Mizellentechnologie zu steigern. Die Mizellen umhüllen das wasserunlösliche Kurkumin, sodass es mit Wasser und Fett eine Verbindung eingehen, besser die Darmwand passieren und effektiver in die Blutbahn gelangen kann. Im Vergleich zu einem herkömmlichen Kurkuma-Extrakt wird auf diese Weise eine deutlich höhere Aufnahme des Kurkumins ermöglicht.

Darmträgheit oder ein Völlegefühl nach dem Essen gehören laut dem HMPC der European Medicines Agency (EMA) zu den lange etablierten Anwendungsgebieten von Kurkumapulver, da Kurkumin die Entleerung der Gallenblase und die Gallenproduktion fördert.

In mehreren neueren Untersuchungen zeigte Kurkumin positive Effekte auf den Verlauf von chronisch-entzündlichen Darmerkrankungen. Mittlerweile liegt der wissenschaftliche Nachweis dafür vor, dass Kurkumin eine Ruhephase (Remission) bei Colitis ulcerosa verlängern beziehungsweise die Rückfallquote senken kann. Der Meinung einiger Wissenschaftler zufolge kann Kurkuma selbst im akuten Schub die Krankheitsaktivität reduzieren und entsprechend die Symptome lindern. Bei akuten Entzündungsprozessen würde ich wegen der ebenfalls enthaltenen Scharfstoffe jedoch von einer Selbsttherapie abraten.

Weitere Studien berichten von einer positiven Wirkung auf das Darmmikrobiom, von antimikrobiellen Eigenschaften, von einer Stärkung der Darmbarriere und von immunmodulierenden Eigenschaften im Darmepithel. Deshalb kann Kurkuma ein wertvoller Baustein bei der Therapie von Reizdarm, Divertikeln, leichteren Formen von Divertikulitis oder auch Morbus Crohn sein.

ANWENDUNGSBEREICHE

- Reizdarmsyndrom mit Völlegefühl
- in der Remissionsphase bei chronisch-entzündlichen Darmerkrankungen
- zur Verdauungsanregung bei Divertikeln

HINWEISE

Kurkuma regt den Gallenfluss an, weshalb er nicht bei Verschluss der Gallenwege, bei Einschränkung der Leberfunktion oder bei Gallenblasenentzündung verwendet werden darf. Bei Gallensteinleiden sollten Sie vor Verwendung ärztlichen Rat einholen. Wegen der antithrombotischen

Wirkung sollten Sie Kurkumin nicht gleichzeitig mit blutverdünnenden Medikamenten einnehmen. Für Kinder unter 12 Jahren, Schwangere und Stillende liegen noch keine ausreichenden Untersuchungen zur Unbedenklichkeit vor. Besonders bei Übersäuerung, aber auch bei starker Entzündungsaktivität können die Beschwerden durch Reizung verstärkt werden, sodass Sodbrennen, Übelkeit, Brechreiz und Magen-Darm-Beschwerden entstehen können. Laut der Weltgesundheitsorganisation (WHO) sollte eine Tagesdosis von 3 g Kurkumapulver nicht überschritten werden – das entspricht ungefähr der Menge eines Teelöffels.

ANWENDUNGSBEISPIELE

Goldene Milch – darmfreundlicher Energiedrink für zwischendurch

Zutaten für 1 Person
1 TL Kurkumapulver (wenn möglich in Bio-Qualität)
60 ml Wasser
1 TL Honig
½ TL Zimt
je 1 Prise Muskat und Ingwer
1 TL Kokosöl
350 ml Milch (nur bei Verträglichkeit) oder Pflanzendrink

Zubereitung
Das Kurkumapulver mit dem Wasser in einem Topf erhitzen, dann Ingwer und Muskat hinzugeben, alles verrühren und zu einer Paste einkochen. Die Milch in einem weiteren Topf erhitzen und die Paste hinzufügen. Mit Honig, Zimt und Kokosöl abschmecken und noch warm genießen.

Kurkumadrink – der schnelle Energieschub für den Darm

In ein Glas mit milchsauer vergorenem Gemüsesaft 1 TL Olivenöl einrühren und mit ½ TL Kurkumapulver abschmecken.

Gemüsesuppe mit Kurkuma – wärmend, nährend und leicht verdaulich

Zutaten für 2 Personen
2 TL Kurkumapulver
½ Knollensellerie
6 mittelgroße Karotten
2 mittelgroße Zwiebeln
Salz und Pfeffer aus der Mühle
1 l Wasser
1 EL Kokosöl oder Butterschmalz
Petersilie zum Bestreuen

Zubereitung
Die Gemüse putzen, schälen, fein würfeln und im Fett glasig andünsten. Mit 1 l Wasser aufgießen und 20 min köcheln lassen. Die Suppe pürieren, mit Kurkuma, Salz und Pfeffer abschmecken und mit Petersilie garnieren.

HANDELSPRÄPARATE

curcuminLoges plus Boswellia (Loges), Cefacur (Cefak), Cefacur K2 Boswellia (Cefak), Darm-Care Curcuma Bioaktiv Tonikum (Salus), Curcumin Vegan (QINEVA)

LEIN

LINUM USITATISSIMUM

Lein beziehungsweise Flachs wurde vermutlich schon vor rund 8000 Jahren von den Sumerern und den Ägyptern angebaut. Zur Ölgewinnung und als Faserpflanze für Leinenstoffe hatte Flachs auch in Europa lange Zeit eine wirtschaftliche Bedeutung. Das drückt sich auch in seinem botanischen Namen *Linum usitatissimum* aus, der übersetzt »höchst nützlicher Lein« bedeutet. Heute gewinnt die alte Kulturpflanze Lein allmählich wieder den Stellenwert, den sie einst innehatte. Stand zunächst die Nutzung der Fasern für Leinenstoffe im Vordergrund, zeigten sich bald auch seine

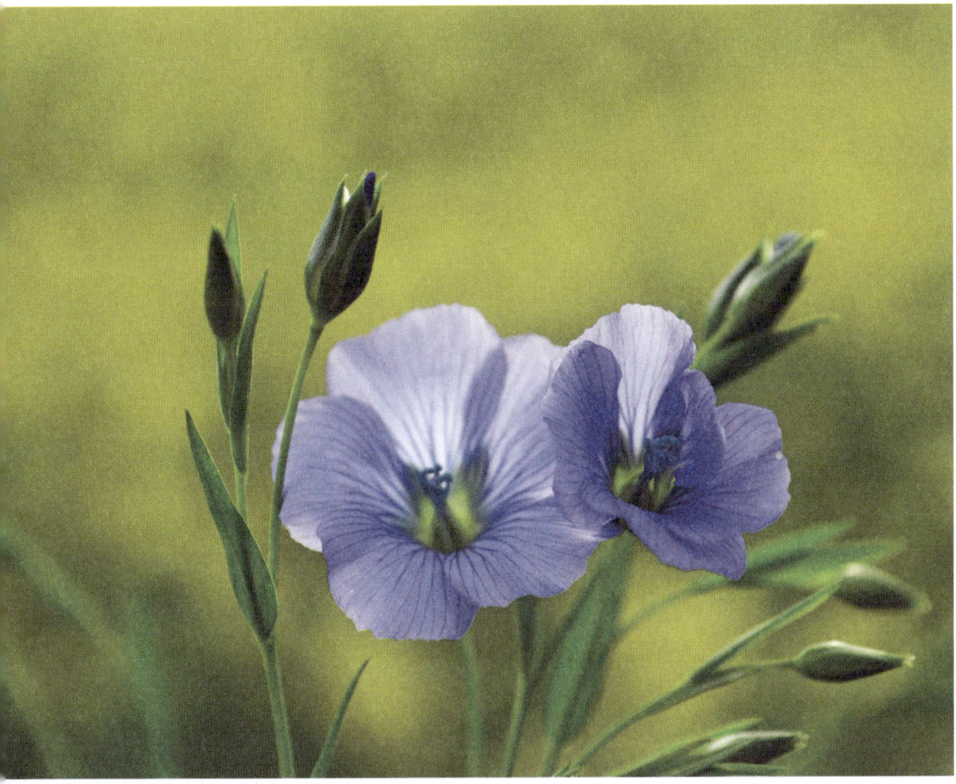

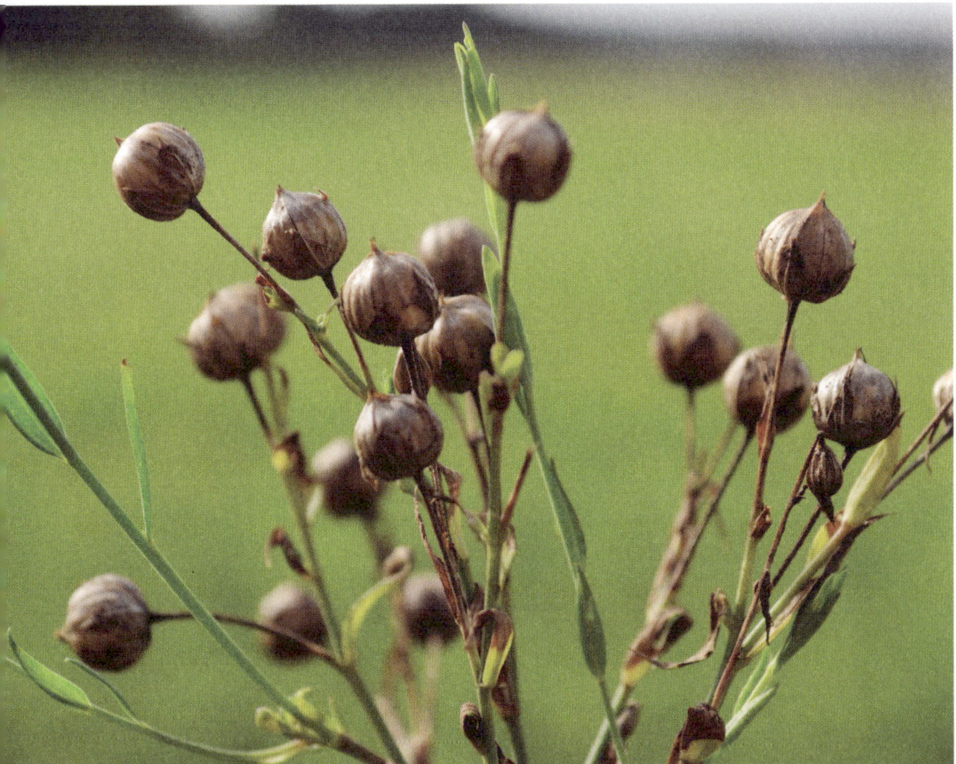

gesundheitlichen Vorzüge. Als bewährtes Mittel gegen Verstopfung sind seine Samen allseits bekannt. Das daraus gewonnene Öl ist reich an Omega-3-Fettsäuren.

Die Leinpflanze wird heute in zwei Konvarietäten – darunter versteht man so etwas wie eine Unterart – angebaut. Faserlein wächst eher in die Höhe und ist wenig verzweigt, Öllein bleibt kleiner und ist im oberen Sprossteil stark verzweigt. Er wird seit Ende der 1980er-Jahre vermehrt wieder in Deutschland angebaut. Es sind sehr anpassungsfähige Pflanzen, die auf nahezu allen getreidefähigen Standorten gedeihen, insbesondere jedoch auf Lössböden sowie tiefgründigen und lehmigen Sandböden. Die Aussaat erfolgt Mitte April, und bereits Ende August kann geerntet werden. Wer einmal ein blühendes Flachsfeld gesehen hat, hat im wahrsten Sinne des Wortes ein »blaues Wunder« erlebt, denn die zart- bis himmelblauen Blüten mit gelben Staubgefäßen verzaubern einen auf ihre ganz eigene Weise. Die Blätter sind schmal-lanzettlich, die Pfahlwurzel wenig verzweigt. Der richtige Erntezeitpunkt ist erreicht, wenn die kugeligen Kapseln braun sind und die darin enthaltenen Samen bei Bewegung klappern. Sie sind sehr gesund und werden in der Küche gerne Frühstücksbrei beigefügt oder als Backzutat für Leinsamenbrot verwendet.

Durch Pressung entsteht aus Leinsamen Leinöl. Kalt gepresstes Leinöl wird üblicherweise durch Schneckenpressung gewonnen. Insbesondere kleine Ölmühlen achten darauf, dass der Pressvorgang nicht beschleunigt wird und wenig Druck und Wärme beim Pressen entstehen. Das vermindert zwar den Ertrag, dafür bleiben aber die essenziellen Fettsäuren, Vitamine und die leicht nussigen Geschmacksstoffe erhalten. Hitze, Licht und Sauerstoff schaden Leinöl, weshalb es stets kühl und in lichtgeschützten Glasflaschen gelagert werden sollte. Nach 8–10 Wochen ist die Mindesthaltbarkeit zumeist schon überschritten. Um die Haltbarkeit zu erhöhen, können Sie Leinöl auch einfrieren, damit es nicht ranzig wird. Gutes und frisches Leinöl erkennt man an seinem mild-nussigen Geschmack, der keine bittere Note hat.

Aufgrund der besonderen Zusammensetzung der Fettsäuren ist Leinöl ernährungsphysiologisch sehr wertvoll und hat eine einzigartige Zusammensetzung an Fettsäuren. Es lässt sich unkompliziert in den Speiseplan integrieren. Anders als andere Pflanzenöle ist Leinöl nicht zum Braten geeignet. Dafür eignet es sich hervorragend zum Abschmecken von Salaten, als Brotaufstrich oder zu einem Dip verarbeitet. Besonders beliebt ist Quark mit Leinöl auf Pellkartoffeln.

INHALTSSTOFFE

Die Samen enthalten rund 30–45 % fettes Öl mit besonderer Fettsäurezusammensetzung. 50–55 % gehören zu den mehrfach ungesättigten Fettsäuren (Linolen-, Linolsäure). Schwer verdauliche Ballaststoffe und Schleimstoffe sind vor allem in der Samenschale vorhanden. Hinzu kommen Mineralstoffe (Kalzium, Kalium, Eisen, Magnesium, Zink), Vitamine (Provitamin A, die Vitamine B_1, B_2, B_6, E, K), Sterole sowie insbesondere Lignane und Blausäureglykoside (bis zu 1,5 %).

WIRKUNG AUF DIE DARMGESUNDHEIT

Leinsamen sind allgemein bekannt zur Stuhlregulierung. Bei häufiger Verstopfung, bei Reizdarm vom Typ 2, Darmträgheit oder auch bei Divertikeln sind Leinsamenanwendungen ein erprobtes traditionelles Heilmittel. Die hohe Quellfähigkeit der Samen führt zur Volumenzunahme, erweicht den Stuhl und regt die Darmperistaltik an. Während die Ballaststoffe ein hohes Quellvermögen haben, wirkt das Öl im Darm wie ein Gleitmittel. Es ist jedoch wichtig, ausreichend Flüssigkeit aufzunehmen. Um den gesundheitlichen Nutzen der Leinsamen in vollem Umfang zu nutzen, empfiehlt es sich, die Leinsamen zu schroten. Idealerweise geschieht das kurz vor dem Verzehr, da die Omega-3-Fettsäuren rasch zerfallen. Unzerkleinerte Leinsamen können den Verdauungskanal durchaus unbeschadet passieren.

Der Schleimanteil der Samen wirkt beruhigend und entzündungshemmend auf die Schleimhäute in Magen und Darm. Schleimzubereitungen aus Leinsamen sind ein bewährtes Heilmittel bei Sodbrennen, Gastritis, Magen- und Zwölffingerdarmgeschwüren, Colitis ulcerosa, Morbus Crohn, Reizdarm, Hämorrhoiden und bei abklingender Divertikulitis.

Ein weiterer Vorteil von Leinsamen, aber auch von Flohsamen (siehe Seite 117) ist ihre präbiotische Wirkung. Das führt zum Wachstum nützlicher Bifidobakterien, damit langfristig zu einer Milieuveränderung im Darm und einer Wiederherstellung einer geregelten Darmtätigkeit.

Rund 10 g Leinöl, das sind etwa 1–2 EL, decken den täglichen Bedarf an Omega-3-Fettsäuren eines Erwachsenen. Es gibt verschiedene Arten von Omega-3-Fettsäuren. Sie unterscheiden sich vor allem in Bezug auf ihre chemische Struktur und ihre natürlichen Quellen. Bedeutend sind Eicosapentaen- (EPA) und Docosahexaensäure (DHA) aus marinen Quellen wie fettreichen Kaltwasserfischen. Zu ihnen gehört aber auch die Alpha-Linolensäure aus pflanzlichen Fetten, von der Leinöl mit Abstand am meisten enthält.

Es wird immer wieder diskutiert, ob Pflanzenöle ebenfalls zur Versorgung mit EPA und DHA beitragen können. Forschende der Universität Jena fanden heraus, dass die Umwandlungsrate der Alpha-Linolensäure vermutlich durch mehrere Faktoren beeinflusst wird, unter anderem vom individuellen Ernährungsstatus oder vom Lebensalter. Ist die Aufnahme über die Nahrung knapp, baut der Körper vermutlich mehr EPA und DHA aus Alpha-Linolensäure auf. Das ist biologisch sinnvoll: Es wird das umgebaut, was gebraucht wird. Trotzdem kamen die Forschenden zu dem Schluss, dass Leinöl nur bedingt dazu geeignet ist, die marinen Quellen aus Fisch vollständig zu ersetzen. Immerhin stuften sie Leinöl und andere Alpha-Linolensäure-reiche Pflanzenöle als geeignete Maßnahme zur Versorgung mit Omega-3-Fettsäuren ein.

Die Vorteile von Omega-3-Fettsäuren (siehe auch Seite 220ff.) für die Gesundheit sind umfassend: Unter anderem können sie Entzündungsprozesse hemmen, wie sie bei chronisch-entzündlichen Darmerkrankungen oder entzündeten Divertikeln im Darm vorkommen. Zudem halten sie freie Radikale in Schach, schmieren die Gelenke, halten die Gefäße frei von Ablagerungen und verbessern die Fließeigenschaften des Bluts.

ANWENDUNGSBEREICHE

- Leinsamen bei Darmträgheit und Verstopfung
- Leinsamenschleim bei Entzündungsprozessen
- Leinöl zur Versorgung mit pflanzlichen Omega-3-Fettsäuren

HINWEISE

Achten Sie während der Anwendung von Leinsamen auf eine reichliche Flüssigkeitsaufnahme. Auf einen Teil Samen sollte mindestens die zehnfache Menge Wasser getrunken werden. Bitte keine Milch verwenden, da sich diese nicht in die Schleimstoffe einlagert. Anwendungen mit Leinsamen dürfen nicht bei Verdacht auf Darmverschluss – erkennbar an akuten Unterleibsschmerzen mit Übelkeit und Erbrechen – oder bei entzündlichen Darmerkrankungen im akuten Stadium sowie bei Erkrankungen der Speiseröhre und des Mageneingangs erfolgen.

Durch das enorme Quellvermögen kann es zur Resorption von Arzneimitteln und damit zu deren Wirkungsabschwächung kommen. Die Einnahme soll daher im zeitlichen Abstand von etwa 1 bis 1,5 h erfolgen.

Sie können handelsübliche Leinsamenzubereitungen aus dem Lebensmittelmarkt verwenden. Bei denjenigen aus der Apotheke oder dem Reformhaus ist meist eine Quellungszahl angegeben. Diese sollte bei mindestens 6 liegen. Eine noch höhere Quellungszahl haben goldfarbene Samen.

ANWENDUNGSBEISPIELE

Quark mit Leinöl – die gesunde Kombination aus Eiweiß, Fett und Kohlenhydraten

Zutaten für 2 Personen
250 g Magerquark
30 ml Leinöl
3 EL Mineralwasser
Salz, Pfeffer aus der Mühle, 1 Prise Zucker
frische Gartenkräuter (Schnittlauch, Petersilie)

Zubereitung
Den Quark in eine Rührschüssel geben, mit Leinöl und Mineralwasser übergießen. So lange mit dem Rührbesen oder Handmixer aufschlagen, bis der Quark luftig und streichfähig ist. Fein gehackte Gartenkräuter hinzugeben und die Masse mit den Gewürzen abschmecken. Zusammen mit Pellkartoffeln servieren. Mit 15 ml (oder 3 TL) Leinöl täglich erreichen Sie eine gute Versorgung mit Omega-3-Fettsäuren.

Leinsamen – bei Verstopfung

2–3-mal täglich 1 EL/10–15 g frisch geschroteter Leinsamen mit je 150 ml Flüssigkeit zwischen den Mahlzeiten einnehmen. Der Leinsamen soll erst im Darm quellen, damit ein optimaler Dehnungsreiz entsteht. Wichtig ist es, nach der Anwendung ausreichend zu trinken (täglich mindestens 2 l).

Leinsamenschleim – bei Entzündungen und Schleimhautreizung im Darm

Aus 1 EL Leinsamen mit 150 ml Wasser einen Schleim kochen oder – noch besser – den Schleim mit kaltem Wasser ansetzen. Dazu 1 EL Leinsamen in eine Tasse geben, mit Wasser auffüllen und mindestens 0,5–1 h einweichen lassen, danach die Flüssigkeit abgießen und den Schleim schluckweise trinken. 2–3-mal täglich anwenden.

HANDELSPRÄPARATE

Linusit Darmaktiv Portionsbeutel (Bergland-Pharma), Bio Leinöl nativ (Alnatura, Rapunzel Naturkost)

MÄDESÜSS

FILIPENDULA ULMARIA/SPIRAEA ULMARIA

Das Echte Mädesüß wird manchmal auch als Wiesenkönigin bezeichnet. Früher gewann man aus den Blütenknospen Salizylaldehyd, das in der Leber in die entzündungshemmende, fiebersenkende und schmerzstillende Salizylsäure umgewandelt wird. Mädesüß, botanisch auch *Spiraea ulmaria* genannt, stand mit seinem Namen Pate für das bekannte Schmerzmittel Aspirin. Das »A« in Aspirin bringt zum Ausdruck, dass der synthetischen Salizylsäure noch eine Azetylgruppe hinzugefügt wurde. Die Heilwirkung von Blüten und Blättern schätzte man schon in früheren Zeiten. Sie kommen bis heute bei zahlreichen Erkrankungen zum Tragen, insbesondere bei Erkältungskrankheiten, rheumatischen Erkrankungen und Kopfschmerzen. Die Kombination von Salizylaten, Flavonoiden und Gerbstoffen rechtfertigt diese Anwendung.

In der Natur ist Mädesüß in weiten Teilen Nord- und Mitteleuropas auf nährstoffreichen Feucht- und Nasswiesen sowie an Bachufern zu finden. Charakteristisch für das Rosengewächs sind einerseits die dekorativen gefiederten Blätter, die an aufrechten, kantigen Stängeln stehen. Deren einzelne Fiederblättchen ähneln den Blättern der Ulme (daher der Artname

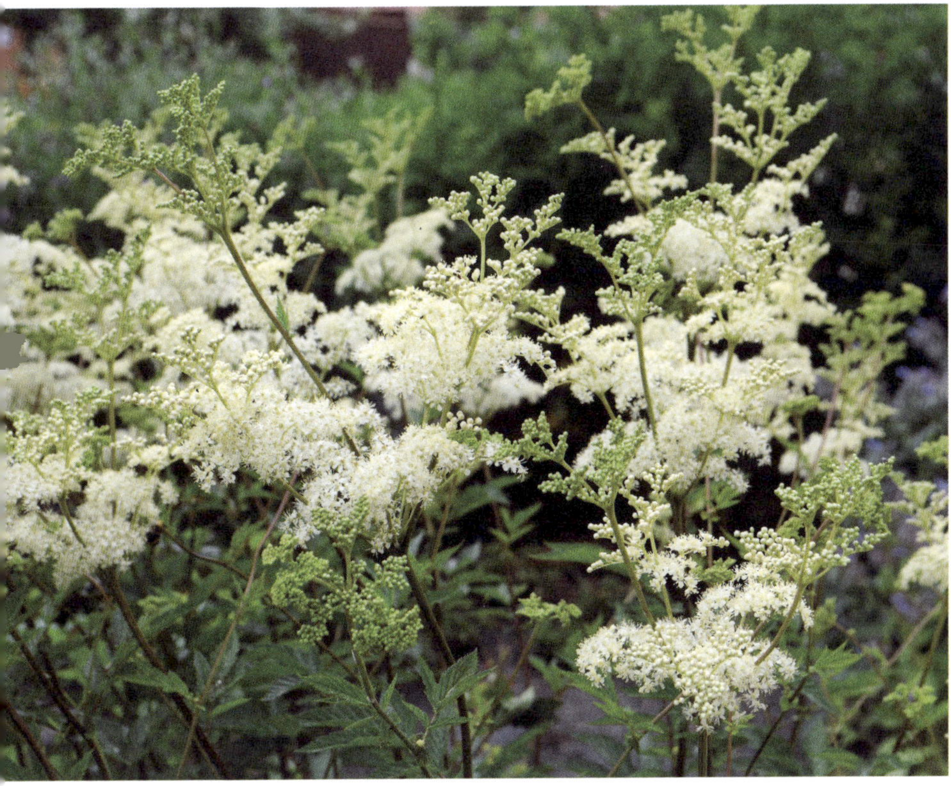

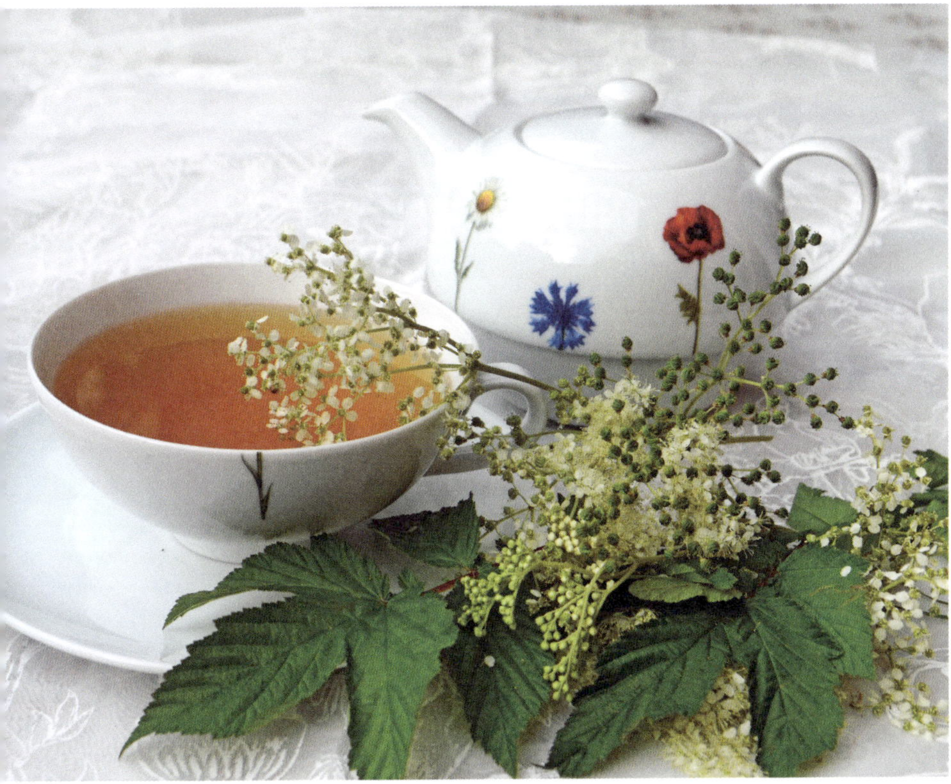

ulmaria). Zudem sind die cremeweißen, in dichten Trugdolden stehenden Blüten einzigartig. Sie sehen einem umgedrehten Geißbart ähnlich und duften nach einer Mischung aus Honig und Vanille. Die rund 1,5 m hohen Blütenstände überragen selbst die Süßgräser auf der Wiese. Möchten Sie die Pflanze in den Garten setzen, sollte der Boden feucht bis nass und nährstoffreich sein. Einmal angewachsen, treibt der Wurzelstock zuverlässig im nächsten Jahr wieder aus und ist robust gegen Schädlinge und Krankheiten.

Blüten, Blätter und Triebspitzen des Mädesüß sollten Sie zur Blütezeit zwischen Ende Juni und August sammeln und im Schatten trocknen. Falls die entzündungshemmenden Qualitäten im Vordergrund stehen sollen, sind nur die Blüten zu verwenden, da diese mehr Salizylaldehyd enthalten.

INHALTSSTOFFE

3–4 % Flavonoide, insbesondere Spiraeosid, Glykoside (bis 0,5 %), ätherisches Öl, das während des Trocknungs- und Lagerungsprozesses entsteht (0,2 %) mit den Hauptkomponenten Salizylaldehyd und Salizylsäuremethylester. Die Gerbstoffe der Droge gehören zur Gruppe der Ellagitannine (10–15 %) und sind für den adstringierenden Geschmack verantwortlich. Die Blüten enthalten eine heparinartige Substanz, hinzu kommen Vitamin C, Schleimstoffe, Spuren von Cumarin und mineralische Salze.

WIRKUNG AUF DIE DARMGESUNDHEIT

Bereits die alten Griechen verwendeten Mädesüß als Heilmittel gegen Ruhr, Weißfluss und Durchfall. Von der durchfallhemmenden Wirkung ist heute nur noch wenig bekannt. Häufiger wird Mädesüß als »sanftes Aspirin« bezeichnet. Dabei hat es wegen seiner Gerbstoffe milde adstringierende, also zusammenziehende Eigenschaften. Erfahrungsheilkundlich gilt sie für einige sogar als eine der wirksamsten Pflanzen bei Durchfall im Kindesalter. Ein Tee aus Mädesüß wirkt nicht nur entzündungshemmend, sondern lindert auch brennende Schmerzen im Verdauungstrakt und hat sich in der Praxis bei Reflux, also dem Aufsteigen von Magensäure aus dem Magen, und schwallartigem Erbrechen als wirksam gezeigt.

In der Erfahrungsmedizin ist auch bekannt, dass Mädesüß den Heilungsprozess von Geschwüren im Magen-Darm-Trakt fördert und nicht wie Aspirin die Schleimhäute schädigt. Für diese Wirkung ist wohl vor allem das Flavonoid Spiraeosid verantwortlich, das in Testreihen zudem die Produktion von entzündungsförderndem Prostaglandin hemmte. Das in den Blüten reichlich vorkommende Salizylaldehyd hat eine milde antibakterielle und pilzhemmende Wirkung, weshalb Mädesüßanwendungen einen nützlichen Baustein bei der Therapie von Darmerkrankungen darstellen, die mit Entzündungen und Fehlbesiedelungen verbunden sind.

ANWENDUNGSBEREICHE

- entzündliche Prozesse im Darm, verbunden mit Fehlbesiedelungen
- Durchfall im Kindesalter

HINWEISE

Insgesamt ist Mädesüß gut verträglich, hat kaum Nebenwirkungen und kann auch bei Kindern (jedoch nicht bei Säuglingen) angewendet werden. Zubereitungen aus Mädesüß sollten Sie nicht anwenden bei Überempfindlichkeit gegen Salizylate. Theoretisch sind Wechselwirkungen mit blutverdünnenden Arzneien möglich, und die Anwendungen sollten nicht bei Blutungen erfolgen. Bei Überdosierung kann es zu Magen-Darm-Beschwerden und Übelkeit kommen. Wegen des hohen Gerbstoffgehalts ist während der Schwangerschaft und Stillzeit Vorsicht geboten.

ANWENDUNGSBEISPIELE

Mädesüßtinktur aus Kraut mit Blüten – Anwendung für Erwachsene

1 Teil Pflanzenmaterial mit 5 Teilen 25–40%igem Alkohol ansetzen, 14 Tage ziehen lassen, dann abseihen und in Braunglasflaschen umfüllen. Die Tinktur ist mehrere Monate haltbar. 15–30 Tropfen der Tinktur in ein Glas mit Wasser geben und bis zu 3-mal täglich einnehmen.

Tee aus Mädesüßblüten – Anwendung für Kinder und sensible Erwachsene

½–1 TL (1,4 g) Mädesüßblüten mit 1 Tasse siedendem Wasser aufgießen, 7–10 min zugedeckt ziehen lassen, dann abseihen. Täglich bis zu 3 Tassen davon trinken.

Die empfohlene Tagesdosis liegt zwischen dem 1. bis 4. Lebensjahr bei 1–2 g und zwischen dem 4. und 10. Lebensjahr bei 2–3 g. Ab dem 10. Lebensjahr kann die Erwachsenendosis von 2,5 bis 3,5 g verwendet werden.

MAJORAN

ORIGANUM MAJORANA

Majoran, abgeleitet vom arabischen Wort »marjamie« (= der Unvergleichliche), stammt ursprünglich aus Kleinasien und kam über die alten Handelswege zu den Griechen, den Römern und nach Ägypten. Verwendung fand er als Arznei, Kosmetikum und Küchenkraut. Frisch oder getrocknet ist Majoran in der mediterranen Küche ein klassisches Würzkraut für Pizza, Tomatensoßen, Aufläufe, Gemüse-Antipasti oder Kartoffelgerichte. In Griechenland erhält der berühmte Bauernsalat mit ihm seine Würze. Bei uns wächst Majoran erst seit dem 16. Jahrhundert in den Gärten und ist eher als Suppen- oder Wurstkraut bekannt. Er schmeckt nicht nur würzig-aromatisch, sondern unterstützt die Verdauung, insbesondere die von fetten Speisen. Bei bestehender Unverträglichkeit von Fettem empfiehlt es sich daher, Speisen kräftig mit Majorankraut zu würzen. Zudem verbessert das Würzkraut die Haltbarkeit von Speisen.

Majoran ist eine sonnenhungrige Pflanze und mag warme Böden. Sie wird bis zu 80 cm hoch, hat verzweigte und vierkantige Stängel sowie ovale Blättchen mit Öldrüsen und einem filzigen, silbergrünen Belag. Rötlich-weißliche Lippenblüten sitzen von Juni bis September gebündelt in Scheinähren in den Achseln von Deckblättern. Er gedeiht besonders gut an windgeschützten Standorten in humusreichem Boden, der zudem durchlässig sein sollte. Wegen der fehlenden Frosthärte wächst Majoran bei uns nur einjährig.

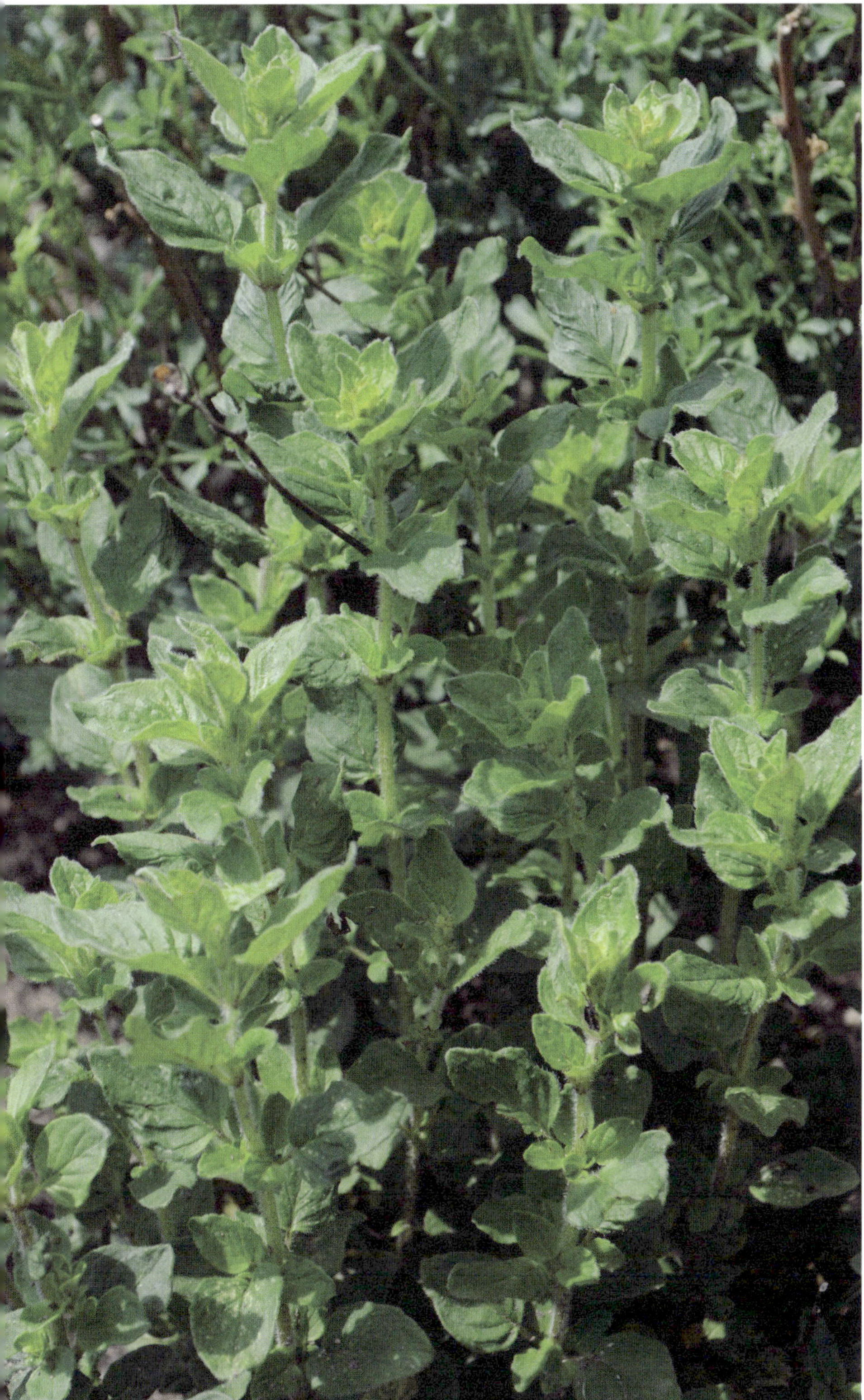

Möchten Sie Majoran für Küchen- und Heilzwecke nutzen, dann schneiden Sie das Kraut vorzugsweise zu Beginn der Blüte an sonnigen Tagen. Die gebündelten Zweige werden an einem luftig-schattigen Ort zum Trocknen aufgehängt. Anschließend rebelt man das Kraut von den Zweigen und bewahrt es in gut schließenden, lichtundurchlässigen Gläsern auf.

INHALTSSTOFFE

Wertgebend sind ätherische Öle mit Carvacrol, Terpinen, Geraniol, Pinen, Linalool und Thymol sowie Bitterstoffe, für Lippenblütengewächse typische Labiatengerbstoffe, Flavonoide und in geringer Konzentration Arbutin.

WIRKUNG AUF DIE DARMGESUNDHEIT

Aus Majorankraut lassen sich nicht nur köstliche Gerichte, sondern auch pflanzliche Arzneimittel herstellen, die in der Erfahrungsheilkunde schon seit Jahrhunderten einen hohen Stellenwert bei einem aus der Balance gekommenen Verdauungssystem haben. Das kann sich durch Verdauungsschwäche, Appetitlosigkeit, Blähungen oder Durchfälle zeigen. Mittlerweile bestätigt auch die Forschung, dass Majoranzubereitungen Eigenschaften aufweisen, die sich positiv bei akuten Durchfällen auswirken. Majoran konserviert Sonnenenergie in Form ätherischer Öle. Seine Extrakte durchbluten, wärmen und entkrampfen den Körper. Die Kälte im Bauch schwindet, und Verkrampfungen jeglicher Art lösen sich. Die ätherischen Öle und die Bitterstoffe helfen hingegen, Fette besser zu verdauen, da sie die Sekretion von Galle und Magensäure anregen.

Wie alle Würzkräuter mit ätherischen Ölen hat Majoran eine desinfizierende Wirkung und wirkt wie ein mildes Breitbandtherapeutikum als alleiniges oder begleitendes Mittel bei Entzündungen im Bauchraum oder einem Befall der Darm- und Vaginalschleimhäute mit dem Hefepilz *Candida albicans*. In Laboruntersuchungen konnte mittlerweile bestätigt werden, dass Majoranöl den Stoffwechsel von *Candida* herabsetzt und die Produktion des sogenannten Biofilms unterdrückt. *Candida albicans* ist bei Menschen mit geschwächtem Immunsystem für die Mehrzahl wiederkehrender Pilzinfektionen im Darm verantwortlich. In der Folge auftretende Beschwerden können von einem Blähbauch über Bauchschmerzen und Sodbrennen bis hin zu Durchfall und unspezifischen Beschwerden wie eine verstopfte Nase und eine erhöhte Allergieneigung reichen.

Anwendungen für Erwachsene umfassen Teezubereitungen, Tinkturen und äußere Anwendungen. Kleinen Kindern mit aufgetriebenem Bauch oder Bauchschmerzen helfen Einreibungen mit Majoranbutter auf den Bauchbereich, insbesondere in der Nabelgegend.

ANWENDUNGSBEREICHE

- Verdauungsschwäche mit Krämpfen, Blähungen, Appetitlosigkeit
- Fettverdauungsstörungen
- wiederkehrende Pilzinfektionen im Darm
- äußerlich bei Kindern mit unspezifischen Bauchschmerzen

HINWEISE

Majorankraut enthält in niedriger Konzentration Arbutin, das im Verdacht steht, die Entstehung von Krebs zu begünstigen. Deshalb sollte Majoran nicht über einen längeren Zeitraum eingenommen werden. Die innere Einnahme des ätherischen Öls ist nicht geeignet für Schwangere, Säuglinge und Kleinkinder. Aufgrund der durchblutungsfördernden Wirkung sollten keine Majorananwendungen in therapeutischer Dosierung während der Schwangerschaft oder bei Bluthochdruck und starken Regelblutungen erfolgen.

ANWENDUNGSBEISPIELE

Tee aus Majorankraut – lindert Krämpfe im Magen-Darm-Trakt, bei Appetitlosigkeit und Verdauungsschwäche

1 gehäuften TL Kraut mit 250 ml siedendem Wasser überbrühen, 5 min zugedeckt ziehen lassen, dann abseihen. Davon 1–2-mal täglich 1 Tasse schluckweise warm und ungesüßt 30 min vor dem Essen trinken.

Majorantinktur – bei Neigung zu Candida-albicans-Befall

1 Teil getrocknetes Kraut mit 5 Teilen Doppelkorn oder Weingeist ansetzen. Nach 2–3 Wochen abfiltern, in dunkle Flaschen füllen und beschriften. Kühl und dunkel gelagert, ist die Tinktur bis zur nächsten Ernte haltbar. Bis zu 3-mal täglich 15–20 Tropfen der Tinktur gelöst in etwas Wasser einnehmen.

Wärmender Majoranölauszug – Einreibung auf den krampfenden Bauch für Erwachsene

1 Handvoll Majoran in ein Schraubglas geben und mit Sonnenblumen- oder Olivenöl übergießen. 10 Tage ansetzen und gelegentlich schütteln. Danach die Pflanzenteile durch ein feines Sieb filtrieren und den Ölauszug auffangen. In ein dunkles Fläschchen umfüllen und beschriften. Der Ölauszug ist 4–6 Monate haltbar.

Wer keinen frischen Majoran zur Hand hat, kann alternativ 15 Tropfen ätherisches Majoranöl mit 50 ml Olivenöl mischen und als Einreibung auf die Bauchdecke verwenden.

Majoranbutter – Anwendung für kleine Kinder bei Blähungen und Bauchweh

50 g getrocknete Majoranblätter mit wenig Alkohol (Wodka) anfeuchten, dann 100 g salzfreie Butter im Wasserbad schmelzen und auf etwa 50 °C erwärmen, den Majoran hinzufügen und 5 min darin ziehen lassen. Den Sud durch ein Mull- oder Leinentuch abseihen und in einem Tiegel abkühlen lassen. Die Butter hält im Kühlschrank 2–3 Wochen.

Bei Bedarf mit dem Holzspatel eine haselnussgroße Menge entnehmen und mit warmen Händen in sanften kreisenden Bewegungen in der Nabelgegend auf den Bauch von Babys und Kleinkindern auftragen.

HANDELSPRÄPARATE

Majoranöl Kapseln (Sunday Natural), Majoran bio ätherisches Öl (Primavera), Majorankraut (Apotheke, Kräuterladen)

MYRRHE

COMMIPHORA MYRRHA

Die Gabe der Weisen aus dem Morgenland an das Gotteskind waren Gold, Weihrauch und Myrrhe. Gold als Gabe weist auf die Königswürde Jesu hin, Weihrauch steht als Symbol für die Heiligkeit und Myrrhe für das Opfer und die Leiden. Die Nutzung des Myrrhenharzes war jedoch schon in vorbiblischen Zeiten bekannt. Griechische und römische Ärzte stellten entzündungshemmende Salben und Räuchermittel daraus her. Zum Einbalsamieren von Toten und als Bestandteil des heiligen Öls war es in verschiedenen Kulturen und Religionen hochgeschätzt. Auf den antiken Märkten wurden deshalb astronomische Preise für das Harz gezahlt. Seit dem Mittelalter haben sich Beschwerden des Verdauungstrakts zu einem der Hauptanwendungsgebiete der Myrrhe entwickelt.

Die Myrrhe liefert kein Kraut oder Früchte, sondern ein besonderes Harz als Heilmittel. Wie Weihrauch gehört auch die Myrrhe zu den Balsamstrauchgewächsen, die bei Verletzung der Rinde ein aromatisches Harz absondern. Der sommergrüne, bis zu 4 m hohe Myrrhenstrauch ist in den Trockengebieten Afrikas in Höhenlagen von 500 bis 1500 m heimisch. Er wächst in Hecken und bevorzugt trockenen, gut durchlässigen kalkhaltigen Boden und sonnige Standorte. Myrrhensträucher haben einen relativ dicken Stamm mit vielen Ästen, sehr spitze Sprossdornen und kleine ledrige Blätter. In den Stämmen befinden sich Kanäle, die ein blassgelbes Gummiharz produzieren. Dieses tritt von selbst oder durch Schnitte durch die Rinde aus und trocknet an der Luft zu walnussgroßen Klumpen ein. Sie sehen bernsteinfarben, rot-braun bis grau-braun aus und riechen harzig-aromatisch. Ihre natürliche Funktion ist das Verschließen von Wunden und vermutlich die Abwehr vor eindringenden Schadorganismen.

Die Ernte durch Schnitte erfolgt vorzugsweise nach der Regenzeit von Juni bis August. Das so gewonnene und getrocknete Harz wird abgesammelt. Für Arzneizwecke bestimmtes Harz stammt aus Sammlungen im Sudan, im Jemen, in Eritrea und in Somalia. Myrrhenharz hat einen etwas bitteren, scharfen und eher adstringierenden als sauren Geschmack mit einem süßen Unterton.

INHALTSSTOFFE

Die Zusammensetzung von Myrrhenharz ist komplex und noch nicht ganz erforscht. Einer der für medizinische Zwecke wichtigsten Bestandteile ist das angenehm riechende ätherische Öl, das einen Anteil von 2–10 % ausmacht. Darin enthalten sind Furanosesquiterpene, die bakterienhemmende und schmerzstillende Eigenschaften haben. Myrrhe besteht zudem zu 25–40 % aus alkohollöslichem Harz (hauptsächlich mit Commiphorsäure) und zu 30–60 % aus wasserlöslichem Rohgummi und anderen Bestandteilen wie Sterolen.

WIRKUNG AUF DIE DARMGESUNDHEIT

Das Wirkspektrum von Harzen lässt sich gut anhand ihrer natürlichen Wirkweise nachvollziehen: Harze sind in der Lage, die Wunden des Baums abzudichten und zu verschließen, und schützen Bäume vor dem Eindringen von Schadorganismen. Ähnliches bewirken sie auch beim Menschen und verschließen unter anderem kleine Wunden auf Schleimhäuten, die durch ständige Reizungen entstehen. Hauptanwendungsgebiete für die Myrrhe sind deshalb chronisch-entzündliche Darmentzündungen, Fehlbesiedelungen im Darm, Entzündungen der Schleimhäute im Mund- und Rachenbereich sowie Hauterkrankungen.

Myrrhenharz hat adstringierende, also zusammenziehende, entzündungshemmende und antimikrobielle Eigenschaften. Die Zubereitungen aus dem Harz senken zudem den Spannungszustand der glatten Darmmuskulatur und lindern so Darmkrämpfe, bilden eine Art Schutzfilm auf der Schleimhaut und halten Bakterien, Viren und Pilze in Schach. Zur antifungalen Wirkung gegen den Hefepilz *Candida albicans* und Schimmelpilze liegen einige Studien vor.

Seit 2018 wird Myrrhe in den ärztlichen Leitlinien zur Therapie der Colitis ulcerosa als komplementäre und remissionserhaltende Behandlungsoption aufgeführt. Ziel ist es, die beschwerdefreie Zeit möglichst lange zu erhalten. Besonders gut ist die Myrrhe in einer Wirkstoffkombination mit Kamille und Kaffeekohle untersucht. Die Kamille unterstützt die antientzündliche und antibakterielle Wirkung, die Kaffeekohle absorbiert Bakterientoxine (Gase und Gifte) sowie Flüssigkeiten im Darm und lindert so Durchfälle. Das pflanzliche Medikament Myrrhinil-Intest zeigte in mehreren Studien bei der Behandlung der Colitis ulcerosa in der Remissionsphase in etwa so gute Erfolge wie das Standardmedikament Mesalazin. Untersuchungen an der Berliner Charité zeigten zudem eine Stabilisierung der Darmbarriere durch das pflanzliche Mittel. In einer weiteren Beobachtungsstudie wurde Myrrhil-Intest auch bei Reizdarmsyndrom und Morbus Crohn als wirksames Mittel zur Behandlung von Durchfall eingestuft. Myrrhe kann im akuten Schub bei chronisch-entzündlichen Darmerkrankungen als Zusatz zu Kortisonpräparaten oder Mesalazin eine weitere Therapieoption bieten.

Weitere Laborversuche deuten darauf hin, dass Myrrhe die Freisetzung von Histamin hemmen kann. Bei einer Histaminintoleranz kann es neben Bauchschmerzen und Durchfällen auch zu Juckreiz und zur Quaddelbildung auf der Haut kommen. Histaminintoleranzen sind leider häufig mit chronisch-entzündlichen Darmerkrankungen oder Reizdarm vergesellschaftet, was die naturheilkundlichen Therapiemöglichkeiten einschränkt, da auch nützliche Darmkeime Histaminschübe auslösen können.

Generell eignen sich Harze weniger gut für die Zubereitung eigener Arzneien. Sie lösen sich nicht in Wasser, daher kommt ein Teeaufguss nicht infrage. Das Harz kann zwar verrieben und daraus eine Tinktur zubereitet werden. Diese wird jedoch nicht für eine innere Anwendung, sondern nur zum Auftragen auf Wunden oder zum Gurgeln bei Mund- und Zahnfleischentzündungen empfohlen.

ANWENDUNGSBEREICHE

- Reizdarmsyndrom, verbunden mit Durchfällen
- chronisch-entzündliche Darmerkrankungen in der Remissionsphase
- Fehlbesiedelung des Darms mit Pilzen
- experimentell: Hemmung der Freisetzung von Histamin

HINWEISE

Nebenwirkungen und Wechselwirkungen sind keine bekannt. Jedoch könnte Myrrhe mit Warfarin und anderen Cumarinen wechselwirken, indem es deren Abbau beschleunigt und die Wirksamkeit reduziert. Für die Anwendung von Myrrhe während der Schwangerschaft und Stillzeit liegen noch keine Untersuchungen zur Unbedenklichkeit vor, daher ist hiervon abzusehen. Von einer Anwendung bei Kindern unter 12 Jahren wird wegen mangelnder Erkenntnisse ebenfalls abgeraten.

HANDELSPRÄPARAT

Myrrhinil-Intest mit Kamille und Kaffeekohle (Repha Pharma)

ODERMENNIG

AGRIMONIA EUPATORIA

Der Kleine oder Gewöhnliche Odermennig – im Volksmund auch als Leberklette bekannt – gehört zu den vergessenen Heilpflanzen und wartet auf ein Comeback in der modernen Pflanzenheilkunde. Im Mittelalter war die vielseitige Heilpflanze in regem Gebrauch, und Kräuterkundige wissen noch heute um ihre entzündungshemmenden und zusammenziehenden Eigenschaften. Insbesondere bei gereizten Schleimhäuten ist der hohe Gerbstoffgehalt dieser Heilpflanze hilfreich, aber auch bei verfetteter Leber. Das drückt sich entsprechend im Artnamen *eupatoria* aus. Die griechische Vorsilbe »eu« bedeutet gut und »hepatorium« gegen Leberleiden helfend.

Nicht jeder kennt die Heilpflanze, die etwas unscheinbar daherkommt. In der Natur findet man das heimische Rosengewächs auf besonnten Magerwiesen, an Waldrändern, zwischen lockerem Gebüsch und an Zäunen. Im Aussehen erinnert Odermennig ein wenig an eine »mickrige Königskerze«, mit der er aber nicht verwandt ist. Zwischen Juni und September treiben kleine gelbe Blüten in langgestreckten »Trauben«, die an einem bis zu 1 m hohen und behaarten Stängel sitzen. Die gefiederten und gezähnten Blätter sind auf der Unterseite grau-grün gefärbt. Sowohl am Stiel als auch an der Blattunterseite befinden sich kleine Drüsenhaare. Typisch für Odermennig sind die klettenartigen Samen, die sich oftmals im Fell von Tieren verfangen und so verbreitet werden.

Für Heilzwecke sammelt man während der Blütezeit – vorzugsweise im Juni oder Juli – die getrockneten Sprossspitzen, bestehend aus Blät-

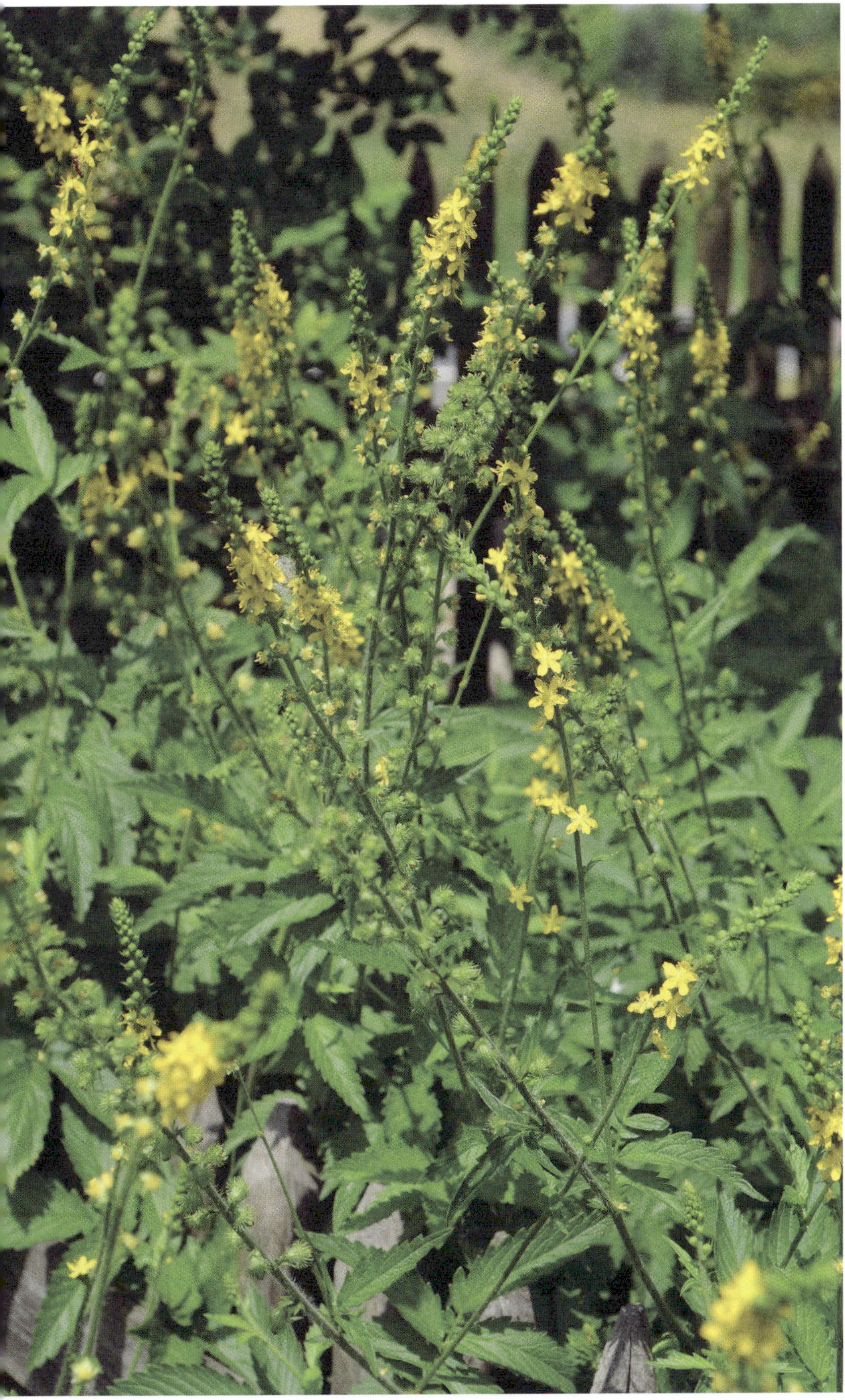

tern, Blüten und Stängelanteilen. Nach der Ernte sollten Sie das Kraut bei weniger als 40 °C im Halbschatten trocknen lassen. Die Blätter und Blüten können mit unter Salate gemischt, in Eierspeisen gegeben oder in Kräuterquark eingerührt werden, um von den gesundheitlichen Vorteilen zu profitieren und die Fettverdauung etwas anzukurbeln.

INHALTSSTOFFE

Odermennig besteht zu 4–10 % aus Gerbstoffen und Polyphenolen aus der Gruppe der Katechine. Weiterhin beinhaltet er Bitterstoffe sowie Flavonoide (Luteolin, Apigenin, Querzetin, Kaempferol), Phenolsäuren, Salizylsäure, Triterpene, Vitamin C, Kieselsäure und etwas ätherisches Öl.

WIRKUNG AUF DIE DARMGESUNDHEIT

In Sachen Heilkraft ist Odermennig recht vielseitig. Arzneilich wirksam sind vorrangig die Gerbstoffe. Kommen diese Substanzen mit Haut oder Schleimhaut in Verbindung, zieht sich diese zusammen, da Gerbstoffe mit Proteinen Verbindungen eingehen können. Diese werden umstrukturiert und ausgefällt oder stärker vernetzt, wodurch die Schleimhaut undurchlässiger wird. Das Prinzip ähnelt dem Gerbvorgang von Leder. So kann der Odermennig durch seine zusammenziehenden (adstringierenden) Eigenschaften Durchfälle und Blutungen aus dem Darm stillen und regulieren. Allerdings ist seine Wirkung nicht so stark wie beispielsweise die der Blutwurz. Dieses Wirkspektrum wird auch genutzt, um Hämorrhoiden oder Fisteln mithilfe von Sitzbädern zum Abheilen zu bringen. Durch verdichtete Schleimhäute können zudem Bakterien und Krankheitserreger schlechter ins Gewebe eindringen, zumal die Erreger direkt durch die Gerbstoffe angegriffen und ihre Oberfläche »gegerbt« wird, was ihr Überleben erschwert.

Insgesamt ist die Studienlage zu Odermennig eher dünn. Seine antientzündlichen und antioxidativen Eigenschaften sind auch auf den Gehalt an Polyphenolen zurückzuführen. Polyphenole fangen die bei chronischen Entzündungen anfallenden gefährlichen freien Radikale ab und entschärfen sie. Zu den Vorzügen des Odermennigs zählen zudem antimikrobielle Eigenschaften, durch die krankmachende Darmkeime in Schach gehalten werden. Insbesondere gehören hierzu durchfallerregende Shigellen, Klebsiellen, Pseudomonaden, *Escherichia coli* und Salmonellen, aber auch Pilze wie *Candida albicans* oder Würmer.

Das Gesamtpaket seiner Wirkstoffe umfasst daneben noch Bitterstoffe. Diese verbessern den Gallenfluss und damit die Verdauungsfunktion, helfen so der Leber bei der Umwandlung von Fetten und der Ausscheidung von Giften und verbessern den Appetit, sofern die Zubereitungen etwa eine halbe Stunde vor den Mahlzeiten eingenommen werden.

ANWENDUNGSBEREICHE

- Reizdarmsyndrom, verbunden mit Durchfällen
- chronisch-entzündliche Darmerkrankungen mit Blutungen (therapiebegleitend)
- Fehlbesiedelung des Darms mit Keimen
- zur Verbesserung der Fettverdauung

HINWEISE

Der hohe Gerbstoffgehalt kann bei empfindlichen Menschen auf den Magen schlagen. Das äußert sich durch Magendrücken oder Übelkeit. Gegenanzeigen sind nicht bekannt. Zubereitungen von Odermennig sollten zeitversetzt zu anderen Medikamenten eingenommen werden, da die Gerbstoffe die Aufnahme von Arzneimitteln im Darm erschweren. Zur Anwendung während der Schwangerschaft und Stillzeit sowie bei Kindern unter 12 Jahren liegen keine Empfehlungen vor.

ANWENDUNGSBEISPIELE

Sitzbad mit Odermennigkraut – entzündungshemmend, verschließt Wunden im Genital- und Analbereich

2 EL Odermennigkraut mit 500 ml siedendem Wasser aufbrühen und mindestens 10 min ziehen lassen. Den Absud einem Sitzbad beifügen. Die Badedauer sollte 10–15 min nicht überschreiten.

Odermennigtee – bei unspezifischen Durchfällen und zur Verbesserung des Galleflusses

1 gehäuften TL (1,5 g) getrocknetes Odermennigkraut mit 1 Tasse siedendem Wasser übergießen und nach 10 min abseihen. Bei Bedarf 2–4-mal täglich 1 Tasse trinken.

Die empfohlene Tagesdosis für Erwachsene beträgt 3–12 g, für Kinder ab 12 Jahren 3–6 g Odermennigkraut.

Odermennigtinktur – schneller wirkende Alternative zu Tee

1 Handvoll getrocknetes Odermennigkraut mit hochprozentigem Alkohol (Cognac oder Kornbrand) übergießen. 2–4 Wochen an einen sonnigen Platz stellen, danach in Braunglasflaschen abfiltrieren. Kühl und dunkel gelagert, ist die Tinktur bis zur nächsten Ernte haltbar.

Meist sind 15 Tropfen täglich gelöst in etwas Wasser ausreichend, robuste Naturen vertragen bis zu 30 Tropfen, die 1–1,5 h zeitversetzt zu den Mahlzeiten eingenommen werden sollten.

HANDELSPRÄPARATE

Odermennigkraut Tee (Aurica), Odermennigkraut (Apotheke, Kräuterladen), Odermennig Kräuterspirituose (Alpensegen)

PFEFFERMINZE

MENTHA × PIPERITA

Die beliebte Gartenpflanze ist unter Kräuterkundigen der Star, wenn es darum geht, eine aus der Balance gekommene Verdauung wieder ins Lot zu bringen. Auf eine lange Geschichte kann sie allerdings nicht zurückblicken, denn sie ist erst im 17. Jahrhundert durch Kreuzung oder durch Zufall in England entstanden. Vermutlich ist die Pfefferminze eine Mischung aus der Wasser- und der Grünen Minze und womöglich einer dritten Art. Von den zahlreichen Minzarten unterscheidet sie sich durch ihren hohen Mentholgehalt und den scharfen Geschmack – ihr Artname *piperita* kommt aus dem Lateinischen und bedeutet »gepfeffert, scharf«. Insgesamt ist sie eine kühlende Heilerin.

Das Lippenblütengewächs lässt sich einfach im Garten ziehen. Ein halbschattiger Platz ist ihr lieber als die pralle Sonne. Doch sollte der Boden warm sowie kalk- und stickstoffhaltig sein. Steht sie längere Zeit am gleichen Ort, verwildert sie und wird krausblättrig. Zudem ist sie anfällig für Rostpilzbefall. Deshalb sollten Sie ihr alle 2 Jahre einen anderen Standort geben. Die winterharte Staude erreicht Wuchshöhen von bis zu 70 cm, hat vierkantige, rötlich überlaufene Stängel, länglich-eiförmige Blätter mit Öldrüsen und ährige Blütenstände mit rosaroten bis lila gefärbten Blüten.

Medizinisch werden sowohl die Blätter als auch das ätherische Öl der Pfefferminze verwendet. Während zur Ölgewinnung eine Wasserdampfdestillation nötig ist, können Sie die frischen Blätter für Heil- und Küchenzwecke selbst ernten. Die Ernte sollte in den Vormittagsstunden im Juli erfolgen. Am besten werden die Blätter büschelweise geerntet, dann zum Trocknen ausgelegt und nachfolgend in Porzellandosen oder dunklen Gläsern aufbewahrt. Es muss also nicht immer Beuteltee sein. An heißen Tagen im Sommer ist selbst gemachter, gut gekühlter Minztee eine herrliche Erfrischung und sorgt für die nötige Flüssigkeitszufuhr. Das ist insbesondere wichtig, wenn die Stuhlkonsistenz ständig flüssig oder breiig ist.

INHALTSSTOFFE

Pfefferminzkraut enthält zwischen 0,5 und 4 % ätherisches Öl mit einem hohen Menthol- sowie Menthongehalt. Gerbstoffe, Bitterstoffe, Vitamin A, B-Vitamine, Vitamin C, Spurenelemente und Mineralstoffe (Eisen, Kalium, Kalzium) sowie Flavonoide unterstützen das Wirkspektrum.

WIRKUNG AUF DIE DARMGESUNDHEIT

Die Pfefferminze hat mehr zu bieten als den charakteristischen Geschmack und Duft. Ob bei Blähungen, Krämpfen oder Völlegefühl – Menthol hat ausgeprägte schmerzlindernde und entzündungshemmende Eigenschaften. Zusätzlich wirkt es antibakteriell und fördert die Bildung von Verdauungs-

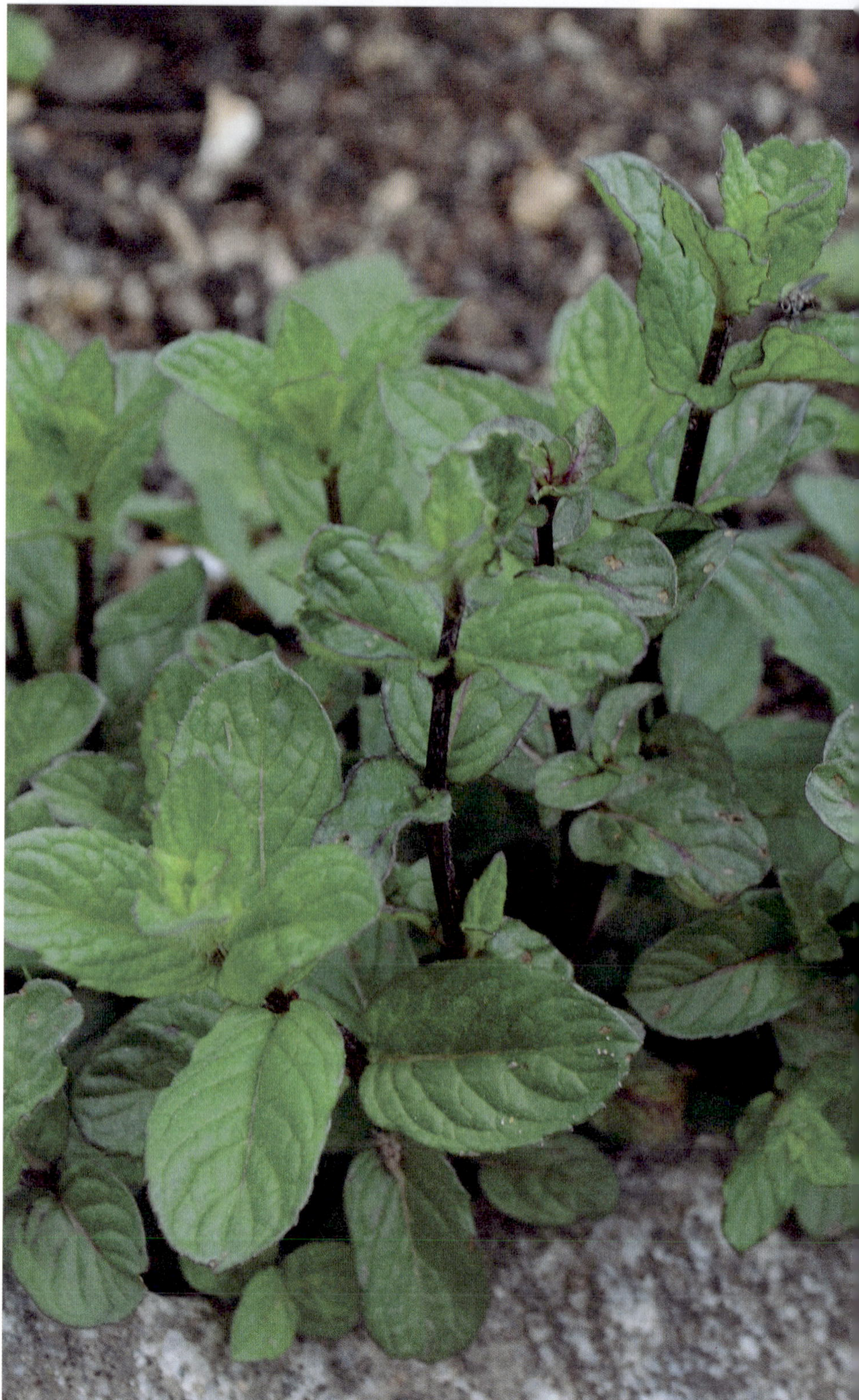

sekreten. Pfefferminze kann als Tee, Tinktur, Trockenextrakt oder in Form des ätherischen Öls verwendet werden. Dass der Tee anderen Zubereitungen nicht unbedingt unterlegen sein muss, zeigen Untersuchungen, denen zufolge sich auch in einem Teeauszug mehr als 20 % des enthaltenen lipophilen ätherischen Öls lösen.

Die Wirkung der Pfefferminze auf die Verdauungsorgane ist umfassend. Bei ungenügender Gallensekretion hilft sie der Leber und der Galle, da diese durch Menthol erheblich gesteigert wird. Durch den Gerbstoffgehalt werden entzündete Schleimhäute wieder verdichtet, die Bitterstoffe geben dem Darm seine Spannkraft zurück, und die Flavonoide sind Mitspieler einer gesunden Blutzirkulation.

Die antibakteriellen Eigenschaften der Pfefferminze, insbesondere die des ätherischen Öls, sind gut untersucht. So wurden unter Laborbedingungen wachstumshemmende Eigenschaften gegen Viren und Bakterien gemessen; darunter befanden sich durchfallerzeugende Bakterienstämme wie *Bacillus subtilis* oder *Escherichia coli* oder Krankenhausheime wie Pseudonomaden. Gerade bei Betroffenen mit chronischen Darmbeschwerden sind Dünndarmfehlbesiedelungen weitverbreitet. Die Symptome reichen von Durchfällen über Verstopfung, Völlegefühl und Blähung, Übelkeit nach dem Essen bis hin zu Reflux und Sodbrennen. Ätherisches Pfefferminzöl hat die Fähigkeit, scheinbar undurchdringliche Biofilme zu schädigen. Hierbei handelt es sich um eine effektive Verteidigungslinie von Mikroorganismen: Sie bilden schwer durchdringliche Schleimschichten, in denen sie selbst eingebettet sind und die eine Besiedelung mit anderen Keimen unterdrückt. Nach deren Abbau kann sich das Mikrobiom im Darm langsam wieder erholen.

Das ätherische Öl blockiert zudem die Kalziumkanäle, was wiederum zu einer krampflösenden Wirkung auf die glatte Muskulatur der Verdauungsorgane führt. Darmbewegungen normalisieren sich, und Blähungen gehen zurück, da Darmgase entweichen können. Dadurch lindert sie Völlegefühl, Magenverstimmungen, Übelkeit und Erbrechen und macht viele Speisen bekömmlicher. Dies alles sind Symptome, die dem Reizdarmsyndrom zugeordnet werden. Wegen zahlreicher positiver Studien findet sich Pfefferminzöl sogar in den offiziellen Behandlungsleitlinien zum Reizdarmsyndrom.

Pfefferminzöl muss jedoch sowohl für die innerliche wie auch für die äußerliche Anwendung umsichtig dosiert werden. Dünndarmlösliche Fertigpräparate haben den Vorteil, dass sie aufgrund des »Drug-Targeting« (damit ist die zielgerichtete und selektive Anreicherung oder Freisetzung eines

Arzneistoffs gemeint) zu den gereizten Darmabschnitten gelangen und nicht, wie andere ätherische Öle auch, großteils zuvor schon resorbiert werden. Mit einer Besserung chronischer Beschwerden ist schon in den ersten beiden Behandlungswochen zu rechnen. So kann sich die Stuhlkonsistenz von wässrig zu weich oder normal bessern, und die Stuhlfrequenz sinkt.

ANWENDUNGSBEREICHE

- zur Entspannung der Darmmuskulatur und Linderung von Krämpfen
- Übelkeit und Erbrechen
- Fehlbesiedelungen im Darm
- Fertigpräparate bei Reizdarmsyndrom

HINWEISE

Trotz ihrer wohltuenden Wirkung auf den Magen-Darm-Trakt sollten Menschen mit schweren Leberschäden und bei stark gereizten Magen- und Darmschleimhäuten die Pfefferminze generell vorsichtig dosieren und insbesondere bei Neigung zu vermehrter Magensäure und Gastritis nicht dauerhaft verwenden. Bei Gallensteinleiden sollten Sie vor der Pfefferminzanwendung ärztlichen Rat einholen. Der Genuss des Tees in den Abendstunden kann zu Reflux führen, da Pfefferminze auch den Magenpförtner entkrampft. Ätherisches Pfefferminzöl darf nicht bei Asthmaleiden, während der Schwangerschaft und bei Säuglingen und Kleinkindern (innerlich wie äußerlich, speziell im Bereich des Gesichts) angewendet werden. Gegenanzeigen sind zudem ein Verschluss der Gallenwege, Gallenblasenentzündungen oder schwere Leberschäden.

ANWENDUNGSBEISPIELE

Pfefferminzöleinreibung – entkrampft den aufgetriebenen Bauch

Mischen Sie maximal 5 Tropfen ätherisches Pfefferminzöl mit 50 ml Mandelöl. Wenige Tropfen auf die Handflächen geben und in kreisenden Bewegungen mit warmen Händen auf dem Bauch einreiben.

Pfefferminztinktur – bei krampfartigen Beschwerden im Magen-Darm-Trakt

1 Handvoll kleingezupfte Pfefferminzblätter mit hochprozentigem Alkohol (optimal sind 45 %) im Verhältnis 1:5 ansetzen, nach 14 Tagen abfiltrieren und in Braunglasflaschen umfüllen. Kühl und dunkel gelagert, ist die Tinktur etwa 12 Monate haltbar.

1–3-mal täglich 2–3 ml, das entspricht 30–45 Tropfen, in einem Glas mit Wasser verdünnt einnehmen. Die Anwendung erfolgt für 2–6 Wochen.

Pfefferminztee – hilft bei Bauchkrämpfen

1 TL Pfefferminzblätter mit 1 Tasse siedendem Wasser überbrühen, 5–10 min zugedeckt ziehen lassen und dann abseihen. Bei Bedarf bis zu 3 Tassen täglich trinken. Bei Übelkeit sollten Sie den Tee zunächst nur löffelweise einnehmen. Maximal 6 Wochen anwenden.

Die empfohlene Einzeldosierung für die Teezubereitung liegt bei jeweils 1 TL (0,6 g) bis 1 EL (1,5 g) getrocknetem Kraut auf 150 ml Wasser, die empfohlene Tagesdosis beträgt 3–6 g. Für Kinder zwischen 4 und 10 Jahren wird die Tagesdosis um die Hälfte reduziert.

Innerliche Pfefferminzölanwendung – bei Verdauungsbeschwerden, Völlegefühl, Appetitlosigkeit, krampfartigen Magen-Darm-Beschwerden und leichten Reizdarmsymptomen

Nicht mehr als 2 Tropfen täglich auf eine Brotkrume oder in 1–2 TL Joghurt tropfen und im Mund zergehen lassen. Die Anwendung sollte circa 30 min vor dem Essen erfolgen.

Bei Pfefferminzöl ist die Qualität entscheidend. Günstige Produkte aus der Drogerie oder dem Discounter enthalten zumeist *Mentha arvensis* (Acker-Minze), die fast gänzlich aus Menthol bestehen kann.

Heilpflanzenmischung bei Koliken und starkem Blähbauch

20 g Pfefferminzblätter
20 g Kalmuswurzel
20 g Anisfrüchte, frisch gemörsert

1 gehäuften TL der Mischung mit 1 Tasse siedendem Wasser übergießen, 10–15 min ziehen lassen, dann abseihen. Bis zu 3 Tassen täglich 30 min vor den Mahlzeiten trinken.

HANDELSPRÄPARATE

Buscomint bei Reizdarm magensaftresistente Weichkapseln (Sanofi-Aventis), Bio Pfefferminzöl Kapseln (Sunday Natural), Carmenthin bei Verdauungsstörungen magensaftresistente Weichkapseln (Schwabe), GAL Pfefferminzöl magensaftresistente Kapseln (GAL), Pfefferminzblätter (Apotheke), Pfefferminze Tinktur (Bioherba), Pfefferminze bio ätherisches Öl (Primavera)

SCHAFGARBE

ACHILLEA MILLEFOLIUM

Die seit Jahrhunderten bekannte heilbringende Wirkung der Schafgarbe kommt bereits in ihrer Namensgebung zum Ausdruck. Pflanzenfressende Tiere, insbesondere Schafe, wissen instinktiv von ihrer Heilkraft und fressen das bittere Kraut gerne bei Magen-Darm-Problemen – bei guter Gesundheit meiden sie es eher. Der zweite Wortteil »garbe«, abgeleitet vom Althochdeutschen »garwa«, kann als »die Heilende« übersetzt werden. Je nach Region gibt es zudem weitere Volksnamen für die heimische Wiesenpflanze, unter anderem »Heil aller Schäden« oder »Bauchwehkraut«.

In der Natur begegnet uns das heimische Wildkraut in ganz Europa und in Teilen Asiens vorrangig auf Magerwiesen, aber auch an Acker- und Wegrainen. Sie bevorzugt sonnige und trockene Standorte, ist widerstandsfähig gegen Dürre und Kälte, verträgt jedoch keine Staunässe. Fein

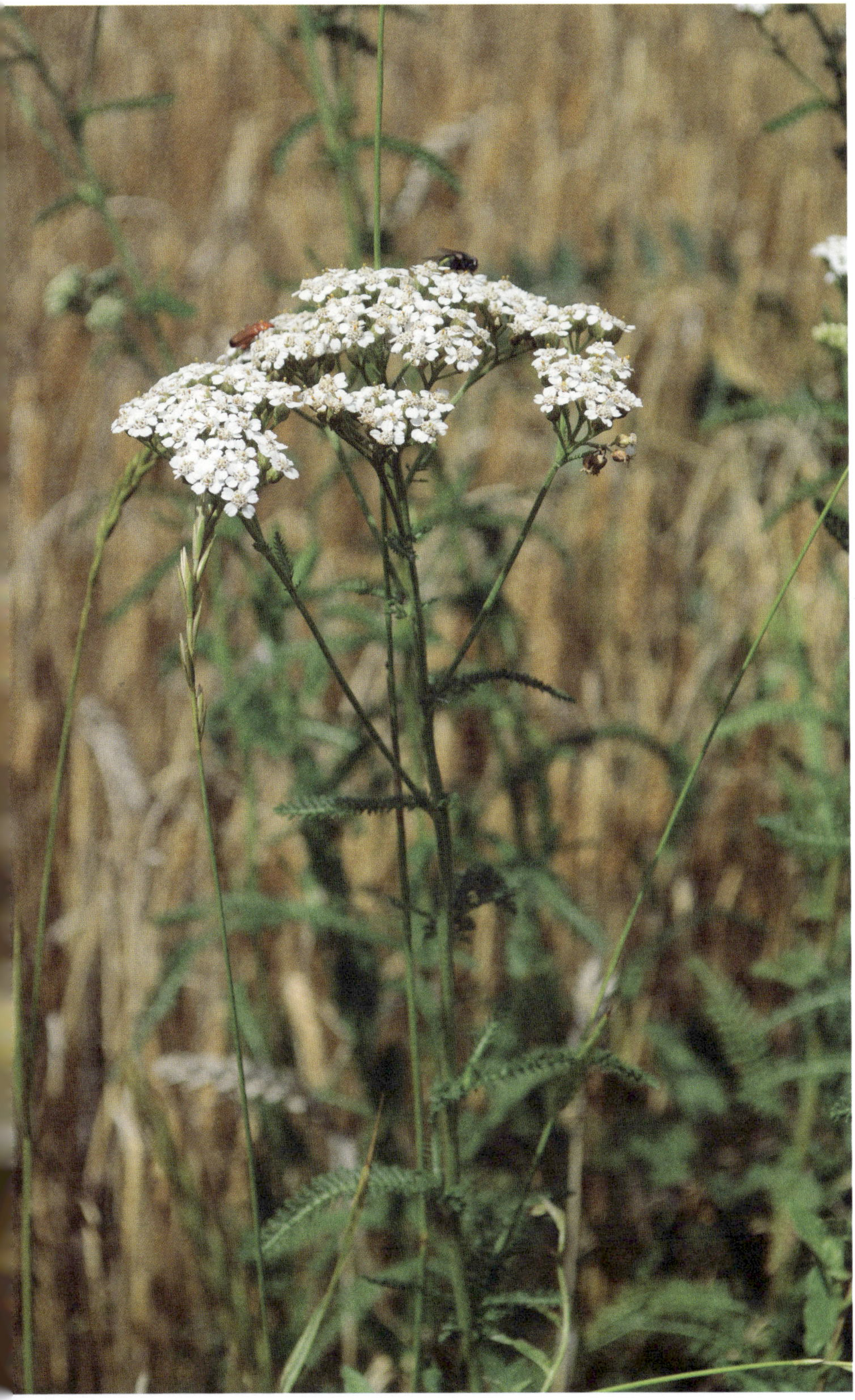

ziselierte und wie kleine Federn aussehende Blätter, die an kräftigen, bis zu 60 cm hohen Stängeln wachsen, sowie cremeweiße, manchmal auch zartrosafarbene Blüten sind die Kennzeichen dieser Pflanze. Auf den ersten Blick sehen sie wie Dolden aus, es sind jedoch viele kleine Einzelblüten, die tellerförmig horizontal angeordnet sind. Die Schafgarbe gehört zur Familie der Korbblütler, ist also eine Verwandte von Kamille, Ringelblume und Gänseblümchen.

Während der Blütezeit von Juni bis September wird das gesamte blühende Kraut (ohne Wurzel und harte Stängelanteile) an trockenen Tagen, am besten zur Mittagszeit, geschnitten und dann in Bündeln an einem luftigen, schattigen Ort aufgehängt. Anschließend bewahrt man es aroma- und lichtgeschützt auf. Wer empfindliche Haut hat, sollte beim Pflücken der Schafgarbe Handschuhe tragen. In seltenen Fällen kann sie in Verbindung mit Sonnenlicht Hautreizungen (Wiesendermatitis) hervorrufen.

INHALTSSTOFFE

Bitterstoffe, Gerbstoffe, ätherische Öle und Flavonoide sind die wertgebenden Inhaltsstoffe der Schafgarbe. Bei den Bitterstoffen handelt es sich um Sesquiterpenlaktone wie Achillin und Achillizin. Im ätherischen Öl befinden sich keim- und entzündungshemmende Bestandteile wie Proazulen. Die Flavonoide haben antibakterielle, entzündungshemmende und krampflösende Eigenschaften. Hinzu kommen noch Mineralstoffe (vor allem Kieselsäure) und Cumarine.

WIRKUNG AUF DIE DARMGESUNDHEIT

Als traditionelles pflanzliches Arzneimittel und »Bauchwehkraut« helfen Schafgarbenzubereitungen innerlich bei krampfartigen und entzündlichen Magen-Darm-Beschwerden, als tonisierendes, das heißt stärkendes Bittermittel bei zeitweiliger Appetitlosigkeit sowie bei Reizdarm mit Blähungen und Krämpfen.

Während die bitteren Anteile den Appetit anregen und die Verdauungssäfte in Fluss bringen, ziehen die Gerbstoffe entzündete Gewebe zusammen und dämmen so Entzündungsprozesse ein. Die ätherischen Öle haben ein keimhemmendes Potenzial und verhindern Entzündungen und

Blähungen. Ihre krampflösenden Eigenschaften wirken insbesondere auf die glatte Muskulatur, die im Darm und anderen Hohlorganen vorherrscht. Deshalb ist Schafgarbe auch für Menschen mit einem empfindlichen Magen geeignet. Je nach Indikation wird das Kraut als Tee, Tinktur, Frischpflanzenpresssaft oder Arzneiwein angewendet. Wässrige Auszüge, also Tee und Frischpflanzensaft, haben eine stärker krampflösende Wirkung, während alkoholische Tinkturen eher ein entzündungshemmendes Potenzial aufweisen, da sich ätherische Öle besser in Alkohol lösen. Schafgarbenblätter können zudem als aromatische Zugabe zu frischen Salaten, Eierspeisen oder Suppen in den Speiseplan integriert werden.

Innerlich und äußerlich angewendet, unterstützt sie die Leber bei ihrer Entgiftungsarbeit. Diffuse Leberveränderungen finden sich häufig bei Personen mit chronisch-entzündlichen Lebererkrankungen, welche die Entstehung einer Fettleber begünstigen und die sich durch eine Erhöhung der alkalischen Phosphatase zeigen. Die Ausprägung dieser Veränderungen steht im Zusammenhang mit der Krankheitsdauer, der Aktivität und der Behandlung mit Steroiden und Mesalazin. Nicht selten sind sie das Ergebnis jahrelanger Gärungsprozesse im Darm, durch die Fuselalkohole entstehen, die wiederum zu veränderten Leberwerten führen.

ANWENDUNGSBEREICHE

- krampfartige, entzündliche Magen-Darm-Beschwerden (chronisch-entzündliche Darmerkrankungen, Divertikulitis, Reizdarm)
- erhöhte Leberwerte, Fettleber

HINWEISE

Schafgarbenkraut ist gut verträglich und führt selten zu Nebenwirkungen. Gegenanzeigen bestehen bei Überempfindlichkeit gegen Korbblütengewächse.

Tee aus Schafgarbenblüten – bei Entzündungen der Magen- und Darmschleimhäute, geeignet für Sensible und Kinder

1 TL getrocknete Blüten mit 1 Tasse heißem Wasser überbrühen, 5–10 min zugedeckt ziehen lassen, danach abseihen. Täglich 1–3 Tassen zwischen den Mahlzeiten trinken.

Tee aus Schafgarbenkraut – bei krampfartigen Verdauungsstörungen

1 TL getrocknetes Kraut mit 1 Tasse heißem Wasser übergießen, 7–10 min ziehen lassen, dann abseihen. Täglich unabhängig von der Mahlzeit bis zu 3 Tassen trinken.

Schafgarbentinktur – schnelle Hilfe bei Krämpfen und Entzündungsprozessen im Darm

Schafgarbenkraut verlesen, klein schneiden, in ein sauberes Marmeladenglas füllen und mit der 5-fachen Menge hochprozentigem Alkohol übergießen. Den Ansatz 2 Wochen stehen lassen, dabei das Glas täglich wenden. Anschließend filtern und in Braunglasflaschen abfüllen. Kühl und dunkel gelagert, ist die Tinktur bis zu 12 Monate haltbar.

Bei Bedarf bis zu 3-mal täglich davon 10–20 Tropfen in etwas Wasser gelöst einnehmen.

Arzneiwein mit Schafgarbe – stärkt den Appetit

50 g Blüten und Blätter mit 700 ml Weißwein für 10 Tage ansetzen, danach die Pflanzenteile absieben. Die Flasche in den Keller oder einen kühlen Ort stellen, dann ist der Wein mehrere Monate (4–6 Monate) haltbar.

Bei zeitweiliger Appetitlosigkeit 1 Likörgläschen davon täglich 30 min vor der Hauptmahlzeit trinken.

Feuchtwarmer Schafgarbenwickel – zum Beschleunigen von Entgiftungsprozessen

3–6 EL blühendes Schafgarbenkraut mit 500 ml heißem (80 °C) Wasser überbrühen, 10–15 min bedeckt ziehen lassen und in eine Schüssel abseihen. Dann 1 l siedendes Wasser hinzugießen.

Ein Wickeltuch (Geschirrtuch oder Stoffwindel) in den bitteren Tee tauchen, vorsichtig herausnehmen, auswringen und so heiß wie möglich (ohne sich zu verbrühen) auf den rechten Oberbauch auflegen. Mit einem großen trockenen Handtuch bedecken und darauf eine Wärmflasche auflegen.

Gemütlich im Liegen entspannen und nach 30–45 min den Leberwickel abnehmen. Eine Nachruhezeit von 20–30 min unterstützt die Wirkung. Die leberfreundliche Anwendung kann kurmäßig über mehrere Wochen erfolgen.

HANDELSPRÄPARATE

Schafgarbe Naturreiner Heilpflanzensaft (Schoenenberger), Schafgarbenkraut Tee (Apotheke, Sidroga)

TAUSENDGÜLDENKRAUT

CENTAURIUM ERYTHRAEA

In den griechischen Sagen sind die Kentauren (auch Zentauren) heilkundige Wald- und Bergbewohner, die bei Homer noch keine Pferdegestalt hatten und das Tausendgüldenkraut als Heilpflanze verwendet haben sollen. Nach ihnen wurde *Centaurium* benannt. Auch der ungewöhnliche deutsche Name des Kräutleins deutet auf seine einstige Wertschätzung hin. Im Mittelalter hieß es mancherorts Hundertguldenkraut, dann erhob man es zum Tausendguldenkraut, weil seine Heilwirkung selbst mit tausend Gulden kaum aufgewogen werden könne. Egal wie es benannt wurde, kannten bereits die alten Mediziner und Gelehrten seine umfassende Heilwirkung. Man verordnete es wohl wegen seiner Bitterstoffe zur Wundbehandlung, bei Magen-, Leber- und Galleerkrankungen und Wurmbefall.

Das Enziangewächs ist in weiten Teilen Europas und Westasiens heimisch. Es bevorzugt trockene, sonnige Standorte auf lehmig-tonigen Böden. Die meisten Bestände finden sich auf Magerwiesen oder an Wegrändern. Da die Wildbestände seit Mitte des 20. Jahrhunderts stark zurückgehen, wurde die Art unter Naturschutz gestellt und darf nicht gepflückt werden. Sie können das Kraut jedoch in der Apotheke beziehen oder die Pflanze im Garten aussäen. Ein mäßig nährstoffreicher Boden und sonniger Platz sind ideal. Die Aussaat sollte erst im Mai erfolgen, wenn keine Fröste mehr zu erwarten sind. Tausendgüldenkraut ist eine zweijährige, etwa 25–50 cm hohe Pflanze mit aufrechten, vierkantigen Stängeln, die im oberen Teil stark verzweigt sind. Sie hat längliche ganzrandige Blätter und fällt in der Blütezeit von Juli bis September durch kleine rotviolette fünfzipfelige Blüten auf, die dicht zusammengedrängt in Scheindolden stehen.

Der Geschmack des Krauts ist deutlich bitter, weshalb Tausendgüldenkraut zur Gruppe der reinen Bitterstoffpflanzen zählt, die in der Medizin als Amara pura bezeichnet werden. Für Heilzwecke wird ausschließlich das blühende Kraut verwendet, bestehend aus Stängelanteilen, Blättern und Blüten.

INHALTSSTOFFE

Hauptwirkstoffe sind die bitteren Iridoidglykoside, die denen von Enzian ähnlich sind. Hinzu kommen ätherische Öle, Flavonoide, Phenolcarbonsäuren sowie die farbgebenden Xanthone.

WIRKUNG AUF DIE DARMGESUNDHEIT

Das Tausendgüldenkraut hat eine umfangreiche Wirkung auf den Verdauungstrakt. Es regt durch die bitteren Anteile bereits im Mund die Speichelsekretion an und führt zur vermehrten Bildung von Magensaft, wodurch Nahrungseiweiße besser aufgespalten werden. Die Leber produziert mehr Gallensaft, womit die Fette im Nahrungsbrei gelöst werden, und auch die Enzymproduktion der Bauchspeicheldrüse kommt in Fluss.

Zubereitungen aus dem Tausendgüldenkraut eignen sich daher besonders zur Behandlung von unspezifischen Verdauungsstörungen (Reizmagen, Reizdarm). Darunter versteht man anhaltende oder wiederkeh-

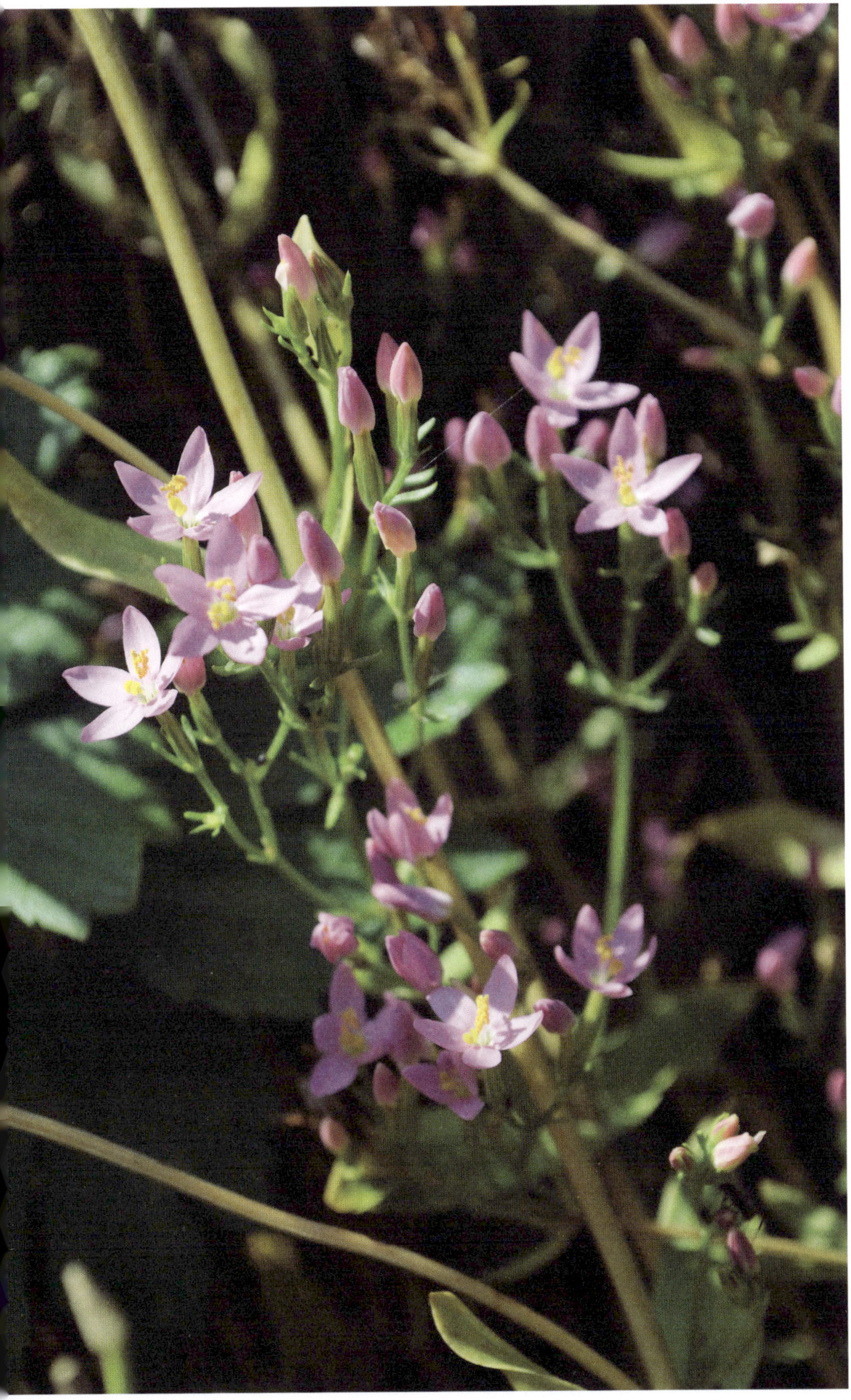

rende, subjektiv empfundene Beschwerden, die nicht auf organische Ursachen zurückzuführen sind, beispielsweise frühzeitige Sättigung, Völlegefühl, Blähungen, Übelkeit oder unregelmäßiger Stuhlgang. Störungen der Magenentleerung, mangelnde Magensaftproduktion, Appetitmangel und Funktionsstörungen der Gallenwege gehören ebenso zu den Anwendungsgebieten. In einigen Ländern wird das Tausendgüldenkraut traditionell zur Stärkung der Bauchspeicheldrüsenfunktion angewendet. Medizinisch handelt es sich um eine exokrine Pankreasinsuffizienz, wenn die Bauchspeicheldrüse zu wenig Verdauungsenzyme bildet. Die Folgen sind Verdauungsbeschwerden mit Durchfall und Fettstühlen und/oder Völle- und Spannungsgefühl im Oberbauch. Die Ursachen sind vielfältig, aber entzündliche Darmerkrankungen wie Morbus Crohn mit einem ausgeprägten Dünndarmbefall oder auch eine Zöliakie können eine ungenügende Bauchspeicheldrüsenfunktion zur Folge haben.

In der traditionellen europäischen Medizin wird Tausendgüldenkraut bei Wurmbefall gebraucht, insbesondere bei einem Befall mit Spul- und Bandwürmern. Nun zeigen auch Forschungsbefunde, dass das ätherische Öl bei einer Reihe von Mikroorganismen und schädlichen Bakterien wirksam ist. Dazu gehören durchfallerregende Bakterien wie *Escherichia coli*, Salmonellen (*Salmonella enteritidis*), Staphylokokken (*Staphyloccus aureus*) und *Bacillus cereus*.

Die häufigste Darreichungsform in der Naturheilkunde ist der Teeaufguss. Weitere Anwendungsmöglichkeiten sind alkoholische Auszüge (Tinkturen) oder Pulver zur Herstellung von Tabletten und Kapseln sowie homöopathischen Urtinkturen, Liköre und Arzneiweine. In der Küche lässt sich das bittere Tausendgüldenkraut ähnlich wie Wermut oder Beifuß zur besseren Fettverdauung verwenden. Auch in Salaten, kräftigen Suppen, Kohlspeisen oder Dressings kann das Kraut eine sehr interessante Abwechslung bieten. Es hat einen sehr würzigen und ausgesprochen bitteren Geschmack.

ANWENDUNGSBEREICHE

- mangelnde Produktion von Verdauungssäften
- exokrine Pankreasinsuffizienz
- mit milder antibakterieller Wirkung
- Verbesserung der Fettverdauung durch die bitteren Blätter

HINWEISE

Risiken und Nebenwirkungen sind bei bestimmungsgemäßer Anwendung keine bekannt. Zubereitungen aus dem Tausendgüldenkraut eignen sich nicht bei starken Entzündungen der Gallenwege, bei Verschluss der Gallenwege, Darmverschluss sowie bei Magen- und Zwölffingerdarmgeschwüren.

Die bitteren Zubereitungen sollten in der Regel 30 min vor oder nach dem Essen oder zwischen den Mahlzeiten eingenommen werden. Es empfiehlt sich, die Teezubereitungen schluckweise zu trinken und möglichst lange im Mund zu behalten, da dadurch sekretorische Reflexe ausgelöst werden.

ANWENDUNGSBEISPIELE

Teezubereitung aus Tausendgüldenkraut – unterstützt die Fettverdauung, den Appetit und die Funktion der Bauchspeicheldrüse

1 TL (oder weniger, je nach Bitterempfinden) mit 150 ml heißem Wasser übergießen, 10–15 min ziehen lassen, dann abseihen. Zur Appetitanregung 2–3-mal täglich 1 Tasse etwa 30 min vor dem Essen trinken; bei Verdauungsbeschwerden 1 Tasse Tee nach der Mahlzeit trinken.

Tausendgüldenkrauttinktur – verdauungsanregend und antibakteriell

Die Tinktur aus 1 Teil Kraut und 5 Teilen 70%igem Alkohol in einem ausgekochten Schraubglas über 2 Wochen ansetzen. Dann abseihen, in Braunglasflaschen umfüllen und beschriften. Die Tinktur ist mindestens 12 Monate haltbar.

2–3-mal täglich 10–25 Tropfen gelöst in einem Glas warmem Wasser einnehmen.

Achtung: Die Tinktur darf bei schweren Formen der Pankreasinsuffizienz nicht angewendet werden, da Alkohol die Bauchspeicheldrüse schädigt.

Arzneiwein mit Tausendgüldenkraut – zur Appetitanregung

50 g Tausendgüldenkraut und 50 g Kamillenblüten und fein geschnittene Orangenschalen von 1 Orange (alternativ Pomeranzenschalen) mit 1 l gutem Weißwein übergießen. 10 Tage ziehen lassen, regelmäßig schütteln, dann abseihen und in Flaschen füllen. An einem kühlen und dunklen Ort gelagert, ist der Wein 4–6 Monate haltbar.

Den Tausendgüldenkrautwein vor den Hauptmahlzeiten trinken. Das regt den Appetit an und fördert die Verdauung.

HANDELSPRÄPARATE

Tausendgüldenkraut Tee (Apotheke, Bombastus), Tinktur Tausendgüldenkraut (Phytopharma), Bio Tausendgüldenkraut Kapseln (Dr. Ehrenberger)

WEIHRAUCH

BOSWELLIA SERRATA

Das Harz des Weihrauchs gehörte zu den kostbarsten Handelsgütern des Altertums. Als religiöses Räucherwerk, Grabbeigabe, Parfum, zur Mumifizierung, als Salbe und Medizin wurde er in der antiken Welt gehandelt. Die Phönizier brachten Weihrauch neben anderen Gewürzen über die Gewürzroute durch Südarabien nach Israel. Als Räucherstoff blickt Weihrauch bereits auf eine vorchristliche Tradition zurück, wurde dann im Christentum geheiligt und ist noch heute Bestandteil kirchlicher Zeremonien. Das deutsche Wort Weihrauch unterstreicht die Bedeutung nochmals. Abgeleitet aus dem Mittel-/Althochdeutschen von »wi(h)rouch« bedeutet es so viel wie »heiliger Rauch«. Verräuchert wurde das Harz auch zur Behandlung körperlicher Beschwerden wie Husten und zur Linderung von Schmerzen.

Weihrauchbäume oder -büsche gehören zur Familie der Balsambaumgewächse und sind vom Wuchs her klein. Ihr Stamm ist dick, die Äste sind knorrig, und ihre Wurzeln graben sich tief in die Erde. Sie wachsen auf steinigen Böden, zwischen kalkhaltigen Felsen und in schlecht zugänglichen Gegenden und Halbwüsten. Man findet sie weltweit in drei Regionen, in Südarabien (*B. sacra*), Somalia (*B. carteri*) und Ostindien (*B. serrata*). Wegen der anhaltenden Hitze bilden sie nur kleine Blätter und Blüten – das verhindert eine starke Verdunstung des lebensnotwendigen Wassers.

Das Harz wird durch Anschneiden der papierartigen, aschgrauen Rinde in der heißesten Jahreszeit gewonnen. Durch die Verletzung tritt aus den Harzgängen eine klebrig-milchige Flüssigkeit aus, die nach 14 Tagen abgeschabt und verworfen wird. Erst nach dem zweiten Anschnitt entstehen die glänzenden, je nach Sorte weißen, gelblichen oder rötlich-bräunlichen »Tränen« – kleine Harzklümpchen, die noch einige Zeit zum Aushärten brauchen. Weihrauch riecht nur schwach, aber auf glühende Kohlen gestreut angenehm würzig; sein Geschmack ist bitter-würzig.

Es gibt weltweit einige Sträucher und Bäume – dazu zählen auch heimische Waldbäume –, die bei Verletzung Harztropfen bilden. Diese wirken desinfizierend und wundheilend – sie sind eine Art Pflaster für den Baum, der damit die Wunde verschließt. Dieses Wirkprinzip macht man sich auch in der Medizin zunutze. Äußerlich werden Weihrauchzubereitungen als Salbe zur Wundheilung, bei Geschwüren oder als Räucherung bei Schnupfen, Husten und Bronchitis angewendet.

Seit mehr als 5000 Jahren wird Weihrauch als entzündungshemmendes und schmerzlinderndes Heilmittel in der afrikanischen, arabischen und ayurvedischen Medizin verwendet. Glücklicherweise hat auch die moderne Wissenschaft diese traditionelle Heilpflanze wiederentdeckt. Mehrere Studien stellen die positiven Eigenschaften des Harzes heraus. So können die entzündungshemmenden Eigenschaften bei zahlreichen Autoimmunerkrankungen (Multiple Sklerose, Erkrankungen des rheumatischen Formenkreises) gute Dienste leisten. Die Boswelliasäuren hemmen spezifisch das Enzym 5-Lipoxygenase, das an der Bildung körpereigener Entzündungsmediatoren, der Leukotriene, beteiligt ist.

INHALTSSTOFFE

Weihrauch enthält zu 50–70 % Harze mit Boswelliasäuren, 4–8 % ätherische Öle mit Boswellinsäure, Bitterstoffe, Schleimstoffe und zu 20 % Gummi.

Nach langer erfahrungsheilkundlicher Nutzung ist Weihrauch erst seit einigen Jahren Gegenstand der Forschung. Mehrere klinische Studien zeigen eine entzündungshemmende Wirkung von *Boswellia*-Präparaten, die bei chronisch-entzündlichen Darmerkrankungen wie Colitis ulcerosa oder Morbus Crohn von Nutzen ist. Beispielsweise erbrachte eine Studie das Ergebnis, dass indischer Weihrauch (Weihrauch H15) bei aktivem Morbus Crohn ebenso wirksam ist wie das Referenzmedikament Mesalazin.

Insgesamt kann bei Weihrauch von einer kortisonähnlichen Wirkung ausgegangen werden. Die Vorteile des natürlichen Heilmittels liegen auf der Hand. Weihrauch ist in der Regel gut verträglich. Nur wenige berichten nach der Einnahme von Oberbauchbeschwerden, und sehr selten treten allergische Hautreaktionen auf. Kortisonbedingte Nebenwirkungen wie Gewichtszunahme, Diabetes mellitus oder Stimmungsschwankungen sind bei Weihraucheinnahme nicht bekannt. Unter der Therapie berichteten die Teilnehmer sogar von weniger Erkältungsinfekten in den Wintermonaten. Weihrauchpräparate können zunächst begleitend zu Salizylaten, Kortikoiden oder Immunsuppressiva eingenommen werden. Bei Kortikoiden empfiehlt sich bei Besserung der Entzündungszeichen ein langsames Ausschleichen. So kann eine Medikamentenreduktion erreicht und gegebenenfalls in der Remissionsphase auf die alleinige Gabe von Weihrauch umgestellt werden.

Neben den antientzündlichen und schmerzlindernden Wirkungen sind abschwellende (ödemhemmende) und antimikrobielle Eigenschaften beschrieben. Das Substanzengemisch wirkt also auch gegen Bakterien, Pilze und Viren, die sich oft in entzündeten Därmen tummeln. Zudem deuten einige Studienergebnisse darauf hin, dass Weihrauch die Barrierefunktion der Darmschleimhaut verbessert, die beim Vorliegen chronisch-entzündlicher Darmerkrankungen nahezu immer geschädigt ist.

ANWENDUNGSBEREICHE

- chronisch-entzündliche Darmerkrankungen (akute Formen oder Remissionsphase)
- mikrobielle Fehlbesiedelung im Darm
- Verbesserung der Barrierefunktion der Darmschleimhaut

HINWEISE

Grundsätzlich haben Weihrauchextrakte eine niedrige Bioverfügbarkeit. Konkret bedeutet das, dass sie schwer wasserlöslich sind und auch nur zu einem geringen Teil im Darm aufgenommen werden. Aus diesem Grund eignen sich eigene Zubereitungen nicht für die Selbsttherapie. Mithilfe einer speziellen Mizellentechnologie, bei der die Boswelliasäuren mit einer wasser- und fettlöslichen Hülle umschlossen werden, lässt sich die Bioverfügbarkeit um das über 50-Fache steigern.

Für Schwangere und Stillende sowie Kinder unter 12 Jahren können Weihrauchpräparate aufgrund der zu geringen Datenlage derzeit nicht empfohlen werden. Wenn überhaupt sollte eine Anwendung nur nach ärztlicher Rücksprache erfolgen.

HANDELSPRÄPARATE

boswelliaLoges Weihrauch-Kapseln (Dr. Loges), Weihrauch 400 (Biogena), Weihrauch-Köhler (Köhler Pharma)

NÄHRSTOFFE FÜR GESUNDE DÄRME

Der Markt an Vitalstoffen und Supplementen boomt wie nie zuvor. Fast überall wird uns in den Medien suggeriert, dass wir ohne Pillen, Tabletten, Pulver oder Säfte weniger leistungsfähig und gesund sind. Ein Extra an Nährstoffen ist jedoch für sonst gesunde Menschen zumeist überflüssig. Solange Sie sich von Nahrungsmitteln ernähren, die zur rechten Zeit geerntet wurden, auf fruchtbaren Böden mit einer hohen biologischen Aktivität wuchsen oder von Tieren stammen, die ein artgerechtes Leben geführt haben, sollte ihr Nährstoffbedarf gedeckt sein. Anders mag es bei Menschen aussehen, die sich nahezu ausschließlich von Fast Food ernähren. Zwar sind Fertignahrungsmittel längst Bestandteil unserer Esskultur, sie beinhalten aber in der Regel nur wenige Vitamine, Mineralstoffe und Spurenelemente, dafür besonders viel Zucker, Fett und Salz. Das kann zu Übergewicht bei gleichzeitiger Mangelversorgung führen.

Eine Mangelversorgung kann ebenfalls durch Krankheiten bedingt sein. Gerade Menschen mit geschädigtem Darm haben es oft nicht leicht, genügend Vitamine und Nährstoffe aufzunehmen. Die Gründe dafür sind vielfältig. So führen Übelkeit und Bauchschmerzen dazu, dass grundsätzlich weniger gegessen wird. Bei Durchfällen werden nicht nur Wasser, sondern auch wichtige Nährstoffe aus dem Körper geschwemmt, einige Medikamente bremsen die Aufnahme von Vitaminen und Mineralstoffen. Wer unter Nahrungsmittelunverträglichkeiten leidet, meidet oft eigentlich gesunde Nahrungsmittel. Ein chronisch-entzündeter Darm ist gar nicht mehr dazu in der Lage, ausreichend Vitalstoffe aufzunehmen, eine Fehlbesiedelung im Darm führt zu Resorptionsstörungen, und manchmal fließen auch die Verdauungssekrete nicht ausreichend. Es müssen noch nicht einmal alle hier genannten Faktoren zusammenkommen, damit es zu einer Mangelernährung kommt. Diese führt früher oder später zu Symptomen wie etwa Energieverlust und chronische Müdigkeit.

Nachfolgend habe ich eine Auswahl an Vitalstoffen und Supplementempfehlungen zusammengestellt, die bei Darmerkrankungen hilfreich und nützlich sein können. Trotzdem gilt wie für Gesunde: Ausgewogene, frische und vitaminreiche Kost verhindert die Entstehung von Verdauungsstörungen, verlängert die beschwerdefreie Zeit bei chronischen Darmbeschwerden und zögert den nächsten Schub bei chronisch-entzündlichen Darmerkrankungen hinaus.

GRUNDLAGEN ZU VITAL- UND NÄHRSTOFFEN

Per Definition sind Vitalstoffe – abgeleitet vom lateinischen Wort »vita« für Leben – lebensnotwendige Substanzen, die in pflanzlichen oder tierischen Nahrungsmitteln vorkommen. Dazu zählen Vitamine, Vitaminoide, Mineralstoffe, Spurenelemente, Aminosäuren, Fettsäuren, Enzyme, Prä- und Probiotika und im weiteren Sinn auch sekundäre Pflanzenstoffe.

Die zielgerichtete Anwendung von Vitalstoffen steht im Mittelpunkt der orthomolekularen Medizin (altgr. »orthós« = richtig). Den Grundstein dafür legte der Biochemiker und Nobelpreisträger Linus Pauling (1901–1994) mit der Erforschung von Vitamin C. Es handelt sich hier also um eine relativ neue Therapieform – im Gegensatz dazu werden Heilpflanzen schon seit Tausenden von Jahren für Heilzwecke verwendet. Die orthomolekulare Medizin richtet ihr Augenmerk sowohl auf die Behandlung von Krankheiten als auch auf die Erhaltung der Gesundheit.

VITAMINE

Vitamine sind strukturell völlig unterschiedlich aufgebaut. Ihre einzige Gemeinsamkeit besteht darin, dass sie lebenswichtige Stoffe sind, die der Körper selbst nicht herstellen kann. Sie müssen also über die Nahrung zugeführt werden. Eine Ausnahme bildet Vitamin D, das der Körper bei ausreichend Sonnenlicht selbst produzieren kann.

Man unterscheidet fettlösliche Vitamine von den wasserlöslichen. Fettlöslich sind die Vitamine A (siehe Seite 227), D (siehe Seite 239), E und K (siehe Vitamin D, Seite 239), wasserlöslich das Vitamin C (siehe Seite 234) und die Gruppe der B-Vitamine (siehe Seite 231). Sie werden nur in geringem Umfang gespeichert und müssen daher ständig zugeführt werden.

Vitamin E beziehungsweise die **Tokopherole** bilden eine ganze Vitamingruppe. Sie wirken antioxidativ und sind ein natürlicher Schutz vor aggressiven Sauerstoffradikalen. Zudem hat Vitamin E entzündungshemmende Eigenschaften, es kann das Immunsystem unterstützen und beeinflusst die Blutgerinnung. In der Regel ist keine Zufuhr von Vitamin E in Pillenform erforderlich – höchstens in besonders schweren Fällen von Darmentzündungen. Denn pflanzliche Öle wie Sonnenblumen-, Oliven- oder Weizenkeimöl sind flüssige »Vitamin-E-Bomben«. Auch Avocados, Nüsse, Pinienkerne, Butter, Eier oder Fische enthalten viel Vitamin E. Um den Tagesbedarf an Vitamin E zu decken, genügen bereits 1–2 EL Pflanzenöl täglich. Bei einem nachgewiesenen Mangel dürfen es auch 1–2 EL mehr sein.

VITAMINOIDE

Vitaminoide (d. h. vitaminähnliche Substanzen) erfüllen ebenso wichtige Funktionen im menschlichen Stoffwechsel wie die Vitamine selbst, können aber im Gegensatz zu echten Vitaminen im Körper gebildet werden und sind zudem in der Nahrung enthalten.

Dazu zählt beispielsweise **L-Carnitin**, das am Energiestoffwechsel sowie an Entgiftungsprozessen beteiligt und ein wichtiger Modulator von Immunreaktionen ist. Vor allem in Fleisch (Lamm, Rind, Schaf) ist L-Carnitin natürlicherweise enthalten, weniger in pflanzlicher Nahrung.

Coenzym Q_{10} zeigte sich in einigen Studien als Energiebooster, wirkungsvolles Antioxidans und hat zudem entzündungshemmende Eigenschaften. Während der Einnahme kam es bei Probanden mit Colitis ulcerosa zu einer vorübergehenden oder dauernden Abschwächung der Symptome. Coenzym Q_{10} wird sowohl über eine Vielzahl an Lebensmitteln aufgenommen, als auch vom Körper selbst aus den Aminosäuren Phenylalanin und Tyrosin hergestellt. Rindfleisch, Sardinen und Geflügel, aber auch Hülsenfrüchte, Soja und Nüsse sowie pflanzliche Öle sind natürliche Coenzym-Q_{10}-Quellen. Die Preise für entsprechende Nahrungsergänzungsmittel sind vergleichsweise hoch.

MINERALSTOFFE UND SPURENELEMENTE

Mineralstoffe

Mineralstoffe sind Mengenelemente und lebenswichtige anorganische Mikronährstoffe. Sie sind im Gegensatz zu den Spurenelementen in großen Mengen im Organismus enthalten. Wichtige Mineralstoffe sind Kalzium, Magnesium (siehe Seite 216), Natrium, Chlor, Kalium und Phosphor. Zwar ist der Bedarf an Mineralstoffen bei chronisch-entzündlichen Darmerkrankungen erhöht, er kann jedoch zumeist über die Ernährung oder ein Kombipräparat (z. B. Pure Mineral 650A von Pure Encapsulations) gedeckt werden.

Personen mit Morbus Crohn sollten allerdings den Bedarf an **Kalzium** im Auge behalten, da Kalzium den Knochenaufbau beeinflusst. Die Empfehlung, ausreichend Milchprodukte zu verzehren, ist in der Praxis wegen der häufigen Unverträglichkeit von Milch nicht praktikabel. Grünes Gemüse wie Blattspinat, Brokkoli, Grünkohl, Sesamsamen und Mineralwässer sind natürliche Kalziumquellen. Ein Kombinationspräparat mit Kalzium, Vitamin D_3 und Vitamin K_2 (z. B. Knochenwohl von Pure Ella) ist für die Knochengesundheit günstiger als die Einnahme von Kalzium als Monopräparat.

Spurenelemente

Bei den Spurenelementen liegt der mengenmäßige Anteil im Körper bei weniger als 50 mg pro Kilogramm Körpergewicht. Genau wie bei den Mineralstoffen handelt es sich um anorganische Bestandteile, die unter anderem für den Aufbau von Knochen, Zähnen, Hormonen und Blutzellen benötigt werden. Ein Teil der Spurenelemente wird nach heutigem Kenntnisstand als essenziell – also lebensnotwendig – für Menschen erachtet, andere wie Arsen, Silizium, Bor, Zinn, Nickel, Lithium, Blei und Vanadium gehören zu den nicht essenziellen Spurenelementen. Aus meiner Sicht kennt die Natur allerdings keine Verschwendung, sodass diese Stoffe vermutlich – zumindest in allerkleinsten Mengen – doch nötig sind.

Es folgt ein kurzer Überblick über die allgemein in der Wissenschaft anerkannten Kentnisse:

- **Chrom** reguliert den Blutzuckerspiegel und kann auch die Blutfettwerte beeinflussen.
- **Fluor** wird zu 95 % in Knochen und Zähnen gespeichert.
- **Jod** ist ein wichtiger Baustein für die Bildung der Schilddrüsenhormone Tetrajodthyronin/Thyroxin (T_4) und Trijodthyronin (T_3).
- **Kupfer** ist beteiligt an der Bildung roter Blutkörperchen, an der Mobilisierung von Eisen und an der Energiegewinnung.
- **Mangan** ist Bestandteil bestimmter Enzyme, trägt zur Gewährleistung eines normalen Energiestoffwechsels bei und ist wichtig für den Knochenaufbau und die Bindegewebsbildung.
- **Molybdän** ist beispielsweise an der Energiegewinnung beteiligt und wirkt als Cofaktor in einigen zellulären Enzymsystemen. Daneben ist das Spurenelement am Abbau von Alkohol in der Leber beteiligt.
- **Nickel** ist nicht nur verantwortlich für die Nickelallergie, sondern auch Bestandteil einiger Enzyme, es übernimmt zudem Funktionen im Hormonstoffwechsel und bei der Blutgerinnung.
- **Silizium** ist in Form von Kieselsäure wichtig für die Bildung von Bindegewebsstrukturen der Haut und sorgt gleichermaßen für die Elastizität von Knorpeln, Sehnen und Bändern.

Welche Funktion das Ultraspurenelement **Vanadium** übernimmt, ist noch nicht genau erforscht. Ausführliche Informationen zu den Spurenelementen **Eisen** (siehe Seite 210), **Selen** (siehe Seite 224) und **Zink** (siehe Seite 246) finden Sie in eigenen Abschnitten.

ENZYME

Enzyme (früher Fermente genannt) sind Eiweißmoleküle, die in Lebewesen biochemische Prozesse steuern und beschleunigen (katalysieren), ohne dabei selbst verändert zu werden. Sie tragen vor allem dazu bei, dass Stoffe gespalten und damit besser verarbeitet werden. So steuern Enzyme nicht nur die Verdauung, sondern den gesamten Stoffwechsel sowie die Bildung von Hormonen. Sie sind ein wesentlicher Faktor für die Gesundheit, indem sie bei der Entgiftung schädlicher Stoffe helfen, Viren und Bakterien bekämpfen, Entzündungen und Schmerzen verringern, die Wundheilung beschleunigen, Ödeme abbauen und das gesunde Zellwachstum fördern. Sicher ist auch, dass ein Enzymmangel die Entstehung von chronisch-entzündlichen Darmerkrankungen, etwa von Morbus Crohn, begünstigt.

Wir wissen noch nicht einmal, wie viele Enzyme es gibt. Vermutlich sind es mehrere Tausend, die ständig mit dem Abbau großer Moleküle beschäftigt sind. Enzymnamen haben die Endung »-ase«. Das wichtigste Enzym im Magensaft ist eine Protease, das Pepsin. Es kann das durch die Salzsäure geronnene Protein abbauen. Für die weitere Verarbeitung der Nahrung liefert die Bauchspeicheldrüse (Pankreas) enzymhaltige Verdauungssäfte an den Zwölffingerdarm. Dabei handelt es sich um mehrere bedeutende Enzyme zur Spaltung von

- Kohlenhydraten – Alpha-Amylase, Glukosidasen,
- Fetten – Lipasen, Phospholipasen, Cholesterinesterase,
- Nukleinsäuren – Desoxyribo- und Ribonukleasen,
- Eiweißen – Trypsin, Chymotrypsin, Elastase, Kollagenase, Karboxypeptidase.

Enzyme sind zudem an den weiteren Stationen der Nahrungsverwertung im Dünndarm (Jejunum und Ileum) beteiligt. Sie spielen außerdem eine wichtige Rolle bei der Gewinnung von Energie (Atmungskette und Zitronensäurezyklus) und im Immunsystem.

Da auch Pflanzen Enzyme produzieren, können aus diesen Enzymprodukte gewonnen werden. Beispiele sind die eiweißspaltenden Enzyme Papain aus Papaya oder Bromelain aus der Ananas (z. B. Papain & Bromelain von Nature Power). Sie können Entzündungsprozesse reduzieren, freie Radikale abfangen oder bei der Regeneration von Wunden helfen, verlängern aber auch die Blutungszeit.

Daneben gibt es Enzympräparate auf tierischer Basis. Produkte mit Chymotrypsin werden oft aus Rinderpankreas gewonnen (z. B. in den Kombinationspräparaten Enzym-Wied classic und Optizym Plus von Green

Offizin). Pankreatin ist ein enzymatisch aktiver Komplex, der die Verdauungsenzyme Protease, Amylase und Lipase enthält und in der Regel aus Schweinepankreas gewonnen wird (z. B. Pankreatin von Pure Encapsulations).

MAKRONÄHRSTOFFE EIWEISS, FETT UND KOHLENHYDRATE

Eiweiß, Fett und Kohlenhydrate sind die drei Hauptlieferanten für Nährstoffe, die wir aus der Nahrung erhalten. Unser Körper bezieht durch sie Energie. Wie viele Nährstoffe der Mensch täglich benötigt, ist abhängig von verschiedenen Faktoren. So beeinflussen das Alter, körperliche Aktivität oder auch Krankheiten wie chronisch-entzündliche Darmerkrankungen den Nährstoffbedarf. Bei leichteren Verläufen und Beschwerden im Darm sind Sie vermutlich mit der Selbsttherapie von Nahrungsergänzungsmitteln gut bedient, bei schwerem Nährstoffmangel und Verläufen wird jedoch ärztlicherseits der persönliche Nährstoffbedarf ermittelt und in sehr schweren Fällen eine hochkalorische Trinknahrung verschrieben.

Eiweiß/Proteine
Eiweiß fördert das Muskelwachstum. Der Körper braucht Eiweiß, um Zellen zu bilden oder beschädigtes Gewebe zu regenerieren. Verdauungsenzyme bestehen aus Aminosäuren, und auch unser Immunsystem braucht Proteine, um richtig zu funktionieren. Die Deutsche Gesellschaft für Ernährung e. V. (DGE) empfiehlt eine Proteinzufuhr von 0,8 g pro Kilogramm Körpergewicht täglich, bei Krankheit können jedoch ebenso an die 1,5 g pro Kilogramm Körpergewicht sinnvoll sein.

Bei für chronisch-entzündliche Darmerkrankungen typischem Durchfall kommt es häufiger zu Eiweißmangel. Rund ein Drittel der Betroffenen haben zumindest im Schub eine Hypoalbuminämie, also eine zu niedrige Konzentration von Albumin im Blut. Hauptursache sind in der Regel starke Proteinverluste durch Durchfälle, andererseits beeinträchtigen auch Medikamente wie Antibiotika oder Steroide sowie eine ungenügende Aufnahme über die Nahrung den Proteinhaushalt.

Falls Sie Ihren Bedarf über den Verzehr von Fisch, magerem Fleisch, Geflügel, Eiern oder eiweißreichen Pflanzen (Hülsenfrüchte sind gute Proteinquellen, führen allerdings häufiger zu Unverträglichkeiten) nicht decken können, können zunächst im Einzelfall Proteinpulver als Trinknahrung hilfreich sein. Diese werden unter anderem auch im Kraftsportbereich zum Muskelaufbau häufiger verwendet (z. B. Protein CS 156/18 von Biogena).

Fette/Lipide

Fette haben allgemein einen schlechten Ruf, gelten als Dickmacher und können die Gefäße schädigen. Dennoch sollte die tägliche Ernährung zu rund 25–30 % aus Fetten bestehen. Das sind – je nach Gewicht und körperlicher Aktivität – etwa 60–100 g Fett pro Tag.

Ihr schlechter Ruf wird einigen Fetten durchaus gerecht. Tatsächlich wird vermutet, dass gesättigte Fettsäuren Darmentzündungen auslösen können. Diese kommen in industriell hergestellten Produkten wie Wurst, Gebäck, Pizza, Pommes oder Fast Food vor. Insgesamt ist diese Gruppe von Fettsäuren eher schlecht verträglich und führt häufig zu Völlegefühl. Deutlich besser verträglich sind bei Darmentzündungen hingegen Butter und Pflanzenöle wie nicht raffiniertes Oliven-, Raps- oder Distelöl. Mehr zu den entzündungshemmenden und empfohlenen Omega-3-Fettsäuren finden Sie auf den Seiten 220–224.

Bei etwa 30 % der Betroffenen kommt es aufgrund der entzündlichen Prozesse im Darm, einer Entfernung von Darmabschnitten oder einer Abnahme der Gallensäurekonzentration im Darm zu Fettstühlen. Bei ausgeprägten Fettstühlen kann es hilfreich sein, herkömmliche Fette durch spezielle mittelkettige Fettsäuren, sogenannte MCT-Fette, zu ersetzen. Sie sind als Streichfette und Speiseöle erhältlich, die Umstellung sollte jedoch stufenweise erfolgen. Der oft in diesem Zusammenhang nötige Bedarf an Pankreasenzymen wird in den ärztlichen Praxen ermittelt.

Kohlenhydrate

Nudeln, Kuchen, Cerealien aus der Großpackung … – sie alle gehören zu den verteufelten »Carbs«. Und doch sind Kohlenhydrate wichtige Energielieferanten für unseren Körper und Brennstoff für Gehirn- und Nervenzellen. Der Bedarf liegt bei etwa 220–270 g täglich. Pauschal lässt sich nicht sagen, was bei akuten oder chronischen Darmentzündungen vertragen wird. An sich leicht verdauliche Getreide, beispielsweise in Weißbrot und Zwieback, haben einen hohen Glutenanteil und führen aufgrund dessen häufiger zu Verdauungsstörungen. Kartoffeln als Brei verarbeitet werden aber fast immer vertragen, auch Hafer und insbesondere Haferschleim, Reiswaffeln oder leicht verdauliche und schonend gegarte Gemüsesorten wie Zucchini, Fenchel, Spargelspitzen, Karotten und Kürbisse sowie säurearmes Obst (Himbeeren, Äpfel, Birnen, Bananen).

Ballaststoffe (Nahrungsfasern) zählen ebenfalls zu den Kohlenhydraten und sind unverdauliche Bestandteile pflanzlicher Lebensmittel. Sie liefern zwar kaum Energie, tragen aber zum Sättigungsgefühl bei, fördern die Verdauung und ernähren unsere Darmorganismen. Trotz der vielen positiven Eigenschaften von Ballaststoffen sollten Menschen mit Darmentzündungen vor allem beim Verzehr unlöslicher Ballaststoffe vorsichtig sein. Liegen Verengungen im Darm vor oder ist dieser stark entzündet, können die Fasern problematisch sein. Daher ist ein Verzicht während einer akuten Darmentzündung ratsam, um den Darm möglichst gut zu schonen. Nach dem Abklingen der Entzündung ist ein langsames Steigern des Ballaststoffgehalts in der Regel wieder möglich. Dies muss jedoch unter ärztlicher Begleitung abgestimmt werden.

PRÄBIOTIKA

ERNÄHRUNG FÜR EINEN GESUNDEN DARM

Im Gegensatz zu den Probiotika sind Präbiotika (auch Prebiotika) keine lebenden Mikroorganismen. Als Präbiotika (von »prä« = vor und »bios« = Leben) werden unverdauliche Kohlenhydrate bezeichnet, die resistent gegen Verdauungsenzyme und Magensäure sind. Präbiotika kommen in faser- und ballaststoffreichen Lebensmitteln vor. Je nach Zusammensetzung werden die langkettigen Zuckermoleküle eingeteilt in Fruktooligosaccharide (Inulin), Galaktooligosaccharide, Pektin, Polysaccharide oder resistente Stärke.

Während unsere steinzeitlichen Vorfahren durch den hohen Verzehr von Knollen und Wurzeln vermutlich noch rund 100 g präbiotischer Lebensmittel konsumierten, sind es heutzutage bei Amerikanern durchschnittlich nur 1–4 g und bei Westeuropäern 4–11 g. Die DGE empfiehlt eine tägliche Zufuhr von rund 30 g Ballaststoffen, die jedoch die meisten Menschen nicht mehr erreichen. Die moderne Ernährungsweise bedingt, dass wir dem Körper mit der Nahrung immer weniger Präbiotika zuführen. Das hat einige Nahrungsmittelhersteller dazu bewogen, Back- und

Wurstwaren sowie Müsliriegeln Präbiotika zuzusetzen, um sie ballaststoffreicher und damit gesünder zu machen.

WIE WIRKEN PRÄBIOTIKA?

Die Ballaststoffe, die wir nicht verdauen können, wandern durch Magen und Dünndarm in den Dickdarm. Dort dienen Präbiotika als Nahrungsgrundlage für bestimmte Bakterienarten. Den »guten« Laktobazillen und insbesondere den Bifidobakterien dienen Präbiotika als Nahrungsquelle und fördern somit deren Überlebensfähigkeit. Dadurch entstehen vermehrt kurzkettige Fettsäuren wie Butyrat, und es kommt zu einer Verschiebung des pH-Werts in den sauren Bereich. Das wiederum verhindert ein Ansiedeln krankmachender Bakterienarten und verstärkt gleichzeitig die Löslichkeit bestimmter Mineralstoffe im Darm wie die von Kalzium, Magnesium und Natrium.

Neben der Fähigkeit, probiotische Bakterien zu aktivieren und deren Wachstum zu fördern, unterstützen Präbiotika zusätzlich die Verdauungsfunktion, da sie das Stuhlvolumen erhöhen. Sie können daher nützlich sein bei Darmträgheit, Durchfall und Verstopfung. Damit haben Präbiotika einen Einfluss auf ein gut funktionierendes Immunsystem und eine funktionierende Verdauung. Das macht sie zu einem wichtigen Mittel, um die Darmgesundheit zu erhalten und zu fördern.

NATÜRLICHE VORKOMMEN

Spargel, Artischocken, Chicorée, Schwarzwurzel, Kohl, Topinambur, Lauch, Zwiebel und Knoblauch gehören zur Kategorie der Präbiotika mit einem hohen Inulinanteil, die Hülsenfrüchte wie Bohnen, Linsen oder Erbsen zu jener mit Galaktooligosachariden. Äpfel und Beerenfrüchte haben einen hohen Anteil an dem wasserlöslichen Ballaststoff Pektin, Flohsamenschalen einen hohen Polysaccharidanteil. Tatsächlich können auch Kartoffeln, Nudeln oder Reis präbiotisch wirken, und zwar wenn sie nach dem Kochen abkühlen. Dann kristallisiert die Stärke, sie wird schwerer verdaulich und aufgrund dessen als »resistente Stärke« bezeichnet. Dieser Effekt bleibt übrigens auch bei einem erneuten Erwärmen bestehen.

Damit präbiotische Lebensmittel jedoch nachhaltig wirken, müssen mindestens 5 g täglich zugeführt werden. Theoretisch wäre es am einfachsten, regelmäßig die natürlichen Quellen von Präbiotika auf den Speiseplan zu setzen. Das Problem vieler dieser an sich gesunden Lebensmittel ist jedoch ihre schlechte Verträglichkeit bei vorgeschädigtem Darm. Während gesunde Erwachsene durchaus Mengen von bis zu 30 g an Ballaststoffen vertragen, können bei empfindlichen Personen und insbesondere bei schweren Darmschäden schon wenige Gramm täglich quälende Blähungen oder Durchfälle auslösen. Daher sollten diese nicht im Anfangsstadium einer Darmsanierung, bei schwer geschädigtem Darm beziehungsweise bei einem Reizdarmsyndrom, bei dem Blähungen vorherrschen, verwendet werden beziehungsweise sollte man sich vorsichtig an die verträgliche Menge herantasten.

PRÄBIOTISCHE PRÄPARATE AKAZIENFASERN ALS ALTERNATIVE

Eine bessere Verträglichkeit als die oben genannten Lebensmittel haben Akazienfasern mit einem Anteil von etwa 80 % löslicher Ballaststoffe. Sie stammen von Akazienbäumen, die in der afrikanischen Sahelzone wachsen. Durch einen Einschnitt der Baumrinde wird der benötigte »Baumsaft« gewonnen und gesammelt. Schonend gereinigt, getrocknet und gemahlen, ist er ein löslicher Ballaststoff zur Regulation der Verdauung. Als Pulver eingenommen, haben Akazienfasern gleich mehrere Vorteile: Sie sind geschmacks- und geruchsneutral, leicht individuell zu dosieren, verursachen weniger Blähungen als andere Präbiotika und sind geeignet für Menschen mit Intoleranzen gegenüber Gluten und Fruktose.

Doch auch hier müssen die meisten Menschen mit Darmproblemen vorsichtig starten. In der Praxis hat sich folgendes Therapieschema bewährt: Zunächst erfolgt eine Stabilisierung der defekten Schleimhaut mit Omega-3-Fettsäuren und/oder Zeolith, erst nach einigen Wochen beginnt man mit der Gabe der Akazienfasern. Dazu wird die Verträglichkeit mit einer Messerspitze dieser Fasern gelöst in Wasser getestet, um die Menge über mehrere Tage nach und nach zu steigern, bis etwa 2–3 TL täglich gelöst in Wasser verträglich sind. Das kann unter Umständen mehrere Wochen dauern.

Handelspräparate
Bio Akazienfaser (Sanatura), Bio Akazienfaser Pulver (Dr. Ehrenberger), Akazienfaser-Pulver Bio (American Biologics)

PROBIOTIKA

Probiotika (von »pro« = für und »bios« = Leben) sind laut WHO-Definition »lebende Mikroorganismen, die einen gesundheitlichen Nutzen für den Wirt haben, wenn sie in ausreichenden Mengen verabreicht werden«. Unter Präbiotika versteht man nicht verdaubare Lebensmittelbestandteile, Synbiotika sind eine Mischung aus Prä- und Probiotika (siehe unten). Glücklicherweise hat die wissenschaftliche Datenlage zur klinischen Wirksamkeit von Probiotika, Präbiotika und Synbiotika als medizinisch wirksame Option bei der Prävention und der Therapie unterschiedlicher Darmerkrankungen in den letzten Jahrzehnten stark zugenommen.

WIE WIRKEN PROBIOTIKA?

Die wohl wichtigste Aufgabe von Probiotika besteht darin, das bakterielle Gleichgewicht im Darm wiederherzustellen, krankmachende Keime zu verdrängen und die körpereigene Abwehr zu erhöhen. Die weiteren Wirkungen sind vielfältig und beginnen mit der Umwandlung unverdaulicher Ballaststoffe in kurzkettige Fettsäuren, die wiederum die Darmschleimhaut mit Energie versorgen. Zudem fördern Probiotika die Aufnahme von Nährstoffen ins Blut, stimulieren die Bildung antimikrobieller Substanzen, senken die Durchlässigkeit der Darmschleimhaut (Darmpermeabilität) und fördern die Darmbewegungen und die Regeneration geschädigter Darmzellen.

NATÜRLICHE VORKOMMEN

In herkömmlichen Lebensmitteln finden sich Bakterienkulturen mit gesundheitlichem Nutzen. Sie erreichen den Darm in geringerer Zahl, da viele Keime schon vorab abgetötet werden. Es wird angenommen, dass nur etwa 10–40 % der Mikroorganismen die Magensäure und die Verdauungsenzyme des Darms überleben. Trotzdem haben probiotische Lebensmittel viele Vorteile.

Naturjoghurt ist wohl das bekannteste natürliche Probiotikum. Kefir, Buttermilch und bestimmte Käsesorten (Cheddar, Mozzarella, Parmesan), Kombucha, Produkte auf Sojabasis wie Tempeh oder Misopaste, Sauerkraut, Sauergurken, milchsauer vergorene Gemüsesäfte und fermentiertes Gemüse zählen ebenso dazu.

Fermentieren ist in sehr vielen Kulturen bekannt. Fermentiertes Gemüse steckt voller guter Bakterien, die zur Darmgesundheit beitragen (vor allem Laktobazillen und Bifidobakterien). Hinzu kommen Vitamine, Enzyme und Spurenelemente. Es ist im Vergleich zu Rohkost leichter verdaulich und bekömmlicher und unterstützt das Abnehmen. Fermentiertes Gemüse kann also als probiotisches Superfood bezeichnet werden.

Ein Nachteil beim Konsum von fermentierten Lebensmitteln besteht darin, dass die genaue Anzahl und Dosierung der einzelnen Bakterienstämme nicht nachzuvollziehen ist. Eine »Überdosierung« von fermentierten Lebensmitteln kann insbesondere bei schwer geschädigtem Darm und Histaminintoleranz die Beschwerden verstärken.

Gemüse fermentieren

Zum Fermentieren eignen sich alle festen Gemüsesorten wie Weißkohl, Rotkohl, Kohlrabi, Karotten, Sellerie, Fenchel, Radieschen, Rettich oder Rote Bete. Das Gemüse entweder fein hobeln oder in kleine Stücke schneiden und in ein sauberes, vorher ausgekochtes Glas mit Bügelverschluss füllen. Bitte keine Schraubgläser verwenden, da diese durch den Gärungsprozess bersten können!

Geschnittenes Gemüse in die Gläser füllen und gut andrücken. Mit einer Salzlake übergießen (20 g Meersalz, gelöst in 1 l Wasser) und alles gut mit der Lake bedecken, ansonsten besteht die Gefahr von Schimmelentwicklung. Fein geschnittener Kohl kann auch so lange mit den Händen in einer Schüssel durchgewalkt werden, bis Zellsaft austritt (dieser ersetzt das zugesetzte Wasser). Je nach Vorliebe können Sie Gewürze (Kümmel, Nelken, Wacholderbeeren) zugeben und zum Schluss mit einem Wasserglas oder Stein abdecken. Die Gläser 5–7 Tage bei Zimmertemperatur stehen lassen – aufsteigende Bläschen zeigen den Gärprozess an –, danach in den kühlen Keller stellen. Die Kühlung verlangsamt den Gärungsprozess.

Um die wertvollen Milchsäurebakterien nicht zu zerstören, wird das fertige Gemüse roh gegessen. Eine Portion (das Maß ist 1 Handvoll) täglich ist wegen des Salzgehalts ausreichend. Sie können fermentiertes Gemüse als Salat, als Beilage zu Fleisch, Fisch, vegetarischen Gerichten oder als Belag auf Brot, Burgern oder Sandwiches genießen.

PROBIOTISCHE PRÄPARATE IM DSCHUNGEL DER VIELFALT …

Probiotische Mikroorganismen finden Sie nicht nur in zahlenreichen Lebensmitteln, die traditionell hergestellt und nicht erhitzt wurden. Mittlerweile sind auch eine Menge probiotischer Nahrungsergänzungsmittel erhältlich. Sie werden in Pulver- oder Kapselform angeboten. Der Markt für diese »Alleskönner für die Darmflora« boomt. Allein in Deutschland wurden 2021 rund 170 Millionen Euro Umsatz damit erwirtschaftet. Vermutlich tummeln sich in den Därmen mehrere Tausend Bakterienarten, ungefähr 300 kennen wir namentlich, aber es lassen sich nur rund 40 davon kultivieren. Ein typisches Probiotikum enthält 6–10 verschiedene Keime – wobei auch hier die Vielfalt in den Präparaten wächst.

KENNZEICHEN GEEIGNETER PROBIOTISCHER PRÄPARATE

Ein gutes probiotisches Präparat sollte

- ausreichend hoch dosiert sein (in Studien liegen die wirksamen Tagesdosen oft bei 10–20 Milliarden Keimen);
- natürliche Bakterienkulturen enthalten und frei von Gentechnik sein;
- mindestens 6 oder mehr unterschiedliche Keimstämme enthalten.

Nicht für alle empfehlenswert

Prinzipiell gelten Probiotika als sicher. Die meisten Stämme haben eine lange Tradition in der Nahrungsmittelindustrie und werden insbesondere bei Reizdarmsyndrom zunehmend auch von ärztlicher Seite empfohlen.

Allerdings können bei (medikamentös) immunsupprimierten Personen sowie bei schweren Darm- oder Bauchspeicheldrüsenentzündungen zu große Mengen an Bakterien zu Komplikationen führen. Deshalb sollte in diesen Fällen vor einer Anwendung von Probiotika ärztlicher Rat eingeholt werden. Zudem können fermentierte Produkte bei Menschen mit empfindlichen Schleimhäuten wegen der Säure den Magen und Darm reizen. Auch bei einer Histaminintoleranz gilt es, sehr vorsichtig zu sein. Aus dem Praxisalltag kann ich berichten, dass es ein schmaler Grat ist, nützliche Bakterien zuführen, ohne gleich wieder einen Histaminschub auszulösen.

Probiotika anwenden

Es hat sich bewährt, die Probiotika morgens nüchtern einzunehmen. Dann ist die Produktion von Magen- und Gallensäure noch gering, sodass mehr Bakterien den Darm erreichen. Zu diesen widerstandsfähigen Mikroorganismen zählen Bifidobakterien sowie einige Stämme von *Lactobacillus acidophilus, L. casei* und *L. reuteri.* Einige Hersteller bieten Probiotika zudem in magensaftresistenten Kapseln an.

Da jeder Mensch ein individuelles Mikrobiom hat, ist auch die passende Dosis an Probiotika von Mensch zu Mensch etwas unterschiedlich. Mit einem »Einschleichen« lassen sich eventuelle Nebenwirkungen wie Blähungen und Durchfälle vermeiden. Die Einstiegsmenge kann bei Verträglichkeit wöchentlich gesteigert werden. Das Therapieschema könnte wie folgt aussehen:

- 1. Woche: 2 Milliarden Bakterien pro Tag
- 2. Woche: 4 Milliarden Bakterien pro Tag
- 3. Woche: 6 Milliarden Bakterien pro Tag
- 4. Woche: 8 Milliarden Bakterien pro Tag
- ab 5. Woche: 10 Milliarden oder mehr Bakterien pro Tag

Grundsätzlich gilt, dass Probiotika ausreichend lange eingenommen werden müssen, damit sich die Keime auch langfristig ansiedeln. Je nach Beschwerdebild kann das mehrere Wochen oder Monate dauern. Ein zu frühes Absetzen kann dazu führen, dass sich die ursprünglichen Verhältnisse im Darm wieder einstellen. Außerdem empfiehlt es sich, Probiotika mit präbiotischen Ballaststoffen (siehe Seite 203) zu kombinieren. Dadurch werden günstige Bedingungen für die Bakterien geschaffen, wodurch sich die Ansiedelungswahrscheinlichkeit und die Wirksamkeit erhöht.

EISEN

Das mengenmäßig bedeutendste Metall im Körper – je nach Körpergewicht sind das 4–5 g Eisen – ist Bestandteil des roten Blutfarbstoffs Hämoglobin und sorgt für den Sauerstofftransport im Blut. In Leber, Milz, Knochenmark und Muskeln wird ein Teil des Eisens gespeichert. Eisen ist aber auch an der Energiegewinnung in den Zellen beteiligt. Ausreichend Eisen bewirkt, dass wir uns antriebsstark fühlen.

Der Körper ist auf eine regelmäßige Zufuhr von Eisen über die Nahrung angewiesen, um leistungsfähig zu bleiben. Da jedoch zwischen 60 und 80 % der von chronisch-entzündlichen Darmerkrankungen Betroffenen einen Eisenmangel haben und bis zu einem Drittel eine Anämie, möchte ich genauer auf die Bedeutung von Eisen eingehen – wenngleich auch im Kapitel zur Brennnessel (Seite 107) bereits Anwendungen aufgeführt wurden, die sich sehr gut für leichtere Eisenmangelformen oder als Ergänzung zu Eisenpräparaten eignen.

Die ersten Symptome eines Eisenmangels sollten nicht übersehen werden. Haar- und Nagelbrüchigkeit, trockene Haut, Einrisse in den Mundwinkeln sowie erhöhte Infektanfälligkeit gehören dazu. Ein fortgeschrittener Eisenmangel kann zu Blutarmut (Anämie) führen und die körperliche Leistungsfähigkeit beeinträchtigen. Blasse Schleimhäute, Müdigkeit, allgemeine Schwäche, Atemnot beim Sport und Störungen der Körpertemperaturregulation sind die Folge. Besonders Frauen in den fruchtbaren Jahren, Vegetarier und Veganer mit chronisch-entzündlichen Darmerkrankungen sollten ihren Eisenbedarf immer im Blick haben.

NATÜRLICHE VORKOMMEN

Eisenhaltige Lebensmittel sind tierischen oder pflanzlichen Ursprungs. Lange Zeit herrschte in der Medizin die Meinung vor, dass zweiwertiges Eisen aus tierischen Nahrungsmitteln aufgrund ihrer höheren Bioverfügbarkeit eine viel bessere Eisenquelle sei als das dreiwertige Eisen aus pflanzlicher Nahrung. Von dieser Theorie rücken immer mehr Medizinerinnen ab, da auch bei Vegetariern und Vegetarierinnen bei ausreichender Zufuhr kein Mangel vorliegt beziehungsweise gut verträgliche pflanzliche Nahrungsergänzungsmittel den Eisenspiegel steigern können. Durch geschickte Kombination mit Vitamin C (Orangen-, Zitronen- oder Sauerkrautsaft) kann eine pflanzliche Eisenquelle den Eisenspiegel sehr wohl anheben. Außerdem hat der Körper die Möglichkeit, die Eisenaufnahme um das Zwei- bis Dreifache zu steigern, wenn die Eisenspeicher fast leer sind.

EISEN UND DARMGESUNDHEIT

Der Mechanismus der Eisenaufnahme ist sehr komplex und findet vorwiegend in den ersten 20–30 cm des Dünndarms statt. Von oral eingenommenem Eisen wird auch bei Gesunden ein Teil nicht verwertet und über den Stuhl wieder ausgeschieden. Insbesondere bei chronischen Darmentzündungen empfiehlt sich also eine venöse Gabe von Eisen. Aber wie genau hilft Eisen der Darmgesundheit?

Eisen trägt zu einer normalen Funktion des Immunsystems bei und ist für die Bildung von Immunzellen unerlässlich. Die T-Zellen haben hier einen besonderen Stellenwert und können daher Teil des Problems als auch der Lösung sein. Ein überaktives Immunsystem schadet dem Körper und wird als einer der auslösenden Faktoren für chronisch-entzündliche Darmerkrankungen gesehen. Bei einem schwachen Immunsystem sind wir dagegen anfällig für Infekte. Eisen spielt eine Rolle bei der Akutantwort bei Infektionen; durch einen Mangel verringert sich die Zahl der immunkompetenten T-Zellen, und die Lymphozytenreifung und -differenzierung geht zurück. Daneben ist Eisen relevant für die Entgiftung körperfremder Stoffe und beteiligt an der Bildung von Steroidhormonen (Östrogenen, Progesteron).

Die Anämie mit all ihren potenziellen negativen Konsequenzen ist die häufigste systemische Komplikation bei chronisch-entzündlichen Darmerkrankungen. Sie wird in der Regel durch ein Eisendefizit verursacht. Mögliche Ursachen sind neben Durchfällen ein kontinuierlicher Blutverlust durch Geschwüre (Ulzerationen) der Darmschleimhaut, Mangelernährung (Malnutrition) mit verminderter Eisenaufnahme und/oder eine verringerte Aufnahme über die geschädigte Darmschleimhaut. Hinzu kann kommen, dass bei chronisch-entzündlichen Prozessen häufiger das Gleichgewicht zwischen Eisenaufnahme, -umbau und -verbrauch (systemische Eisenhomöostase) gestört ist. Auch die regelmäßige Einnahme bestimmter Medikamente (z. B. nichtsteroidale Antirheumatika wie Azetylsalizylsäure, kurz ASS) begünstigt einen Eisenmangel.

Auch bei einer Fehlbesiedelung im Darm mit krankmachenden Keimen und Parasiten ist auf eine ausreichende Eisenzufuhr zu achten, da diese auf die Eisenreserven des Wirts zurückgreifen – vor allem dann, wenn sie sich schnell vermehren. Dazu bedienen sie sich des Eisens aus dem Transferrin im Blut, aus Hämoglobin in den Erythrozyten und aus Ferritin in Makrophagen. Bei funktionierender Immunabwehr erschweren bestimmte Mechanismen im Körper den Bakterien den Zugang zu Eisen.

Ein großes Problem ist der Verlust von Eisen aufgrund von Blutungen. Mit jedem Milliliter Blut verliert der Mensch auch ein halbes Milligramm Eisen. Bei blutenden Geschwüren, bei starker monatlicher Regelblutung, vor und nach operativen Eingriffen (Entfernung von Darmabschnitten) sollte daher der Eisenspiegel regelmäßig kontrolliert werden.

MEHRBEDARF BESTEHT BEI

- chronisch-entzündlichen Darmerkrankungen mit Eisenmangel/Anämie,
- starker Fehlbesiedelung im Darm,
- Blutverlusten (Operationen, Geschwüre).

DIAGNOSE, ANWENDUNG, DOSIERUNG

Welcher Eisenwert im Blut normal ist, dazu gibt es keine allgemein anerkannten Grenzwerte. Im Labor gibt die Betrachtung des großen Eiweißmoleküls, des Ferritins (von »ferrum« = Eisen), Hinweise für einen Eisenmangel. Es zeigt an, wie hoch die Eisenreserven im Körper sind. Es reicht nicht aus, nur den Hämoglobinwert zu bestimmen, da selbst bei normalem Hämoglobinwert ein Eisenmangel vorliegen kann. Auch das Transferrin kann zur Diagnose mit herangezogen werden. Dieser ist bei Eisenmangel erhöht und nicht erniedrigt, da er nichts anderes als ein Transportstoff ist, der dazu dient, das Ferritindepot wieder aufzufüllen. Häufig wird der untere Normwert für Ferritin zwischen 10 und 20 ng/ml angegeben, optimalerweise sollte er zwischen 60 und 90 ng/ml liegen.

Bei zusätzlicher Eisenzufuhr sollte die Ausprägung des Eisenmangels berücksichtigt werden, um eine Eisenüberladung zu vermeiden, da diese Organschäden bewirken kann. Lassen Sie sich durch die Ärztin, den Heilpraktiker oder in der Apotheke beraten!

Stark entleerte Eisenspeicher können nur in seltenen Fällen allein durch eine Ernährungsumstellung aufgefüllt werden. Leichte Defizite können Sie gut über die Ernährung beheben. Als natürliche Eisenquellen kommen verschiedene Lebensmittel infrage: Hierzu gehören rotes Fleisch, Leber (beste Quelle, wenngleich oft schadstoffbelastet), ein halber Liter Rote-Bete-Saft, der Genuss von 2 Handvoll Linsen oder weißen Bohnen sowie Brennnesselgemüse/-saft als mehrwöchige Kur (siehe Seite 111). Säuren wie Ascorbin- (Vitamin C), Apfel-, Wein- und Zitronensäure können die Eisenaufnahme deutlich steigern. Mit einem Glas frisch gepresstem Orangensaft können Sie deshalb die Aufnahme von Eisen deutlich verbessern. Hingegen hemmen Gerbstoffe in Schwarzem Tee, Polyphenole (Grüntee), Oxalate (Spinat, Rhabarber, Mangold) oder die Chlorogensäure in Kaffee sowie größere Mengen Kalzium, Zink und Magnesium die Aufnahme von Eisen. Daher sollten Sie Tee oder Kaffee sowie kalzium-, zink- und magnesiumhaltige Nahrungsergänzungsmittel zeitversetzt mit einem Abstand von 2 bis 4 h zuführen.

Die Empfehlung für die tägliche Eisenzufuhr liegt bei rund 15 mg für Gesunde, bei Eisenverlusten kann sie jedoch deutlich höher liegen. Besprechen Sie Ihren Bedarf am besten mit dem Arzt.

Praxistipp: Hin und wieder treten Eisenverwertungsstörungen auf. Gleichgültig, ob das Eisen oral oder per Infusion zugeführt wird – es kommt zu wenig oder gar nichts an. Das Schüßler-Salz Nr. 3, Ferrum phosphoricum D6, kann unter Umständen die Aufnahme und die Verwertung von Eisen verbessern oder beschleunigen. Täglich 2–3-mal 1 Tablette unter der Zunge zergehen lassen.

HINWEISE

Schlecht verträgliche oder zu hoch dosierte oral eingenommene Eisenpräparate (ab etwa 100 mg) können die Symptome bei chronisch-entzündlichen Darmerkrankungen verstärken und generell Nebenwirkungen verursachen, beispielsweise Magen-/Bauchschmerzen, Übelkeit, Erbrechen, Dunkelfärbung des Stuhls, Verstopfung und klebrige Stühle. Vermutet wird, dass oral eingenommene Eisensalze die Entzündungsaktivität im Darm steigern können. Bei Darmentzündungen kann daher eine intravenöse Eisenersatztherapie zu bevorzugen sein. Besonders bei begleitender Anämie stellt diese eine echte Alternative dar.

Mehrwertige Metallionen, zu denen auch Eisen gehört, neigen zur Komplexbildung. Zweiwertiges Eisen vermindert so die Aufnahme von Antibiotika wie Tetrazyklinen (z. B. Doxyzyklin) und Gyrasehemmern (z. B. Ciprofloxacin) und anderen Arzneimitteln (Mittel gegen Bluthochdruck, Schilddrüsenhormone). Zudem kann ein Mangel an Magensäure, Kupfer oder Vitamin A die Eisenaufnahme verschlechtern.

HANDELSPRÄPARATE

FE Natural Vegan Boost (Qineva), Ferroverde 21 Kapseln (Nicapur)

L-GLUTAMIN

Glutamin ist eine bedingt lebensnotwendige Aminosäure, die der gesunde Erwachsene selbst herstellen kann. Ungefähr 20 % des freien Glutamins liegen im Blutplasma und 60 % im Muskelgewebe, vor allem in der Skelettmuskulatur, vor. Glutamin und Glutaminsäure (eine Vorstufe des Glutamins, die auch als Glutamat bekannt ist) sind eng miteinander verwandt, denn sie können ineinander umgewandelt werden – jedoch kann Glutamin nicht durch Glutamatzufuhr ersetzt werden. Auch in proteinreichen Nahrungsmitteln ist viel Glutamin enthalten. Eine Zufuhr über die Nahrung und die Umwandlung von Glutamat sind allerdings nicht immer ausreichend zur Bedarfsdeckung. Unter besonderen Lebensumständen wie Stress und chronische Infektionen wird oft mehr von dieser Aminosäure verbraucht, als wieder aufgefüllt werden kann.

NATÜRLICHE VORKOMMEN

Glutamin kommt in seiner Vorstufe, der L-Glutaminsäure, sowohl in pflanzlichen als auch tierischen Lebensmitteln vor. Insbesondere sind das eiweißreiche Lebensmittel wie Parmesan, Emmentaler, Rindfleisch, Hühnerbrust, Sojabohnen, Erdnüsse, Linsen, Dinkel, Haferflocken und Fisch. Auch Knochenbrühen (Seite 254) sind gute Glutaminlieferanten.

L-GLUTAMIN UND DARMGESUNDHEIT

Alle sich schnell teilenden Zellen, insbesondere die Zellen des Immunsystems (hier vor allem die Leukozyten), der Darmschleimhaut und der Darmmuskulatur benötigen die Aminosäure Glutamin als Energielieferanten.

Glutamin kann die Darmzotten vor Schadstoffen schützen, verletzte und aufgebrauchte Zellen der Darmschleimhaut reparieren und erneuern, hat einen positiven Einfluss auf die Barrierefunktion der Darmschleimhaut und kann entzündungsfördernde Signalwege unterdrücken, weshalb sowohl bei chronisch-entzündlichen Darmerkrankungen wie auch bei Histaminintoleranz und allen anderen Formen von Nahrungsmittelintoleranzen ein Mehrbedarf besteht. Auch bei Reizdarm ist die Aminosäure hilfreich, da sie die Schleimproduktion ausbalanciert. Einige Studien deuten außerdem darauf hin, dass die Aminosäure die Bakterienzusammensetzung zugunsten von Bacteroidetes verschieben kann, die wiederum einen positiven Einfluss auf die Darmgesundheit haben.

Glutamin ist zudem ein wichtiger Bestandteil des Proteins Glutathion, das im Körper für Entgiftungsprozesse gebraucht wird und als zentraler Radikalfänger reaktive Stoffe unschädlich macht, bevor diese die Zellen schädigen können. Ein Glutaminmangel kann verschiedene Beschwerden nach sich ziehen, beispielsweise eine Schwächung des Immunsystems mit erhöhtem Infektionsrisiko, den Abbau von Muskelmasse oder auch ungewollter Gewichtsverlust, der bei chronischen Darmerkrankungen ohnehin ein wichtiger Punkt ist. Nach Operationen besteht vor allem aufgrund der positiven Wirkung auf das Immunsystem ein erhöhter Bedarf, um den Genesungsprozess zu unterstützen.

MEHRBEDARF BESTEHT BEI

- chronisch-entzündlichen Darmerkrankungen (Morbus Crohn, Colitis ulcerosa), insbesondere bei Mangel an Energie und Gewichtsverlust,
- Nahrungsmittelintoleranzen (Fruktose, Gluten, Laktose, Histamin),
- Reizdarmsyndrom,
- Divertikulitis,
- nach Operationen, bei Kurzdarmsyndrom, Darmsanierung (auch nach längerer Antibiotikagabe), Leaky-Gut-Syndrom.

ANWENDUNG UND DOSIERUNG

Es empfiehlt sich, möglichst häufig glutaminhaltige Nahrungsmittel in den Speiseplan zu integrieren. Knochenbrühen (je nach Beschwerdebild mehrere Tassen täglich) haben sich in der Praxis als sehr nützlich erwiesen (siehe Seite 254). Sie sind selbst bei schweren Verläufen noch verträglich und versorgen den Körper nicht nur mit dem wertvollen Glutamin, sondern gleichzeitig mit einer Vielzahl an Mineralstoffen.

HINWEISE

Bei der Supplementierung von Glutamin mit Nahrungsergänzungsmitteln sollte eine Tagesdosierung von 5 g nicht überschritten werden, wenngleich im Einzelfall – unter therapeutischer Begleitung – höhere Dosierungen sinnvoll sein können.

HANDELSPRÄPARATE

L-Glutamin Pulver (Sunday Natural), L-Glutamin Kapseln (Nutrition-Plus), metacare L-Glutamin (Institut Allergosan), ColonGuard premium Kapseln (Kombinationspräparat von Life Prevent), AH & Glutamin Formula (Kombinationspräparat von Biogena)

MAGNESIUM

Eine ausreichende Magnesiumversorgung ist für den menschlichen Organismus unverzichtbar. Das Powermineral sorgt unter anderem für eine gesunde Muskelfunktion und übernimmt eine Schlüsselfunktion im Elektrolythaushalt. In Bezug auf die Darmgesundheit hat Magnesium ein gewichtiges Wort mitzureden, denn es ist an rund 300 enzymatischen Reaktionen beteiligt und spielt eine wichtige Rolle bei vielen Stoffwechselprozessen. Dass Magnesium zusätzlich außergewöhnliche entzündungshemmende Eigenschaften hat, haben Forscher der Universität von Kalifornien entdeckt. Durch die regelmäßige Gabe von Magnesium senkten sich Entzündungsparameter (CRP, Interleukine).

Fehlt dem Körper Magnesium, lässt sich das an vielen Symptomen ablesen. Muskelschmerzen, Krämpfe, aber auch Verstopfung sind die klassischen Symptome, die auf einen Magnesiummangel hinweisen können. Mangelzustände kommen schätzungsweise bei bis zu 80 % aller Menschen in Europa vor, die Hälfte davon ist sogar von schweren Mängeln betroffen. Die veränderte Zusammensetzung der Böden und Monokulturen in der Landwirtschaft bewirken generell eine geringe Nährstoffdichte wichtiger Spurenelemente in der Nahrung.

Aber wie lässt sich ein Magnesiummangel bestimmen? Magnesium gehört zu den intrazellulär gespeicherten Elementen, und rund 95 % befinden sich in Körperzellen, das meiste davon ist in den Knochen lokalisiert. Eine Blutanalyse kann also die häufig vorkommenden latenten Mangelzustände nicht anzeigen. Erst schwere Defizite sind über das Blut messbar. Magnesium sollte daher schon bei Mangelsymptomen eingenommen werden.

NATÜRLICHE VORKOMMEN

Echte Defizite an Magnesium lassen sich vermutlich nicht alleine mit magnesiumreichen Lebensmitteln behandeln. Dennoch sollten Sie bei einem Mangel bestimmte Lebensmittel bevorzugen, die obenhin noch unter anderen Aspekten Ihrer Darmgesundheit förderlich sind. Dazu gehören Kürbis- und Sonnenblumenkerne, Leinsamen und Weizenkleie, aber auch Hülsenfrüchte, Nüsse, grünes Blattgemüse und magnesiumreiche Mineralwässer. Kakao und dunkle Schokolade enthalten ebenfalls relativ viel Magnesium, können jedoch bei Histaminintoleranz nicht zuträglich sein und zu Verstopfung führen. Als Merkhilfe gilt: Je stärker verarbeitet die Nahrung ist, desto niedriger ist in der Regel der Magnesiumgehalt.

MAGNESIUM UND DARMGESUNDHEIT

Personen mit chronisch-entzündlichen Darmerkrankungen haben häufig einen unzureichenden Magnesiumstatus. Im Hinblick auf die Darmgesundheit kommen verschiedene Ursachen in Betracht, beispielsweise eine reduzierte Nahrungsaufnahme aufgrund von Bauchschmerzen und Übelkeit, Entzündungsprozesse im Darm und daraus resultierend eine reduzierte Aufnahmefläche, chronischer Durchfall und generell eine veränderte Verwertung von Vitalstoffen aufgrund der Einnahme von Medikamenten.

Schwierig kann eine Magnesiumsubstitution werden, wenn der gesamte Dünndarm entzündet ist, da Magnesium über den Dünndarm aufgenommen wird. Selbst unter normalen Bedingungen liegt die Aufnahmerate nur zwischen 35 und 55 %. Das sogenannte Malabsorptionssyndrom ist mit einer Reihe chronischer Verdauungsstörungen verbunden. In der Folge können die Nährstoffe aus der Nahrung im Dünndarm nicht richtig aufgenommen werden. Dazu zählen alle Erkrankungen, welche die Schleimhaut des Dünndarms schädigen, sowie chirurgische Eingriffe mit Entfernung einzelner Darmabschnitte. Auch eine schlechte Ernährung mit zu vielen Fetten und Zucker, wenig Nüssen, grünem Gemüse und Vollkornprodukten verändert langfristig das Gleichgewicht vieler Nährstoffe und eben auch das von Magnesium.

Das Verdauungssystem ist komplex. Schon kleinste Irritationen führen dazu, dass der Darm seine Aufgaben nicht wie gewohnt wahrnehmen kann. Grundsätzlich ist Magnesium für die effiziente Arbeit der Darmmuskulatur notwendig. Es fördert die Beweglichkeit des Darms (Peristaltik) durch seine Wirkung auf die Kontraktions- und Relaxationsfähigkeit der Darmmuskulatur. Sehr sensibel reagiert beispielsweise die Darmtätigkeit auf zu wenig Bewegung, eine schlecht bekömmliche Ernährung und unzureichende Flüssigkeitszufuhr. Darmträgheit und Verstopfung können die Folge sein, was sich nicht nur durch eine seltene Stuhlfrequenz, sondern auch durch Bauchschmerzen oder -krämpfe bemerkbar machen kann. Eine Darmträgheit kommt aber auch als unerwünschte Nebenwirkung bei längerfristiger Einnahme von Abführmitteln vor. Je nach Wahl des Abführmittels und der Dosierung können Bauchkrämpfe, Blähungen bis hin zu Mineralmangel auftreten.

MEHRBEDARF BESTEHT BEI

- Darmträgheit und Verstopfung,
- Durchfällen aller Art mit Magnesiumverlusten,
- Aufnahmestörungen im Darm,
- Darmkrämpfen

ANWENDUNG UND DOSIERUNG

Die zahlreichen Magnesiumpräparate auf dem Markt unterscheiden sich durch ihre Verbindungen. Magnesiumzitrat, -chlorid, -laktat und -aspartat sind besser bioverfügbar als schlecht absorbierbares Magnesiumoxid, -karbonat und -sulfat. Viele günstige Präparate werden als Brausetabletten angeboten, die oft überflüssige Füll- oder Zuckeraustauschstoffe beinhalten.

Um einen Magnesiummangel auszugleichen, ist eine Dosierung von 300–400 mg Magnesium täglich zumeist ausreichend. Die Ansprechrate auf Magnesium kann sehr unterschiedlich ausfallen. Wenn Sie zu den empfindlichen Personen gehören, sollten Sie die Tagesdosis auf zwei oder drei Einnahmen verteilen.

Bei Darmträgheit können Magnesiumpräparate eine schonende Alternative zu Abführmitteln darstellen. Im Akutfall ist eine hoch dosierte Gabe von bis zu 600 mg täglich sinnvoll. Dauert die Darmträgheit länger an, sind niedrigere Dosierungen von bis zu 400 mg täglich über den Tag verteilt sowie eine Ernährungsumstellung mit einem hohen Ballaststoffanteil angebracht.

Neben den zahlreichen oral einzunehmenden Magnesiumpräparaten finden sich auch welche mit der Bezeichnung »transdermales Magnesium«. Meist sind es gelartige Substanzen, die direkt auf die Haut aufgebracht werden. Sie eignen sich gut für Schmerzzustände, die unter der Haut stattfinden, und damit auch für Baucheinreibungen bei verspannter Bauchdecke. Die Vorteile dieser Produkte liegen auf der Hand: Man umgeht Resorptionsprobleme im Magen-Darm-Trakt, eine individuelle Dosierung ist gewährleistet, und das Gel kann direkt auf die schmerzenden Areale aufgetragen werden. Die Anwendung kann mehrmals täglich erfolgen. Bitte beachten Sie, dass diese Produkte eher lokal wirken und nicht wie oral eingenommene Produkte leere Magnesiumspeicher auffüllen können.

HINWEISE

Grundsätzlich kann Magnesium wie alle anderen Stoffe auch überdosiert werden. Eine Überdosierung macht sich mit weichen Stühlen oder Durchfall bemerkbar. Dann sollte die Dosis reduziert werden. Eine Stuhlerweichung ist ein Anzeichen, dass der Darm kein Magnesium mehr aufnehmen kann. Sogenannte Magnesiumtransporter regulieren die Magnesiumaufnahme, und bei einem Überschuss verbleibt das Magnesium im Darm. Steigt die Konzentration des Magnesiums im Darmlumen, strömt mehr Wasser in den Darm und macht den Stuhl entsprechend weich oder flüssig.

Besteht eine Nierenfunktionsstörung, ist bei einer Selbstbehandlung mit Magnesium Vorsicht geboten. Es kann sein, dass das Magnesium nicht mehr in ausreichender Menge ausgeschieden werden kann. Einige Arzneistoffe wie Aminoglykosid-Antibiotika führen zu einer beschleunigten Magnesiumausscheidung über die Nieren, Tetrazykline beeinflussen die Magnesiumaufnahme im Darm. Daher sollte bei gleichzeitiger Einnahme ein zeitlicher Abstand von 2 bis 3 h eingehalten werden.

HANDELSPRÄPARATE

magnerot N Magnesiumtabletten (Wörwag Pharma), magnesiumLoges vario 100 mg (Dr. Loges), Magnesiumöl 31 % zur äußeren Anwendung (Marktapotheke Greiff)

OMEGA-3-FETTSÄUREN

Fett ist nicht gleich Fett. Omega-3-Fettsäuren sind eine spezielle Gruppe innerhalb der ungesättigten Fettsäuren. Ungesättigte Fettsäuren unterscheiden sich in Bezug auf ihren biochemischen Aufbau und ihre Struktur. Deshalb haben sie unterschiedliche Ziffern. Neben den Omega-3- sind auch die Omega-6- (Linolsäure) oder Omega-9-Fettsäuren (Ölsäure) für unsere Ernährung relevant. Diese Fettverbindungen sind essenziell, also lebensnotwendig, und können vom Körper nicht selbst hergestellt werden.

Omega-3-Fettsäuren lassen sich weiter einteilen: Eicosapentaensäure (EPA) und Docosahexaensäure (DHA) sind die aktivsten Formen. Auch die Alpha-Linolensäure ist eine Omega-3-Fettsäure, sie muss jedoch noch vom Körper in EPA und DHA umgewandelt werden, um das volle gesundheitliche Potenzial zu entfalten.

Im Schnitt nehmen wir über die Nahrung 10–20-mal mehr Omega-6- als Omega-3-Fettsäuren auf. Ein gutes Verhältnis zwischen Omega-6- und Omega-3-Fettsäuren sollte allerdings bei 5:1 liegen. Folglich nehmen die meisten Menschen zu viele Omega-6-Fettsäuren auf, die bei einem Überangebot entzündungsfördernde Eigenschaften haben.

Die Omega-3-Fettsäuren sind Bestandteil jeder Körperzelle und erfüllen im Körper vielfältige Aufgaben: Sie unterstützen bereits im Mutterleib die Gehirnentwicklung des Fötus, fördern die Sehfunktion und unterstützen den Signalaustausch zwischen den Nervenzellen. Außerdem haben sie einen positiven Einfluss auf den Blutdruck, die Cholesterinwerte und die Herzgesundheit, da sie die Fließeigenschaften des Bluts verbessern und Bluthochdruck senken.

NATÜRLICHE VORKOMMEN

Unsere steinzeitlichen Vorfahren, die Jäger und die Sammler, verzehrten noch sehr viel mehr Omega-3-Fettsäuren, als wir es heute im Allgemeinen tun. Auf ihrem Speiseplan standen hauptsächlich Wildfleisch und wilder Fisch, die deutlich mehr Omega-3-Fettsäuren enthalten als das Fleisch von Tieren aus Mastbetrieben oder Aquakulturen. Das Fleisch von Wildtieren, das Wildbret, weist diese Vorzüge nach wie vor auf und schneidet mit seinen Werten in etwa so gut ab wie Lachs aus Wildfang. Auch Lebertran, gemeint ist das Öl, enthält Omega-3-Fettsäuren, schmeckt allerdings – nicht eingekapselt – etwas gewöhnungsbedürftig.

Die ergiebigste Quelle für EPA und DHA sind Kaltwasserfische wie Makrele, Hering, Thunfisch, Sardine oder Lachs. Qualitativ hochwertiger Fisch ist allerdings nicht leicht zu bekommen, der Preis ist relativ hoch, und Fischgerichte müssten für eine ausreichende Versorgung 2–3-mal wöchentlich auf den Tisch kommen.

Auch Plankton in arktischen Gewässern ist reich an Omega-3-Fettsäuren. Da Plankton die Nahrungsgrundlage von Krill ist, ist antarktisches Krillöl dementsprechend ebenfalls reich an Omega-3-Fettsäuren. Die Wirksamkeit von Krillöl ist jedoch weniger gut erforscht als die von Fischöl, der Preis ist relativ hoch, und grundsätzlich besteht bei einer Allergie auf Krustentiere die Gefahr allergischer Nebenwirkungen. Vorteile sind jedoch die gute Bioverfügbarkeit von Krillöl und ein noch höherer Anteil an Omega-3-Fettsäuren.

Die Mikroalge *Schizochytrium* sp. liefert wertvolles EPA und DHA in nichttierischer Form. Diese Algen kommen aus Küstengebieten tropischer Meere, werden aber auch in Algenfarmen angebaut.

Einige pflanzliche Öle beinhalten ebenso höhere Konzentrationen gesunder Omega-3-Fettsäuren, sodass auch bei fleischloser Ernährung eine ausreichende Versorgung mit Omega-3-Fettsäuren sichergestellt ist. Zudem können Lein-, Hanf-, Walnuss- oder Chiasamenöl eine Ergänzung sein. Jedoch ist die Zusammensetzung der Fettsäuren etwas ungünstiger als bei Fisch oder Krill, weshalb die Pflanzenöle nur bedingt zur Omega-3-Versorgung geeignet sind. Sie wirken auf anderen Wegen als EPA und DHA und müssen aus Alpha-Linolensäure umgewandelt werden. Dabei kommt es zu erheblichen Verlusten. Pflanzliche Öle können zwar den Tagesbedarf an Omega-3-Fettsäuren nicht decken, sind aber nicht so ineffektiv wie manchmal behauptet.

OMEGA-3-FETTSÄUREN UND DARMGESUNDHEIT

Omega-3-Fettsäuren wirken antientzündlich, indem sie die Ausschüttung entzündungsfördernder Prostaglandine hemmt, die aus Arachidonsäure gebildet werden. Dieses Wirkspektrum ist seit Langem bekannt. Neu ist hingegen, dass Omega-3-Fettsäuren auch das angeborene Immunsystem beeinflussen, indem sie bestimmte Multiproteinkomplexe (Inflammasome) regulieren, die für die Aktivierung von Entzündungsreaktionen verantwortlich sind. Aus diesen Gründen sollte bei allen entzündlichen Prozessen im Darm eine Supplementierung mit Omega-3-Fettsäuren in Erwägung gezogen werden. Dies gilt auch bei einer Histaminintoleranz, da es sich bei Histamin um einen entzündlichen Botenstoff handelt. Hierbei kann die Einnahme von Fischölkapseln in guter Qualität, möglichst frei von Schadstoffen, empfehlenswert sein, da Fisch hohe Histamingehalte aufweist, wenn er nicht fangfrisch verzehrt wird.

Da Omega-3-Fette unabhängig von Ballaststoffen das Mikrobiom positiv beeinflussen, sind sie besonders zu Beginn des Wiederaufbaus des Darmmikrobioms hilfreich. Dann werden Ballaststoffe oft noch nicht gut vertragen, und der Darm reagiert bereits auf kleine Ballaststoffmengen empfindlich mit Blähungen.

Seit einigen Jahren wird auch ein positiver Einfluss der Omega-3-Fettsäuren durch Wirkung auf das Mikrobiom und dessen Zusammensetzung vermutet. Eine achtwöchige Supplementierung mit 4000 mg Omega-3-Fettsäuren (EPA und DHA) zeigte in einem Forschungsprojekt einen Anstieg mehrerer entzündungshemmender Bakteriengattungen (darunter Bifidobakterien), die kurzkettige Fettsäuren produzieren und zahlreiche körperliche Prozesse positiv beeinflussen. In einer anderen Studie einer italienischen Universität zeigte sich, dass die Vielfalt der Mikrobiota umso größer war, je mehr Omega-3-Fettsäuren mit der Nahrung zugeführt wurden. Und generell gilt: Je größer die Vielfalt im Darm ist, desto gesünder ist auch der Mensch.

MEHRBEDARF BESTEHT BEI

- allen entzündlichen Prozessen im Darm (chronisch-entzündliche Darmerkrankungen, Divertikulitis, Histaminintoleranz),
- empfindlichem Darm zunächst als Alternative zu Ballaststoffen,
- schwachem Immunsystem,
- Fehlbesiedelung im Darm mit wenigen Arten/geringer Diversität des Mikrobioms.

DIAGNOSE, ANWENDUNG, DOSIERUNG

Ein einfacher Bluttest gibt Auskunft über die EPA- und DHA-Versorgung. Die gesetzlichen Krankenkassen übernehmen diese Kosten in der Regel nicht, private Krankenkassen sind zumeist kulanter. Mittlerweile gibt es auch Testkits, die im Internet (z. B. von cerascreen) bestellt werden können.

Die therapeutisch wirksame Dosis beginnt bei 1 g täglich und kann gegebenenfalls bis auf eine Tagesdosis von 5 g gesteigert werden. Um einen spürbaren Effekt zu erzielen, sollte die Dosierung also eher hoch ausfallen. Bei der Präparatwahl ist es empfehlenswert, auf eine hohe Konzentration der Fettsäuren EPA und DHA in kleinen, leicht schluckbaren Kapseln zu achten. So müssen weniger Kapseln eingenommen werden, und es werden unnötige Kalorien eingespart. Zudem ist eine hohe Reinheit und Stabilität der Omega-3-Fettsäuren wichtig. Herstellung und Stabilisation guter Präparate erfolgt mit patentierten Herstellungsverfahren. Um die Fettsäuren vor Oxidation zu schützen, ist eine Kombination mit antioxidativen Substanzen wie Vitamin E von Vorteil.

Die pflanzlichen Alternativen zu Fischölkapseln stammen aus Meeresmikroalgen (*Schizochytrium* sp.), die an tropischen Küsten leben.

Um Omega-3-Fettsäuren gut aufnehmen zu können, ist eine ausreichende Menge von Verdauungsenzymen notwendig. Die Aufnahme ist vor allem vom Vorhandensein der Gallenflüssigkeit und den Lipasen aus der Bauchspeicheldrüse abhängig. Omega-3-Kapseln sind daher zu den Mahlzeiten einzunehmen. Im Dünndarm geschieht dann die Aufnahme in Form kleinster Fetttröpfchen (Mizellen).

HINWEISE

Omega-3-Fischölkapseln haben normalerweise keine Nebenwirkungen. Lediglich bei bestehenden Blutgerinnungsstörungen oder bei starken Entzündungen von Leber, Gallenblase oder Bauchspeicheldrüse sollten diese Fette nicht ohne ärztlichen Rat eingenommen werden. In seltenen Fällen, insbesondere bei Überdosierung, können Magen-Darm-Probleme oder Unwohlsein auftreten. Das häufigste Problem besteht wohl darin, dass sich ein fischiger Geschmack auf der Zunge oder Mundgeruch einstellen kann. Bei Einnahme von Schmerzmitteln (z. B. nichtsteroidalen Antirheumatika wie Ibuprofen, ASS, Diclofenac) kann eventuell die Dosierung reduziert werden, da die Omega-3-Fette eine antientzündliche und damit leicht schmerzlindernde Wirkung haben. Hierzu ist allerdings eine ärztliche Rücksprache erforderlich.

HANDELSPRÄPARATE

Omega 3 forte 700 (Biogena), EPA/DHA (Pure Encapsulations), OMEGA3-Loges pflanzlich (Dr. Loges)

SELEN

Das Spurenelement Selen wurde erst im Jahr 1817 entdeckt. Der schwedische Chemiker, Jöns Jakob Berzelius, benannte seine Entdeckung nach der griechischen Mondgöttin »Selene«. Der Grund dafür war sein Silberglanz, den er mit der Gottheit verknüpfte. Selen gehört zu den Antioxidanzien, ist also ein Schutzfaktor und Radikalfänger, der Zellschäden verhindert. Außerdem ist es an einer großen Zahl biochemischer Reaktionen beteiligt,

Bestandteil vieler Enzyme wie der Glutathionperoxidase und trägt daher zur normalen Funktion der Schilddrüse bei. Das Spurenelement ist für uns Menschen lebenswichtig.

Die Selenzufuhr ist einerseits abhängig von den Ernährungsgewohnheiten – wer sich eiweißarm, vegan und einseitig ernährt oder durch Darmerkrankungen nicht genug Nährstoffe aufnehmen kann, ist besonders von einem Mangel gefährdet. Andererseits wird der Selengehalt auch durch den Gehalt im Boden und die Verwendung selenhaltiger Düngemittel bestimmt. Hierzulande gelingt eine optimale Selenzufuhr nur wenigen. Denn auf den selenarmen Böden in großen Teilen Mittel- und Nordeuropas wachsen vergleichsweise selenarme Pflanzen, während die Böden in Nordamerika deutlich selenreicher sind.

Die Symptome eines Selenmangels sind unspezifisch und lassen sich schwer erkennen. Eine verstärkte Infektanfälligkeit, eine vergrößerte Schilddrüse, feines, sprödes Haar, weiße Flecken auf den Nägeln oder eine verminderte Fruchtbarkeit kommen als Hinweise infrage.

NATÜRLICHE VORKOMMEN

Bestimmte Pflanzen können Selen stark anreichern. Dazu gehört der Paranussbaum, der in den Regenwäldern Südamerikas heimisch ist. Allerdings kann dieser Baum auch radioaktives Radium anreichern, weshalb nur wenige Paranüsse (2–3 Stück) pro Tag verzehrt werden sollen. Das reicht aber völlig aus, um einen niedrigen Selenspiegel anzuheben. Auch Kohl- und Zwiebelgewächse (Knoblauch, Brokkoli, Weißkohl), Pilze (Steinpilze), Hülsenfrüchte wie Linsen sowie Getreide können einen hohen Selengehalt haben. Tierfutter darf in der Europäischen Union mit Selen angereichert werden. Somit werden auch Eier, Fleisch und Fische zu einer zuverlässigeren Selenquelle.

SELEN UND DARMGESUNDHEIT

Abgesehen von Menschen, die sich selenarm ernähren, gelten auch Betroffene mit Darmerkrankungen zu den Risikogruppen für einen Selenmangel. Selen wird in erster Linie über den Urin, aber auch über den Stuhl ausgeschieden. Die Aufnahme von Selen erfolgt überwiegend in den oberen

Dünndarmabschnitten und kann daher vor allem bei Entzündungen in den oberen Darmabschnitten nicht ausreichend in den Blutkreislauf gelangen. Ein Selenmangel findet sich also häufiger bei Menschen mit chronischen Verdauungs- und Verwertungsstörungen (Maldigestion, Malabsorption) sowie mit Durchfallerkrankungen. Dazu gehören insbesondere Morbus Crohn, aber auch Colitis ulcerosa und schwere Formen von Nahrungsmittelunverträglichkeiten oder Reizdarmsyndrom.

Eine gute Selenversorgung unterstützt die normale Funktion des Immunsystems. Sowohl die angeborene als auch die erworbene (spezifische) Immunabwehr sind notwendig, um eine überschießende Immunreaktion zu bremsen. Deshalb wird diskutiert, ob ein Selenmangel auch an der Entstehung autoimmuner Prozesse beteiligt sein könnte, die zumeist von entzündlichen Schüben begleitet sind. Daraus lässt sich ableiten, dass bei einem Selenmangel sowohl Immun- wie auch Entzündungsreaktionen aus dem Ruder laufen können.

Zudem kann Selen dem Körper helfen, Schwermetalle (Amalgam aus Zahnfüllungen, Blei aus Nahrung oder alten Wasserrohren) zu binden. In gebundener Form sind Schwermetalle deutlich weniger aggressiv und können vom Körper besser ausgeschieden werden. Gerade bei Pilzerkrankungen im Darm wird häufiger auch eine hohe Schwermetallbelastung (Amalgam, Blei) gemessen. Werden die Schwermetalle durch Antioxidanzien wie Selen oder auch Zeolith (Seite 243) gebunden, verschwinden die belastenden Pilze oft von selbst.

MEHRBEDARF BESTEHT BEI

- autoimmun bedingten Darmerkrankungen,
- Darmerkrankungen, die zu einer ungenügenden Nährstoffaufnahme führen,
- Überwucherung des Darms mit Pilzen und/oder Schwermetallbelastung.

DIAGNOSE, ANWENDUNG UND DOSIERUNG

Ein Selenmangel kann im Labor durch Bestimmung des Selengehalts in Vollblut oder Blutserum diagnostiziert werden. Bei einem Selengehalt unter 100 µg/l im Vollblut beziehungsweise unter 80 µg/l im Serum liegt ein

Selenmangel vor. Optimal ist jedoch eine Vollblutmineralanalyse, da Selen zu einem großen Teil intrazellulär gespeichert wird.

Wer keine Paranüsse mag, eine Unverträglichkeit gegen Paranüsse hat oder wem der Gedanke an den hohen Radiumgehalt Unwohlsein bereitet, kann auf Tabletten zurückgreifen. Die Bioverfügbarkeit hängt von der Darreichungsform ab. Anorganisches Selen ist erhältlich als Selenit und Selenat. Zwar werden diese Verbindungen nur zu einem Teil (50–60 %) aufgenommen, aber der Körper kann es rasch aufnehmen und verwerten. Organische Selenverbindungen sind Selenocystein und Selenmethionin aus Hefen und Pflanzen. Diese Verbindungen stehen dem Organismus erst zeitversetzt zur Verfügung.

Die ideale Dosis Selen für den Menschen liegt in einem Bereich zwischen 50 und 300 µg pro Tag. Dosen über 300 µg sollten nur nach ärztlicher Anweisung eingenommen werden, da Selen auch überdosiert werden kann. Eine Überdosierung – auch Selenose genannt – kann zu neurologischen Störungen, Müdigkeit, Gelenkschmerzen, Übelkeit und Durchfall führen.

HINWEISE

Bei der Einnahme von Selenpräparaten sollte die gleichzeitige Einnahme von hoch dosiertem Vitamin C unterbleiben, da hierdurch die Bioverfügbarkeit beeinträchtigt werden kann. Eine zeitversetzte Einnahme von wenigstens 1 h ist von Vorteil.

HANDELSPRÄPARATE

selen-Loges 50, 100 oder 200 µg (Dr. Loges), Cefasel 200 nutri Selen-Tabs (Cefak), Selen natural (Biogena)

VITAMIN A UND KAROTIN

Vitamin A (Retinol) ist ein lebensnotwendiger und fettlöslicher Nährstoff, der nur in tierischen Lebensmitteln vorkommt. Es gibt drei Verbindungen, die unter dem Begriff Vitamin A zusammengefasst werden und ineinander umgewandelt werden können. Retinsäure ist das biologisch aktive Vitamin und reguliert Wachstum, Aufbau, Funktion und Widerstandskraft von Haut und Schleimhäuten. Retinal ist für den Sehvorgang unentbehrlich. Retinol ist die Transportform von Vitamin A, kommt im Blut vor und ist an der Spermienbildung beteiligt.

In Pflanzen ist eine Vorstufe von Vitamin A (auch Provitamin A) enthalten. Am bekanntesten sind Beta- und Alpha-Karotin. Die beiden Provitamine werden im Körper zu Vitamin A umgewandelt, wobei Beta-Karotin eine bessere Umwandlungsrate hat und mengenmäßig auch am meisten verzehrt wird. Die Umwandlung hängt eng mit dem Fettstoffwechsel zusammen. Provitamin-A-Karotinoide sind keine lebensnotwendigen Stoffe, aber bei überwiegend vegetarischer oder veganer Ernährung von besonderer Bedeutung. Im Darm werden die Provitamine zu Retinal gespalten, das wiederum in Retinol umgewandelt und in dieser Form in der Leber gespeichert und über das Blut in die Zellen transportiert wird.

NATÜRLICHE VORKOMMEN

Eine ausgewogene Ernährung sichert bei Gesunden die Versorgung mit Vitamin A. Bei gemischter Kost schöpft der Körper das nötige Vitamin A in erster Linie aus tierischen Produkten. Vitamin A ist reichlich in Leber, Fleisch, Fisch, Eiern und tierischen Ölen enthalten.

Viel Beta-Karotin ist besonders in orangen Gemüsen und Früchten enthalten, etwa in Karotten, Kürbis, Süßkartoffeln, roter Paprika, Aprikosen und Mangos, aber auch in Grünkohl, Feldsalat und Spinat. Beta-Karotin kann im Körper nach Bedarf in Vitamin A umgewandelt werden. Den Tagesbedarf von circa 0,8 bis 1 mg Vitamin A decken bereits ein kleines Glas Karottensaft (zur besseren Aufnahme einen ½ TL Öl zugeben), 50–100 g Grünkohl oder auch 200–400 g Aprikosen. Eine Gelbfärbung der Haut durch eine Provitamin-A-reiche Ernährung ist gesundheitlich unbedenklich.

Im Rezeptteil finden Sie die Möhrensuppe (Seite 253), mit der Sie sich gut mit Karotin versorgen können. Beta-Karotin ist hitzebeständig und wird durch den Kochvorgang wenig beeinflusst.

Vitamin A schützt den Körper vor Infektionen, da es sowohl an der Regulation des Immunsystems wie auch an der Entzündungshemmung beteiligt ist. Beispielsweise ist die Funktion der Lymphozyten (weiße Blutkörperchen) und die Stimulation von bestimmen Immunzellen (T-Lymphozyten) von Vitamin A abhängig.

Die schützende Rolle von Vitamin A wirkt sich besonders auf das Epithelgewebe aus, das unter anderem die Innenseite des Darms auskleidet. Zusammenfassend ergaben Studien, dass Vitamin A die Darmbarrierefunktion unterstützt und Darmbarriereschäden reduziert, indem es die Tight-Junction-Proteine verstärkt. Vitamin A sorgt also für gesunde Schleimhäute, aber auch für eine gesunde Haut. Eine gestörte Wundheilung und erhöhte Infektanfälligkeit kommen bei Personen mit chronisch-entzündlichen Darmerkrankungen häufiger vor.

Da Vitamin A sowie Karotin im oberen und mittleren Dünndarmabschnitt aufgenommen werden, ist für ihre Aufnahme ein halbwegs funktionierender Darm wichtig. Bei Morbus Crohn liegen überwiegend Entzündungen im unteren Dünndarmabschnitt vor, sodass die Vitamin-A-Aufnahme glücklicherweise meist gewährleistet ist.

Die Vitamin-A-Mangelsymptome sind unspezifisch und reichen von gehäufter Infektanfälligkeit über Nachtblindheit bis hin zu Appetitverlust und Müdigkeit. Auch die Bestimmung im Blut ist nicht einfach beziehungsweise wenig aussagekräftig. Da die Retinolspiegel im Blut erst absinken, wenn die Leberspeicher fast entleert sind, erlaubt der Plasmaspiegel keinen Rückschluss auf die Vitamin-A-Reserve. Zu beachten ist, dass ein isolierter Vitamin-A-Mangel eher selten vorkommt. Fast immer liegen weitere Mangelzustände vor, da vor allem bei chronisch-entzündlichen Darmerkrankungen insgesamt eine unzureichende Aufnahme von Nährstoffen (Malabsorption) besteht. Beispielsweise ist Vitamin A synergistisch mit Eisen am Aufbau der roten Blutkörperchen beteiligt, und auch Zink ist essenziell für den Vitamin-A-Stoffwechsel. Daher sollten auch diese Parameter bei Verdacht auf Vitamin-A-Mangel bestimmt werden.

MEHRBEDARF BESTEHT BEI

- Entzündungen und Barrierefunktionsstörung der Darmschleimhaut,
- gehäufter Infektanfälligkeit,
- niedrigen Eisenspiegeln.

ANWENDUNG UND DOSIERUNG

Es empfiehlt sich, möglichst häufig Vitamin-A- oder karotinreiche Lebensmittel in den Speiseplan zu integrieren. Eine Supplementierung mit Vitamin-A-Präparaten sollte nur nach ärztlicher Empfehlung erfolgen, da eine Überdosierung auch unerwünschte Nebenwirkungen haben kann.

HINWEISE

Schwangere Frauen (oder solche, die eine Schwangerschaft planen) sollten wegen der Gefahr von kindlichen Fehlbildungen nicht mehr als 8000–10 000 Internationale Einheiten (IE) Vitamin A pro Tag zu sich nehmen. Verschiedene Medikamente können die Aufnahme von Vitamin A im Magen-Darm-Trakt einschränken. Relevant für Personen mit Verdauungsstörungen sind hierbei Mittel gegen Durchfall sowie Medikamente zur Linderung akuter Beschwerden bei Magen- und Darmgeschwüren sowie bei Reflux von Gallensäuren in den Magen.

Beim Kauf von Vitamin-A-Präparaten sollten Sie bedenken, dass natürliches Vitamin A gewöhnlich aus Fischleber gewonnen wird und deshalb für vegetarisch oder vegan lebende Personen nicht in Betracht kommt. Ein übermäßiger Verzehr von Leber – das Lebensmittel mit dem höchsten Gehalt an vorgebildetem Vitamin A – kann langfristig eine Vitamin-A-Vergiftung mit Leberschäden verursachen.

HANDELSPRÄPARATE

Vitamin A 3.000 IE Tropfen, vegan (Sunday Natural), Vitamin A Retinylacetat (Pure Encapsulations), Vitamin A 1000 (Biogena), Beta Carotin (Pure Encapsulations)

B-VITAMINE

Die Klassifizierung der Gruppe der B-Vitamine ist historisch gewachsen und umfasst acht wasserlösliche Vitamine, die chemisch gesehen keine eigene Stoffklasse darstellen. Dazu gehören Vitamin B_1 (Thiamin), Vitamin B_2 (Riboflavin), Vitamin B_3 (Niacin), Vitamin B_5 (Pantothensäure), Vitamin B_6 (Pyridoxin), Vitamin B_7 (Biotin), Vitamin B_9 (Folsäure) und Vitamin B_{12} (Cobalamin). Die Nummerierung der B-Vitamine ist nicht durchgehend, weil sich für einige dieser organischen Substanzen der Vitamincharakter nicht bestätigt hat. Diese werden heute als vitaminähnliche Substanzen (Vitaminoide) bezeichnet (siehe Seite 197).

In der Natur kommen B-Vitamine in der Regel im Verbund vor und unterstützen sich bei ihren Aufgaben. Die Speicherfähigkeit von wasserlöslichen Vitaminen ist generell begrenzt. Selbst bei vollen Speichern ist beispielsweise die Reserve von Vitamin B_1 nach wenigen Tagen wieder geleert, eine Ausnahme bildet das Vitamin B_{12}, das eine Reserve von ungefähr 3 Jahren in der Leber bilden kann.

Zwar leistet jedes einzelne B-Vitamin einen wichtigen Beitrag bei verschiedenen Stoffwechselvorgängen. Allerdings sorgen sie erst gemeinsam dafür, dass Eiweiß, Fett und Kohlenhydrate optimal verwertet werden können. Einige bewirken die Umwandlung von Glukose in Energie, andere unterstützen die Funktion des Nerven- und des Immunsystems, die Bildung von Botenstoffen (Neurotransmittern), die für den Signalaustausch im Nervensystem zuständig sind, oder die Blutbildung. Insgesamt halten sie den Stoffwechsel und das Nervensystem in Schwung und sorgen dafür, dass die Organe den nötigen »Kraftstoff« für ihre Arbeit bekommen.

Ein Vitamin-B-Mangel kann sich in unterschiedlicher Weise zeigen. Ein Defizit wirkt sich auf Haut, Schleimhäute, Nervensystem, aber auch auf das Herz-Kreislauf- und Magen-Darm-System aus. Mangelerscheinungen zeigen sich durch anhaltende Müdigkeit und Erschöpfung, Nervosität, Schwindel, Blutarmut (Anämie), Schleimhautentzündungen, Muskelschwäche, Kribbeln und Taubheitsgefühl in Händen und Füßen, eingerissene Mundwinkel sowie sprödes Haar und brüchige Nägel.

NATÜRLICHE VORKOMMEN

Wichtige natürliche Quellen für B-Vitamine sind tierische und pflanzliche Produkte. Fleisch und Innereien, Fisch, Eier und Milchprodukte stellen gute tierische Quellen dar, B-Vitamine pflanzlichen Ursprungs enthalten alle Vollkornprodukte, Kerne, Nüsse, Hülsenfrüchte sowie Bierhefe. Eine Ausnahme bildet hier Vitamin B_{12}, das nur in tierischen Produkten vorkommt. Sonst gesunde Vegetarier und Vegetarierinnen können ihren Bedarf an Vitamin B_{12} über Milchprodukte und Eier decken, bei veganer Ernährung wird auch bei Gesunden eine Vitamin-B_{12}-Supplementierung empfohlen.

B-VITAMINE UND DARMGESUNDHEIT

Verschiedene Grunderkrankungen, darunter auch chronisch-entzündliche Darmerkrankungen wie Morbus Crohn oder Schleimhautentzündungen gleich welcher Art und eine Aufnahmestörung (Malabsorption), können die Aufnahme von Vitaminen hemmen. Zur Erinnerung: Für die Aufnahme von Nahrungsbestandteilen sind die Darmzotten an der Darmwand zuständig. Dieser ist nicht nur mehrere Meter lang, sondern hat eine riesige Oberfläche von etwa 400 m^2. Wenn der Darm durch Entzündungen oder Durchblutungsstörungen geschädigt ist, verbleiben wertvolle Nährstoffe im Darm und werden nicht aufgenommen. Doch auch Entzündungen im Magen (Gastritis) oder operative Eingriffe am Magen (im Magen wird Intrinsic Factor für die Aufnahme von Vitamin B_{12} gebildet) und die Entfernung einzelner Darmabschnitte (Kurzdarmsyndrom) begünstigen einen Vitamin-B-Mangel. Menschen mit Colitis ulcerosa profitieren ebenfalls von den B-Vitaminen, insbesondere nach Blutverlusten.

In Studien wird häufiger auf einen Zusammenhang zwischen einer Glutenunverträglichkeit und einer mangelnden Vitamin-B_{12}-Aufnahme (bedingt durch Malabsorption) hingewiesen. Bei bis zu drei Vierteln der von chronisch-entzündlichen Darmerkrankungen Betroffenen kann ein Folsäuremangel nachgewiesen werden, deutlich häufiger bei Frauen. Bei Personen mit Histaminintoleranz ist Vitamin B_6 entscheidend, da es am Abbau von Histamin beteiligt ist. Betroffene mit Laktoseintoleranz müssen auf eine ausreichende Versorgung mit Riboflavin achten, da Milch- und Milchprodukte vorrangige natürliche Quellen sind. Einige Studien zeigen, dass Menschen mit Fruktoseintoleranz niedrigere Folsäurewerte als gesunde Vergleichspersonen aufweisen. Früchte wie Kirschen, Erdbeeren oder Weintrauben haben zwar einen nennenswerten Folsäuregehalt, er lässt sich jedoch auch mit Gemüse (Spinat, Feldsalat) und Nüssen aufbessern.

Auch Menschen mit Reizdarmsyndrom sollten über eine Vitamin-B-Supplementierung nachdenken. Das gilt insbesondere für diejenigen, bei denen sich die Symptome durch körperliche oder seelische Belastungssituationen verstärken. Denn Stress erhöht den Verbrauch an B-Vitaminen.

MEHRBEDARF BESTEHT BEI

- Reizdarm, verbunden mit Stress,
- chronisch-entzündlichen Darmerkrankungen mit Blutverlusten,
- Kurzdarmsyndrom (durch Morbus Crohn, Divertikulitis),
- Malabsorption in Zusammenhang mit Nahrungsmittelunverträglichkeiten.

DIAGNOSE, ANWENDUNG UND DOSIERUNG

Die Bestimmung von B-Vitaminen in Blut oder Serum ist in der Regel nicht zielführend, weil diese eine geringe Speicherkapazität haben. Eine Ausnahme bildet das Vitamin B_{12}, das in der Leber gespeichert wird. Da aber der überwiegende Teil in gebundener, inaktiver Form im Körper vorliegt, kann die Bestimmung der aktiven Form Transcobalamin als Holo-Transcobalamin (Holo-TC) sinnvoll sein. Kritisch ist, dass ein Vitamin-B_{12}-Mangel oft erst dann bemerkt wird, wenn die Speicher bereits erschöpft sind.

Nahrungsergänzungsmittel vereinen normalerweise alle acht B-Vitamine als Komplexpräparate in einer Pille/Kapsel. Die Dosierung erfolgt nach Herstellerangaben.

HINWEISE

Rauchen, Alkoholkonsum und vegane Ernährung führen zu einem erhöhtem Bedarf an B-Vitaminen. Daneben stört auch die Einnahme bestimmter Medikamente (Protonenpumpenhemmer, Antiepileptika, Antidepressiva, hormonelle Verhütungsmittel, krampflösende Mittel) die Aufnahme von B-Vitaminen im Darm.

Da B-Vitamine wasserlöslich sind und überschüssige B-Vitamine über den Urin ausgeschieden werden, ist es unwahrscheinlich, dass Sie zu viel von diesen Nährstoffen durch die Einnahme eines B-Komplex-Supplements nach Anweisung zu sich nehmen. Durch eine Vitamin-B_2-Supplementierung kann sich der Urin stark gelb färben, was jedoch harmlos ist.

HANDELSPRÄPARATE

Vitamin B-Loges komplett (Dr. Loges), Vitamin B Komplex Bioaktiv (Sunday Natural), Vitamin B Complex (Vitality Nutritionals)

VITAMIN C

Vitamin C, das Powervitamin, ist mit Abstand das bekannteste Vitamin. Es stärkt unser Immunsystem, verbessert die Aufnahme von Eisen, trägt zur besseren Wundheilung bei, ist ein starkes Antioxidans, unentbehrlich für die Bildung von Hormonen und Neurotransmittern und beteiligt am Aufbau von Bindegewebe, Knorpeln und Knochen. Für Menschen mit Darmerkrankungen ist Vitamin C deshalb besonders wichtig, weil es maßgeblich an Reparaturvorgängen der Schleimhäute beteiligt ist. Zudem steigt der Vitamin-C-Bedarf bei Belastungen gleich welcher Art generell an. Deshalb ist es wichtig, den Körper bestmöglich mit Vitamin C zu versorgen.

Im Gegensatz zu fast allen Tieren und Pflanzen hat der Mensch die Fähigkeit verloren, Vitamin C selbst zu produzieren. Bei Tieren findet dieser Umwandlungsprozess in den Leber- und den Nierenzellen statt. Aus dem Einfachzucker Glukose wird durch enzymatische Umwandlung (Biokatalysatoren) Ascorbinsäure hergestellt. Vermutlich waren frühere Menschen ebenfalls dazu in der Lage. Durch den Verzehr Vitamin-C-reicher Pflanzen und Früchte dürfte das dafür verantwortliche Enzym oder dessen Funktionsweise allerdings verloren gegangen sein. Das ist das Prinzip der Natur: Fehlt die entwicklungsbiologische Notwendigkeit, wird aussortiert.

Wenn Sie in die Apotheke gehen und nach Vitamin C fragen, wird Ihnen vermutlich ein Präparat angeboten, das die Bezeichnung »Ascorbinsäure«

trägt – die vom Körper verwertbare biologisch aktive Form heißt genauer L(+)-Ascorbinsäure. Die reine Ascorbinsäure wurde erstmals 1926 von dem ungarischen Arzt Albert Szent-Györgyi isoliert und wird heute tonnenweise in Laboren hergestellt. Die relativ einfache chemische Struktur ähnelt der von Glukose (Traubenzucker) und ist mit der von natürlichem Vitamin C identisch. Der Syntheseprozess von Vitamin C in der Natur wird durch Enzyme ausgeführt, die Industrie nutzt hierfür den natürlichen Prozess der Hefefermentation.

Die Vitamin-C-Versorgung kann also sowohl durch natürliche Lebensmittel als auch durch Vitaminpräparate erfolgen. Vitamin-C-reiche Lebensmittel wie Pulver aus Hagebutten oder Acerolakirsche haben allerdings entscheidende Vorteile gegenüber den Präparaten aus dem Labor, weil diese immer im Verbund mit anderen Vitalstoffen vorkommen und dadurch eine ausgezeichnete Bioverfügbarkeit haben. Deshalb empfehlen viele Fachleute die Einnahme von natürlichem Vitamin C aus Früchten.

NATÜRLICHE VORKOMMEN

Südfrüchte wie Kiwi, Zitronen und Orangen enthalten größere Mengen an Vitamin C. Das gilt ebenfalls für viele heimische Früchte und Gemüse wie Sanddorn, Schwarze Johannisbeere, Grünkohl, Blumenkohl, Kohlrabi und Brokkoli. Der Tagesbedarf von etwa 100 mg Vitamin C wird bereits durch 60 g frische Johannisbeeren oder 1–2 Orangen gedeckt, bei akuten Infektionen können jedoch höhere Vitamin-C-Gaben von bis zu 1 g sinnvoll sein.

Wie wäre es, die heimische Hagebutte zur Vitaminversorgung zu wählen? Sie gilt als ausgezeichnete Vitamin-C-Quelle. Ihr Vitamin-C-Gehalt pro 100 g beträgt ungefähr 1250 mg in der frischen Frucht, durch Einfrieren kommt es allerdings zu einem Verlust von rund 20 %, durch Trocknung und Pulverisierung von rund 60 %. Das sollten Sie bei der Berechnung des Vitamin-C-Bedarfs berücksichtigen.

Noch höher als in der Hagebutte ist der Vitamin-C-Gehalt in der Acerolakirsche. Mit 1700 mg pro 100 g enthält sie so viel Vitamin C wie kaum eine andere Frucht. Sie wächst allerdings nicht in unseren Gärten, sondern ist in Mexiko, Brasilien und Panama beheimatet und mit unseren heimischen Kirschen nicht verwandt.

Hagebuttenpulver

Frische Hagebutten der Länge nach aufschneiden, von Kernen, Blüten- und Stielansatz befreien. Die halbierten Früchte gründlich waschen und mit einem Tuch abreiben, um die Härchen zu entfernen. Die Fruchtschalen auf einem Tuch ausbreiten und für 48 h antrocknen lassen. Anschließend die angetrockneten Hagebutten mit einem leistungsstarken Mixer zerkleinern, erneut ausbreiten, vollständig durchtrocknen lassen und erst danach in Schraubgläser füllen. Wenn das Pulver gut durchgetrocknet ist, ist es bis zur nächsten Erntezeit haltbar.

Das Hagebuttenpulver über das Müsli streuen oder in Getränke und Smoothies einrühren. Es sollte nicht erhitzt werden, damit hitzeempfindliche Inhaltsstoffe erhalten bleiben.

Im Herbst können die roten Hagebutten auch frisch verwendet werden, indem die Hagebutten (nach dem Entkernen) gut durchgekaut werden.

VITAMIN C UND DARMGESUNDHEIT

Vitamin C hat ein breites Anwendungsspektrum. Der Mikronährstoff kommt praktisch in allen Zellen des Immunsystems vor, stimuliert das Entgiftungssystem und bessert anhaltende Erschöpfungszustände, trägt also zur Verringerung von Müdigkeit und schneller Ermüdung bei.

Die weißen Blutkörperchen – die »Polizisten des Bluts« – funktionieren besonders gut, wenn sie eine hohe Vitamin-C-Konzentration enthalten. Ein erhöhter Vitamin-C-Bedarf entsteht allgemein bei Infektionen und Entzündungen. Bei akuten und chronischen Entzündungsprozessen im Körper steigt der Vitamin-C-Bedarf stark an. Denn das Vitamin fungiert als sogenannter Immunmodulator, der ganz unterschiedliche Prozesse wie die Zellteilung und die Barrierefunktion der Haut und der Schleimhäute verstärkt. Bei Morbus Crohn, Colitis ulcerosa, Divertikeln und Reizdarmsyndrom liegen Entzündungsprozesse in unterschiedlicher Ausprägung vor.

Betroffene mit Nahrungsmittelunverträglichkeiten profitieren ebenfalls oft von Vitamin-C-Gaben. Das gilt insbesondere für Menschen mit Histaminintoleranz. Denn Vitamin C fördert den Histaminabbau und die Mastzellstabilisierung. Mittlerweile existiert eine ganze Reihe von Studien, die allesamt zeigen, dass Vitamin C einen histaminsenkenden Effekt hat. Einige Autorinnen und Autoren sehen Vitamin C sogar als Histamingegenspieler Nummer 1 an. Hohe Vitamin-C-Dosierungen von 0,5 bis 1 g täglich können bei Verträglichkeit hier nützlich sein. Bei Betroffenen mit Fruktoseintoleranz kann durch den Verzicht auf Vitamin-C-haltiges Obst ein Mehrbedarf entstehen. Auch hier muss eine Vitamin-C-Substitution in Erwägung gezogen werden.

Zusätzlich gehört Vitamin C zu den potenten Antioxidanzien. Gerade bei einem chronischen Darmgeschehen fallen ständig in großer Zahl hohe Mengen an freien Radikalen an. Die Wirkung der Antioxidanzien kann man sich wie die eines »Rostschutzmittels« vorstellen: Sie schützen die Zellen des Körpers vor der Oxidation durch freie Radikale. Auch beim Abbau von Schwermetallen wird Vitamin C gebraucht: Blei, Quecksilber, Kadmium und Chrom können so besser ausgeleitet werden. Schwermetallbelastungen führen nicht nur oft zu verminderter Antriebslosigkeit, Konzentrationsstörungen und zu einer Schwächung des Immunsystems, auch Durchfall ist eines der Leitsymptome. Über den Darm versucht der Körper, die Giftstoffe wieder loszuwerden.

Obendrein verbessert Vitamin C die Eisenaufnahme. Vitamin C wandelt pflanzliches 3-wertiges Eisen in die 2-wertige Form um und erhöht so dessen Bioverfügbarkeit. Bereits eine Aufnahme von 25 mg Vitamin C führt zu einer signifikanten Resorptionssteigerung von pflanzlichem Eisen. Dieser Faktor ist nicht zu unterschätzen. Zwischen 60–80 % der von chronisch-entzündlichen Darmerkrankungen Betroffenen leiden an einem Eisenmangel und etwa ein Drittel haben eine Blutarmut (Anämie).

Glücklicherweise erfolgt die Vitamin-C-Aufnahme im gesamten Dünndarm, sodass selbst bei geschädigtem Darm noch Vitamin C in den Zellen ankommt. Die Aufnahme erfolgt aktiv über einen natriumabhängigen Transporter. Aus der Nahrung werden ungefähr 70–90 % der Ascorbinsäure absorbiert. Die Rate kann jedoch auf 50 % oder weniger fallen, wenn mehr als 1 g Vitamin C pro Tag zugeführt wird. Nicht resorbierte Ascorbinsäure wird im Darm abgebaut und über den Stuhl ausgeschieden. Dabei fließt Wasser in den Darm (Osmose), was bei Übersubstitution zu Durchfällen führen kann. Welche Menge letztendlich vertragen wird, ist individuell sehr verschieden.

MEHRBEDARF BESTEHT BEI

- schwachem Immunsystem, Infektneigung, Erschöpfung,
- Kurzdarmsyndrom,
- chronisch-entzündlichen Darmerkrankungen (Morbus Crohn, Colitis ulcerosa – insbesondere bei Blutverlusten),
- Reizdarm,
- Divertikeln und Divertikulitis,
- Histaminintoleranz,
- Fruktoseintoleranz,
- Schwermetallbelastung.

DIAGNOSE, ANWENDUNG UND DOSIERUNG

Die Bestimmung von Vitamin C im Labor ist wenig aussagekräftig, weil wir nur wenig Vitamin C speichern können. Lediglich in den Erythrozyten wird bei Überschuss kurzfristig etwas Vitamin C eingelagert.

Menschen können Vitamin C übrigens sehr viel besser verwerten als viele Tiere, da wir ein Transportprotein haben, das einen Teil des verbrauchten (oxidierten) Vitamin C in die roten Blutkörperchen (Erythrozyten) einschleust, um es dann »recycelt« wieder in die Gewebe zu bringen. Deshalb ist der Tagesbedarf an Vitamin C bei uns Menschen bis zu 100-mal niedriger als bei vielen anderen Säugetieren.

Es empfiehlt sich, möglichst viele Vitamin-C-reiche Lebensmittel mit in den Speiseplan zu integrieren. Gelingt das nicht ausreichend, können Sie auf Präparate aus natürlichen Quellen zurückgreifen. Hochdosierte Vitamin C-Präparate sollten nicht über einen längeren Zeitraum und am besten in ärztlicher Abstimmung eingenommen werden.

Beim Kauf von Vitamin-C-Präparaten sollte auf die Qualität geachtet werden. Reine Ascorbinsäure wird schnell vom Körper aufgenommen und ebenso schnell wieder ausgeschieden. Hochwertiger sind verestertes Vitamin C oder liposomales Vitamin C, die den Vitamin-C-Spiegel über längere Zeit aufrechterhalten und eine hohe Bioverfügbarkeit haben. Menschen mit Säureproblemen sollten sich am besten für einen gepufferten Ascorbatkomplex entscheiden.

HINWEISE

Vitamin C ist empfindlich gegenüber Luftsauerstoff und Wärme, weshalb Früchte und Kräuter durch Lagerung, Verarbeitung und Kochen viel Vitamin C verlieren. Vitamin-C-reiches Obst und Gemüse sollte deshalb möglichst frisch gegessen und schonend gegart werden.

Isolierte Vitamin-C-Gaben von mehr als 500 mg pro Tag können bei empfindlichen Personen Übelkeit, Blähungen oder Durchfall verursachen. Bei der Neigung zu Nierensteinen vom Oxalattyp oder erhöhten Harnsäurewerten (Gicht) sollte Vitamin C nicht über längere Zeit und in hoher Dosierung eingenommen werden beziehungsweise nur nach ärztlicher Rücksprache.

HANDELSPRÄPARATE

Vitamin C liposomal 1000 (Sunday Natural), Ester-C Gold (Biogena), Bio Acerola Pulver (Terra Elements), Vitamin C Komplex Ultra Bioflavonoide (Sunday Natural), Vitamin C-1000 Ascorbatkomplex (Bonusan)

VITAMIN D

Wird von Vitamin D gesprochen, ist meist das Vitamin D3, auch Cholecalciferol genannt, gemeint. Dabei handelt es sich um das natürliche Vitamin D, das im menschlichen Körper produziert wird. Nach heutiger Definition ist Vitamin D gar kein Vitamin, da es unter Einfluss von Sonnenlicht vom Körper über die Haut selbst gebildet werden kann. Vielleicht ist es besser, Vitamin D als eine Sonderform der fettlöslichen Vitamingruppe (Vitamine A, D, E, K) zu bezeichnen. Im Hinblick auf seine vielfältigen Aufgaben im Organismus wäre auch die Bezeichnung Hormonvorstufe angebracht. Vitamin D ist besonders am Knochenstoffwechsel beteiligt, hat aber auch regulierende Aufgaben im Immunsystem inne und kann die Entzündungsantwort im Darm reduzieren.

Vitamin-D-Defizite sind insbesondere auf der nördlichen Halbkugel ein weitverbreitetes Problem, da sich der Großteil des Lebens in geschlossenen Räumen, hinter Scheiben, unter Dächern oder im Auto abspielt und somit schätzungsweise bis zu 60 % der Bevölkerung von einem Vitamin-D-Mangel betroffen sind. Besonders augenfällig sind die Zusammenhänge zwischen niedrigen Vitamin-D-Spiegeln und zahlreichen chronischen Erkrankungen, die sich durch unzählige Studien immer deutlicher herauskristallisieren.

NATÜRLICHE VORKOMMEN

Vitamin D wird nicht nur über die Sonne gebildet, sondern kommt auch in der Nahrung vor. Fette Fische (Hering, Makrele, Ölsardine, Lachs), Milchprodukte, Eidotter oder Lebertran enthalten vergleichsweise viel Vitamin D. Darüber hinaus gibt es auch Vitamin D_3, das aus Pflanzen, darunter bestimmten Flechtenarten, gewonnen wird. Daher ist Vitamin D_3 auch in veganer Form verfügbar. Über die Nahrung können Sie jedoch nur geschätzte 10–20 % Ihres Vitamin-D-Bedarfs decken. Der Rest kann unter natürlichen Bedingungen nur über die Sonneneinstrahlung gebildet werden.

VITAMIN D UND DARMGESUNDHEIT

Ob durch die Krankheit selbst, durch eine spezielle Diät oder weil man bei chronischen Erkrankungen seltener vor die Tür (in die Sonne) geht – in fast 70 % der Fälle kann begleitend zu chronisch-entzündlichen Darmerkrankungen ein Mangel an Vitamin D nachgewiesen werden. Mittlerweile wird sogar über eine verminderte UV-B-Strahlung diskutiert, die als ein begünstigender Faktor für die Entstehung chronisch-entzündlicher Darmerkrankungen infrage kommt. Steigende Inzidenzen chronisch-entzündlicher Darmerkrankungen mit zunehmendem Abstand zum Äquator sind Anlass für diese Hypothese. Typische, durch Vitamin-D-Defizite ausgelöste Symptome sind neben Antriebslosigkeit und depressiven Verstimmungen eine verminderte Kalziumaufnahme und daraus resultierend Osteoporose, Rachitis, Muskelschwäche sowie ein erhöhtes Sturz- und Frakturrisiko.

Die Studienlage zu Vitamin D ist in Bezug auf die chronisch-entzündlichen Darmerkrankungen Morbus Crohn und Colitis ulcerosa deutlich besser als zu anderen akuten und chronischen Darmerkrankungen. Als

Beispiel sei hier eine Studie genannt, die 2016 im American Journal of Gastroenterology veröffentlicht wurde. Von den 965 Studienteilnehmenden mit schwerem Krankheitsverlauf hatten fast alle einen niedrigen Vitamin-D-Spiegel. Andere Forschungsergebnisse deuten darauf hin, dass ein niedriger Vitamin-D-Spiegel mit einem erhöhten Risiko verbunden ist, einen entzündlichen Schub zu erleiden.

Aber wie sieht es bei Reizdarm, Divertikulitis oder Leaky-Gut-Syndrom aus? Auch hier lohnt es sich, den Vitamin-D-Spiegel zu überprüfen. Bekannt ist inzwischen, dass der Schweregrad der Symptome bei Reizdarm und Divertikelkrankheit mit einem niedrigen Vitamin-D-Spiegel korreliert. Ernährungswissenschaftler der Universität Toronto entdeckten zudem einen Zusammenhang zwischen Laktoseintoleranz und Vitamin-D-Mangel. Auch bei Fruktoseintoleranz ist eine ausreichende Vitamin-D-Zufuhr wichtig. Weitere Studienergebnisse deuten darauf hin, dass Vitamin D eine Rolle bei der Aufrechterhaltung der Darmbarriere spielt. In Versuchen konnte gezeigt werden, dass Vitamin D die Proteinbiosynthese der Membranzellen für die Tight Junctions hochregulieren und damit zu einer intakten Schleimhautbarriere beiträgt, was beim Leaky-Gut-Syndrom von großem Nutzen ist.

Die antientzündliche Wirkung von Vitamin D bestätigen mittlerweile zahlreiche Studien. Konkret bewirkt Vitamin D eine Hemmung proentzündlicher und gleichzeitig die Förderung antientzündlicher Botenstoffe (Zytokine aus der Gruppe der Interleukine). Bei Histaminintoleranz ist Vitamin D ebenso hilfreich. Vitamin D fördert die Aufnahme von Kalzium, das wiederum die Ausschüttung von Histamin senkt. Daher ist es empfehlenswert, Kalzium zusammen mit Vitamin D einzunehmen.

MEHRBEDARF BESTEHT BEI

- chronisch-entzündlichen Darmerkrankungen,
- Reizdarm,
- Divertikulitis,
- Histaminintoleranz,
- Laktoseintoleranz,
- Leaky-Gut-Syndrom.

Bei einem nachgewiesenen Mangel sollte Vitamin D auf jeden Fall zugeführt werden. Die Vitamin-D-Spiegel können das ganze Jahr über gemessen werden, jedoch sind sie zwischen Januar und April physiologisch erniedrigt, da die Sonneneinstrahlung in den Wintermonaten in unseren Breiten nicht ausreicht, um die Spiegel konstant zu halten oder anzuheben. Die meisten Ärzte empfehlen eine Konzentration von 25-Hydroxyvitamin D_3 (25-OH-D_3) im Blut von > 30 ng/ml (> 75 nmol/l), der Vorstufe von biologisch aktivem Vitamin D_3. Darunter liegende Werte sollten durch Substitution angehoben werden.

Die Einheit von Vitamin D_3 sind Mikrogramm (µg), üblicher ist die Angabe Internationale Einheiten (IE) – Umrechnungen für Vitamin-D-Präparate: 1 µg Vitamin D_3 ≙ 40 IE Vitamin D_3; 1 IE Vitamin D_3 ≙ 0,025 µg Vitamin D_3. Für die Selbsttherapie sind zumeist 2000–4000 IE täglich angemessen, höhere und niedrige Gaben sind in Einzelfällen sinnvoll. Nach 3–4 Monaten sollten die Werte nochmals überprüft werden, um die Dosierung anzupassen.

Vitamin D_3 wird überwiegend aus dem Wollwachs von Schafen, dem Lanolin, gewonnen. Für eine vegane Variante ist es heutzutage aber auch möglich, Vitamin D_3 aus bestimmten Flechten und Pilzen herzustellen. Chemisch unterscheidet sich das in Flechten enthaltene Vitamin D_3 nicht von dem tierischen Ursprungs und es ist für unseren Körper gleich bioverfügbar. Tropfen haben den Vorteil, dass sie sich individuell dosieren lassen, Kapseln lassen sich leichter transportieren und einnehmen.

Einige Hersteller bieten Präparate mit einem Vitamin-K_2-Zusatz an, wodurch sich die Kalziumaufnahme in die Knochen verbessert. Die Kombipräparate sind allerdings nicht für Personen geeignet, die Blutverdünner einnehmen, da Vitamin K_2 eine Verzögerung der Blutgerinnung bewirkt. Bei einem Teil neuerer Vitamin-D_3-Präparate sind zusätzlich Kalzium und Magnesium beigefügt. Dies hat den Vorteil, dass sich die Mikronährstoffe gegenseitig ergänzen und den Knochenstoffwechsel aktivieren.

Bei Tabletten sollten Sie die Einnahme mit Fett (½ TL Pflanzenöl) kombinieren, um die Aufnahme zu verbessern. Kapseln und Tropfen haben ohnehin oft eine Fettbasis, meist ist es Sonnenblumen- oder Kokosöl.

HINWEISE

Die körpereigene Vitamin-D_3-Bildung schwankt von Mensch zu Mensch und ist von weiteren Faktoren wie Breitengrad, Tages- und Jahreszeit, Hautfarbe, Alter, Body-Mass-Index (BMI) und Sonnenschutzverhalten abhängig. Es gilt die Empfehlung, sich je nach Hauttyp insgesamt zwischen 5 und 25 min pro Tag vorzugsweise zwischen 11 und 16 Uhr mit unbedecktem Gesicht, Händen und größeren Teilen von Armen und Beinen der Sonne auszusetzen.

Bei Personen mit Autoimmunerkrankungen wird häufiger eine Vitamin-D-Resistenz festgestellt, das bedeutet, dass trotz Vitamin-D_3-Gaben in ausreichender Dosierung kaum Vitamin D in den Zellen ankommt. Über die Ursachen wird noch diskutiert. Infrage kommen fehlende umwandelnde und aktivierende Enzyme und Veränderungen von Transport- und Bindungsproteinen für Vitamin D. In einigen Fällen bringt die Kombination mit Vitamin A noch eine Verbesserung. Generell dürfen fettlösliche Vitamine nicht überdosiert werden, da es sonst zu nachteiligen Effekten wie etwa Leberschäden kommen kann.

HANDELSPRÄPARATE

Vitamin D3 2000 oder 4000 IE (Hevert), Debora plus K_2 (Köhler Pharma), Liposomales Vitamin D3+K2 (Greenleaves), Vitamin D_3 liquid (Pure Encapsulations), Vitamin D3 K2 Hevert plus Calcium und Magnesium 1000 IE (Hevert)

ZEOLITH

VULKANERDE

Das mineralhaltige Vulkangestein Zeolith ist ein mikroporöses Gestein mit winzigen Hohlräumen, vergleichbar mit einem mineralischen Schwamm. Es gilt als Meister der Entgiftung. Vielleicht haben Sie einen Hund und kennen das Phänomen, dass dieser hin und wieder bei Spaziergängen lehmige Erde frisst, denn das entspricht seinem natürlichen Drang nach Entgiftung. Bei den Naturvölkern ist der Verzehr von Mineralerden ebenfalls noch bekannt – nur der moderne Mensch scheint diese Form von Entgiftung vergessen zu haben. Ob bei Infektanfälligkeit, Magenbeschwerden, Erschöpfung oder Umweltbelastung: Zeolith bindet Schadstoffe, entgiftet und regeneriert beschädigte Darmstrukturen. Erstaunlicherweise wird noch wenig über das Urmineral gesprochen, dabei sollen schon berühmte Heilkundige wie Hippokrates, Avicenna und Paracelsus Zeolithe erfolgreich in der Heilkunde verwendet haben.

Zeolith wird aus dem Griechischen mit Sprudelstein übersetzt und bezieht sich auf das Verhalten des Minerals in einer Flamme. Insgesamt zählen rund 60 Mineralien zur Gruppe der Zeolithe. Alle weisen eine sehr ähnliche chemische Struktur auf und gehören zur Mineralklasse der Silikate. Die Gerüststruktur besteht aus Silizium und Aluminium, wobei das Aluminium in einem kristallinen Gerüst gebunden und nicht herauslösbar ist.

Die Vulkanerden Bentonit und die Heilerde Zeolith haben jeweils eine andere Struktur. Beide sind effektive Schadstoffbinder, allerdings ist Zeolith hochwertiger und lässt sich leicht und schnell in Wasser verrühren. Bei empfindlicher Schleimhaut kann jedoch zunächst Bentonit die bessere Wahl sein, da es sich wie ein Gelschutzfilm auf die Schleimhaut von Magen und Darm legt.

NATÜRLICHE VORKOMMEN

Die Mineralerde Zeolith ist auf der ganzen Erde verteilt, bedeutende Vorkommen existieren auf Island, in Irland, Schottland, Norwegen, aber auch in Deutschland (Vogelberg, Kaiserstuhl), Österreich, der Schweiz sowie in Kanada und den USA. Für gesundheitsfördernde und medizinische Zwecke wird das Klinoptilolith-Zeolith verwendet, das überwiegend in Vulkangebieten vorkommt.

ZEOLITH UND DARMGESUNDHEIT

Allen Zeolithen ist gemein, dass sie Porenöffnungen mit einem sehr kleinen Durchmesser haben. Und doch gibt es Qualitätsunterschiede, die entscheidend für die Heilwirkung sind. Nur feinst vermahlenes Gestein hat eine spezifische Oberfläche von 400–600 m^2/g und einen hohen Kationenaustauschwert. Die Gesteinskanälchen sind mit positiv geladenen Mineralstoffen und Spurenelementen wie Kalzium, Magnesium und Kalium beladen. Im Körper findet dann ein Ionenaustausch statt, und Zeolith bindet selektiv krankmachende Stoffe wie Blei, Nickel, Chrom, Arsen, Kadmium, Histamin und vor allem Ammonium. Mit Schadstoffen beladen wird Zeolith ohne Verstoffwechselung über den Stuhl wieder ausgeschieden. Dadurch kommt es zur Entgiftung im Darmtrakt, während gleichzeitig die Leber entlastet wird.

Wegen der guten Bindungsfähigkeit eignet sich Zeolith hervorragend bei allen Arten von Durchfällen. Denn es bindet durchfallauslösende Bakterientoxine, Hefe- und Schimmelpilzgifte, Darmgase sowie überschüssiges Wasser. So kann sich ein verändertes Darmmikrobiom (Dysbiose) wieder regenerieren. Das gilt auch für eine beschädigte Darmschleimhaut. Es existieren mittlerweile mehrere kleinere Studien, die zeigen, dass eine mehrwöchige Zeolithsupplementierung eine positive Auswirkung auf die Schleimhautbarriere hat und der entsprechende Laborparameter Zonulin durch die Einnahme sinkt. Daneben wurde eine leicht entzündungshemmende Wirkung beobachtet.

Zeolith beeinflusst außerdem verschiedene antioxidative Enzyme, die an zahlreichen krankmachenden Prozessen beteiligt sind. Erhöhte Werte freier Radikale, die auf oxidativen Stress hinweisen, findet man nicht nur bei den chronisch-entzündlichen Darmerkrankungen, sondern auch bei Divertikulitis, Reizdarmsyndrom und Nahrungsmittelintoleranzen.

ANWENDUNGSBEREICHE

- alle Darmerkrankungen, insbesondere mit vermehrter Schadstoffbelastung
- Nahrungsmittelintoleranzen (Histamin, Laktose, Gluten, Fruktose)
- Leaky-Gut-Syndrom
- zur Leberentlastung

ANWENDUNG UND DOSIERUNG

Angeboten wird Zeolith als loses Pulver oder in Kapselform. Das Pulver wird in einem Trinkgefäß in Wasser gelöst. Es schmeckt jedoch erdig, weshalb viele Kapseln bevorzugen. Diese sind nicht magensaftresistent, sodass ihre Wirkung ab dem Magen beginnt, jedoch nicht in der Mundhöhle und der Speiseröhre.

Die Anwendung sollte einschleichend erfolgen. Am besten beginnen Sie mit einer geringen Dosis und einer einmaligen täglichen Anwendung von ½ bis 1 TL Pulver oder 2 Kapseln, vorzugsweise vor dem Schlafengehen oder 30 min vor dem Frühstück. Diese kann bei Bedarf auf eine 2- oder 3-malige Anwendung täglich gesteigert werden. In der Praxis hat sich eine kurmäßige Anwendung über 30 Tage bewährt, die nach einer Pause von mehreren Wochen wiederholt werden kann.

HINWEISE

Insgesamt ist das Naturprodukt Zeolith gut verträglich. Bei Menschen, die unter Verstopfung leiden, kann sich diese jedoch verstärken, da Zeolith leicht austrocknend wirkt. Dann sollte mehr Flüssigkeit getrunken, Zeolithpulver zusammen mit Leinsamen eingenommen oder gegebenenfalls die Dosierung reduziert werden.

Durch das große Bindungsvermögen von Zeolith ist eine um 2 h zeitversetzte Einnahme bei Medikamenteneinnahme empfehlenswert. Bei schweren Nierenfunktionsstörungen wie einer Niereninsuffizienz darf Zeolith nicht angewendet werden.

HANDELSPRÄPARATE

Basic Detox Plus Kapseln oder Pulver (Panaceo), Zeolith ultrafein (Biogena)

ZINK

Zink ist ein bläulich-weißes Metall, dessen Name sich von Zinke beziehungsweise Zacke ableitet, da Zink zackenförmig erstarrt. Zink ist ein für alle Lebewesen essenzielles Spurenelement sowie Bestandteil von etwa 300 wichtigen Enzymreaktionen, die für einen reibungslosen Ablauf des Stoffwechsels vorhanden sein müssen. Abhängig von Alter und Geschlecht speichert der menschliche Körper 2–4 g Zink, damit alle durch Zink gesteuerten Prozesse störungsfrei ablaufen können. Als sogenanntes Coenzym (Hilfsmolekül) erfüllt Zink zahlreiche Aufgaben im Körper. Eine gesunde Haut, volles Haar und widerstandsfähige Fingernägel sind von einem ausreichend hohen Zinkstatus abhängig. Nach dem Essen unterstützt es die Bauchspeicheldrüse bei der Insulinbildung, wodurch der Blutzuckerspiegel sinkt. Vor allem aber gilt Zink als ein besonders die Heilung förderndes und entzündungshemmendes Spurenelement, das einer geschwächten und anfälligen Darmschleimhaut sowie einem funktionierenden Immunsystem zuträglich ist.

Weil Zink so viele Aufgaben im Körper erfüllt, sind die Anzeichen für einen Zinkmangel unspezifisch und können auch auf andere Erkrankungen oder Mangelzustände hindeuten. Eine verstärkte Infektneigung, Wundheilungsstörungen, trockene Haut, wunde Schleimhäute, Haarausfall, brüchige Nägel bis hin zu Unfruchtbarkeit und depressiven Verstimmungen können hinweisend sein.

NATÜRLICHE VORKOMMEN

Da wir Zink nicht dauerhaft speichern und auch nicht selbst produzieren können, kann der erforderliche Nachschub nur über die Nahrung oder eine Zufuhr von Supplementen erfolgen.

Zink kommt in der Nahrung in unterschiedlicher Menge vor. Austern und Garnelen gehören zu den besten Zinklieferanten, stehen aber hierzulande eher selten auf dem Speiseplan. Rindfleisch, Leber, Fische haben ebenfalls einen höheren Zinkgehalt.

Die relativ hohen Zinkmengen in Hülsenfrüchten (Soja, Erbsen, Linsen), Nüssen, Saaten (Kürbis- und Sonnenblumenkerne) und Getreide können vom Körper nicht optimal aufgenommen werden, da die enthaltene Phytinsäure die Aufnahme von Zink hemmt.

Auch die Zinkvorkommen in Milch und Milchprodukten wie Käse sind nicht optimal verfügbar, da das vorhandene Kalzium ein Gegenspieler von Zink ist. Zink aus tierischen Quellen kann der Körper jedoch besser verwerten als das aus pflanzlicher Nahrung.

ZINK UND DARMGESUNDHEIT

Am bekanntesten ist wohl die Bedeutung von Zink fürs Immunsystem. Kaum sinken draußen die Temperaturen, verlangen die ersten Erkältungsgeplagten nach Zinkpräparaten. Der essenzielle Biofaktor ist für eine intakte Immunabwehr nötig und unterstützt Teile der angeborenen sowie der erworbenen Immunabwehr. Es lohnt sich also, bei Autoimmunerkrankungen, Immunschwäche und generell bei chronischen Entzündungsprozessen im Darm der Zinkversorgung mehr Aufmerksamkeit zu schenken, denn durch Zink wird die Produktion entzündungsfördernder Zytokine gebremst.

Bei allen darmsanierenden und darmschleimhautregenerierenden Maßnahmen muss immer an die Zellverbindungen in der Darmschleimhaut gedacht werden, an die Tight Junctions. Sie sorgen dafür, dass die Darmschleimhaut für schädliche Stoffe unpassierbar bleibt. Störungen der Durchlässigkeit werden als Leaky-Gut-Syndrom bezeichnet und können dazu führen, dass Zink deutlich schlechter aufgenommen wird. Mittlerweile ist auch bekannt, dass Zink gezielt auf die Tight Junctions wirkt und dazu beiträgt, die erhöhte Durchlässigkeit (Permeabilität) wieder zu regulieren.

Auf Umwegen kann das Spurenelement Zink auch bei Histaminintoleranz helfen. Eine ausreichende Versorgung mit Vitamin C und Vitamin B6 sowie Zink hat Einfluss auf das Enzym Diaminoxidase (DAO), welches das entscheidende Abbauenzym des Histamins ist. Zinkmangel scheint zudem ein typisches Symptom einer Fruktoseintoleranz zu sein: In mehreren Untersuchungen mit Personen mit Fruktoseintoleranz lag gleichzeitig bei allen Probanden ein Zinkmangel vor. Außerdem kann ein Zinkmangel auch durch einen übermäßigen Verlust von Zink entstehen, zum Beispiel beim Reizdarmsyndrom mit Durchfall oder bei Glutenempfindlichkeit. Bei einer gehäuften Stuhlfrequenz wird grundsätzlich mehr Zink über den Darm ausgeschieden.

MEHRBEDARF BESTEHT BEI

- chronisch-entzündlichen Darmerkrankungen,
- Reizdarm,
- Divertikulitis,
- Leaky-Gut-Syndrom,
- Histaminintoleranz, Fruktoseintoleranz,
- Glutenempfindlichkeit.

DIAGNOSE, ANWENDUNG UND DOSIERUNG

Die Diagnose eines Zinkmangels erweist sich als schwierig, da die Bestimmung des Zinkspiegels im Blutplasma bzw. -serum keine zuverlässige Aussage ermöglicht. Der Großteil des Zinks wird in den Zellen gespeichert und nur etwa 0,8 % liegen ungebunden im Blut vor. Durch die Mobilisierung von Zink aus den Knochen bei bestehendem Mangel bleibt der Zinkspiegel lange Zeit konstant und täuscht deshalb Normwerte vor. Bereits bei Verdacht auf einen Zinkmangel empfiehlt sich daher die Einnahme von Präparaten.

Mit zinkreichen Lebensmitteln lässt sich bei Gesunden ein Zinkspiegel konstant halten oder auch etwas anheben. Um echte Defizite zu behandeln, reichen sie vermutlich nicht aus. Es gibt eine Vielzahl von Zinkpräparaten auf dem Markt. Damit Zink vom Körper aufgenommen werden kann, muss es an eine andere Substanz gebunden sein. Die Kombination mit Aminosäuren funktioniert besonders gut. Die Resorption von Zinksulfat, -glukonat, -aspartat und -citrat scheint vergleichbar zu sein, die von Zinkorotat schnitt bei Versuchen vergleichsweise etwas schlechter ab. Die effektivste Bioverfügbarkeit weisen Zink-Histidin-Verbindungen auf. Ebenso gehören Zinkpicolinat und -bisglyzinat zu den wirksamen Zinkformen. Sie sind auch bei empfindlichem Magen gut verträglich.

Laut den Empfehlungen der DGE sollten Männer täglich 10 mg Zink aufnehmen, Frauen hingegen nur 7 mg. Bei Verlusten oder Aufnahmestörungen im Darm sind für die Selbsttherapie 15 mg die bessere Wahl, im Einzelfall kann zeitweise eine noch höhere Dosierung sinnvoll sein. Bei Menschen, die sich ausschließlich pflanzlich ernähren, ist der Zinkbedarf aufgrund der zugeführten Gegenspieler des Zinks insgesamt um einiges höher.

HINWEISE

Wie immer gilt auch hier, dass die Dosis das Gift macht – durch die missbräuchliche oder jahrelange Anwendung von Zinkpräparaten können Zinkvergiftungen entstehen. Die Tageshöchstdosis liegt für Erwachsene bei 25 mg Zink pro Tag. Übelkeit, Erbrechen oder Durchfall gehören zu den Symptomen einer Vergiftung. Auf Dauer kann zu viel Zink die Kupfer- und Eisenaufnahme hemmen und dadurch die Blutbildung negativ beeinflussen. Eine ähnliche Wechselwirkung besteht auch für Magnesium. Deshalb sollten diese Stoffe um 1–2 h zeitversetzt eingenommen werden.

Zinkpräparate können zudem die Wirkung von Antibiotika, Rheumamedikamenten wie Penicillamin und harntreibenden Mitteln wie Thiaziddiuretika beeinträchtigen. Daher empfiehlt es sich, Zinkpräparate einige Stunden vor oder nach Einnahme dieser Medikamente zu verwenden.

HANDELSPRÄPARATE

Curazink Hartkapseln (Stada), Zink + Histidin Tabletten (Unimedica), Zink 15 Zinkpicolinat (Pure Encapsulations), Zink Bisglycinat (Nature by Glory-Feel)

DIÄTHINWEISE UND KOCHREZEPTE

Ob mit oder ohne Schub: Essen muss schmecken, ausgewogen und bekömmlich sein und in ausreichender Menge die richtigen Nährstoffe liefern. Pauschale Ernährungsempfehlungen kann ein Ratgeber bei Darmproblemen nicht geben, da individuelle Aspekte (Unverträglichkeiten, anatomische Besonderheiten, ethische Aspekte) berücksichtigt werden müssen. Jedoch sind hochkalorische und zuckerhaltige Süßspeisen oder Süßgetränke keinem Körper zuträglich, und das Problem einer Unverträglichkeit von Milchprodukten und der Empfindlichkeit gegenüber Gluten (siehe auch Seite 49) sehe ich im Praxisalltag recht häufig. Dass gutes Kauen, kleine Portionen, ausreichend Flüssigkeit, regelmäßige Essenszeiten und nicht zu stark gewürzte Speisen wohltuend und Genussmittel nur in Maßen zuträglich sind, wissen Sie ohnehin bereits.

Mittlerweile gibt es einige nützliche Kochbücher, die sich speziell an Menschen mit Darmproblemen richten, unter anderem »Die FODMAP-Küche bei Reizdarm« oder »Das FODMAP-Konzept« von Carine Buhmann, die beide beim AT Verlag erschienen sind. Den diesen Büchern zugrunde liegenden Ansatz stelle ich nachfolgend vor. Im Anschluss daran finden Sie zudem einige darmgesunde Rezepte, die sich schon seit Jahrzehnten bei akuten Darmbeschwerden bewährt haben.

DIE LOW-FODMAP-DIÄT

Die Low-FODMAP-Diät wurde speziell für Menschen entwickelt, die am Reizdarmsyndrom leiden. Ein beachtlicher Teil der Betroffenen berichtet über einen Rückgang der Beschwerden, wenn sie dieser Diät folgen. Konkret bedeutet das, zunächst kurzkettige Kohlenhydratverbindungen zu vermeiden. FODMAPs sind von Natur aus in vielen Nahrungsmitteln enthalten, die wir jeden Tag verzehren. Aber was sind FODMAPs eigentlich?

FODMAP steht für

F	fermentable	fermentierbare/vergärbare
O	oligosaccharides	Mehrfachzucker – Hauptquellen sind Gemüse wie Zwiebeln, Knoblauch, Kohl, Bohnen und Hülsenfrüchte und Fruktane in Weizen und Inulin
D	disaccharides	Zweifachzucker (Laktose, Milchzucker aus Milchprodukten)
M	monosaccharides	Einfachzucker aus Obst (Fruktose) und Gemüse
A	and	und
P	polyols	Zuckeralkohole wie Mannitol, Sorbitol oder Xylit

Diesen Kohlenhydratverbindungen ist gemein, dass sie im Dünndarm nur unvollständig aufgenommen werden. Sie gelangen daher zum Teil in den Dickdarm und werden dort von den Darmbakterien zu kurzkettigen Fettsäuren wie Azetat, Propionat und Butyrat abgebaut. Ist die FODMAP-Zufuhr zu hoch, entstehen Gase, vor allem Wasserstoff, Kohlendioxid und Methan. Diese blähen den Darm auf und können so Bauchschmerzen verursachen. Zudem wirken FODMAPs auch osmotisch und ziehen Wasser in das Darmlumen, was wiederum breiige oder flüssige Stühle auslösen kann.

Meine persönliche Meinung zu dieser Diät: Im Akutstadium bei Reizdarm und bei entzündlichen Schüben im Rahmen chronisch-entzündlicher Darmerkrankungen ist eine FODMAP-arme Ernährung für viele Betroffene eine echte Alternative, weil sie die Beschwerden reduziert. Von Vorteil ist, dass die Konzepte nachfolgend eine stufenweise Einführung von FODMAPs vorsehen. Dies ist wichtig, da der Darm wieder soweit stabilisiert werden muss, dass er Ballaststoffe, Inulin oder Präbiotika verdauen kann. Denn deren Abbauprodukte, Butyrat und Essigsäure, sind die Hauptenergiequelle für Dickdarmepithelzellen, senken zudem den pH-Wert im Darm ab und führen so zur einer Stabilisierung des Darmmilieus. Um ein gesunde Darmschleimhaut wieder aufzubauen oder das Mikrobiom mit darmfreundlichen Bakterien zu besiedeln, werden Sie also langfristig um Ballaststoffe nicht herumkommen (Ausnahmen bilden schwere Stenosen im Darm).

MÖHRENSUPPE NACH DR. MORO

STOPPT DURCHFÄLLE BEI KINDERN UND ERWACHSENEN

Der Heidelberger Kinderarzt, Dr. Ernst Moro, konnte mit dieser einfachen Möhrensuppe schon zu Beginn des 20. Jahrhunderts mit großem Erfolg die hohe Komplikations- und Sterberate von Kindern mit Durchfallerkrankungen senken. Einerseits enthalten Karotten viel Beta-Karotin, das in der Leber zu schleimhautstabilisierendem Vitamin A umgewandelt wird. Andererseits entsteht durch die Aufnahme faserreicher Nahrung wie der Möhre im Darm eine große Bindungsfläche für Darmbakterien, Viren oder schleimhautschädigende Toxine. Die wirksamen Oligogalakturonide werden erst durch längeres Kochen freigesetzt und hemmen das Anheften krankmachender Keime an die Darmwand.

Zutaten für 1 Portion
500 g Möhren (vorzugsweise aus biologischem Anbau)
1 l Wasser
3 g Meersalz

Zubereitung
Die geschälten und zerkleinerten Karotten in den Kochtopf geben, Wasser hinzufügen und zum Kochen bringen und 1–1,5 h köcheln lassen. Diese lange Kochzeit ist wichtig für die Bildung langer Zuckerketten. Anschließend werden die Möhren fein püriert und die Menge wieder mit Wasser auf 1 l aufgefüllt. Zum Schluss kommt das Salz hinzu.

Die Suppe auf mehrere kleine Portionen verteilen und über den Tag essen.

KÜRBIS-HIRSE-SUPPE

HILFT BEIM AUFBAU EINER GESCHÄDIGTEN SCHLEIMHAUT

Die Hirse ist ein glutenfreies Getreide und enthält neben Eisen auch Kieselsäure. Weichen Sie die Hirse gut ein, damit sie besser verträglich ist. Kürbisfleisch (Hokkaido) enthält viel schleimhautstabilisierendes Beta-Karotin, sagt freien Radikalen den Kampf an und wirkt immunmodulierend.

Zutaten für 1 Portion
60 g Hirse
250 g Kürbis (Hokkaido), gewürfelt
je eine Prise Zucker und Salz, etwas gehackte Petersilie

Zubereitung
Die Hirse unter fließendem Wasser waschen und anschließend in einem Topf 1 h in Wasser einweichen. Den Kürbis nur bei stark geschädigtem Darm schälen, entkernen und in Würfel schneiden. Die Kürbiswürfel zur Hirse in den Topf geben und etwas Wasser ergänzen. Die Zutaten zum Kochen bringen und ½–1 h köcheln lassen, bis sich eine breiartige Konsistenz gebildet hat. Zum Schluss mit den Gewürzen abschmecken.

Die Suppe noch warm essen. Bei starken Schleimhautirritationen können Sie die Suppe 1–2 Wochen lang täglich essen.

KNOCHENBRÜHEN

HEILEN DEN »LÖCHRIGEN DARM«

Einige sehen Knochenbrühen als wahres Wundermittel bei Autoimmunprozessen und Leaky-Gut-Syndrom an. Selbst bei massiven Unverträglichkeiten und einem stark geschädigten Darm werden sie noch gut vertragen. Einzig bei vegetarischer oder veganer Ernährung sind sie nicht geeignet. Wegen der langen Kochzeit hat es sich in der Praxis bewährt, einen großen Topf anzusetzen und die nicht gleich verbrauchte Brühe portionsweise einzufrieren oder in Gläsern einzuwecken.

Sie können die Brühe über längere Zeit mit in den Speiseplan integrieren, denn sie schmeckt und bietet aufgrund ihrer Inhaltsstoffe eine Reihe gesundheitlicher Vorzüge, wie folgende Übersicht zeigt:

- **Glutamin:** Die Aminosäure Glutamin (siehe auch Seite 214) ist an zahlreichen Prozessen im Körper beteiligt, unter anderem am Aufbau und am Erhalt der Muskelmasse. Sie ist eine Vorstufe von Glutathion, einem Antioxidans, das zur Entgiftung von Schwermetallen gebraucht wird, Hauptenergielieferant für Darmzellen ist und zudem Glutamin beim Aufbau der Darmzotten unterstützt.
- **Kollagen:** Kollagen hilft zerstörtes Gewebe aufzubauen. Insbesondere unterstützt es den Aufbau von Knochen, Knorpeln, Sehnen, Bändern, Haaren, Haut und Nägeln. Zudem hilft Kollagen beim Aufbau einer gesunden Darmschleimhaut.
- **Mineralstoffe:** Durch den langen Kochprozess werden wertvolle Mineralstoffe wie Kalzium, Magnesium oder Kalium freigesetzt.

Zutaten für einen großen Topf Brühe
500 g markhaltige Rinderknochen aus artgerechter Tierhaltung oder in Bio-Qualität
1–2 EL Apfelessig
1 große Gemüsezwiebel
2 Lorbeerblätter
½ TL Pfefferkörner, schwarz
4 Pimentkörner
6 Wacholderbeeren
1 daumengroßes Stück Ingwer
2 Knoblauchzehen (angequetscht)
2 Zweige Thymian
1–2 TL Meersalz
5 l Wasser (oder mehr)
2–3 Karotten
2–3 Petersilienwurzeln
3 Stangen Staudensellerie
½ Knollensellerie
1 große Stange Lauch
½ Bund Blattpetersilie
Steinsalz

Zubereitung
Zuerst die Knochen waschen und mit einem Tuch abtupfen, in einen großen Topf geben und die Knochen ohne Fett rösten, bis sie schön braun sind und sich Röstaromen entwickelt haben. Zu den Knochen den Essig geben und alles zusammen für 1 h kalt ziehen lassen. Durch die Essigsäure werden den Knochen einige Nährstoffe entzogen. Nachfolgend das Wasser zugeben, das Ganze bis zum Siedepunkt erhitzen und die Knochen mehrere Stunden köcheln lassen. Minimum sind 4–5 h, es gibt aber auch Rezepte mit einer Kochzeit von 12 bis 18 h! Es genügt, das klein geschnittene Gemüse sowie alle Gewürze 2–3 h vor dem Ende der Kochzeit in den Topf zu geben. Sie können die Brühe durch ein Passiertuch geben, dies ist aber nicht zwingend erforderlich. Zum Schluss mit Steinsalz und Petersilie abschmecken und servieren. Sie können von der Brühe mehrere Portionen über den Tag verteilt essen und diese je nach Bedarf immer wieder während des Heilungsprozesses in den Speiseplan integrieren.

BASENBRÜHEN

DIE VEGANE ALTERNATIVE ZUR KNOCHENBRÜHE

Die Basenbrühe ist eine klare Brühe, ohne Einlage. Sie enthält zahlreiche wertvolle Vitamine, Spurenelemente und Mineralstoffe. Hefeflocken verstärken den Geschmack, sind eine natürliche Quelle für Glutaminsäure und enthalten reichlich B-Vitamine. Auf Basis von Melasse kultivierte Hefeflocken sind glutenfrei.

Zutaten für 2 Personen
1,5 l Wasser
1,5 kg buntes Gemüse, gewürfelt (Möhren, Kartoffeln, Pastinake, Fenchel, Knollensellerie, Lauch, Wurzelpetersilie)
Gewürze zum Mitkochen (1 Lorbeerblatt, 2 Muskatblüten, 2 Pimentkörner, 4 Wacholderbeeren)
frische, klein gehackte Kräuter zum Abschmecken (Petersilie, Kerbel, Schnittlauch)
1 TL Hefeflocken

Zubereitung
Gemüsewürfel in einen großen Suppentopf geben, mit kaltem Wasser aufgießen, gut umrühren und aufkochen lassen. Etwa 1 h bei schwacher Hitze weiterköcheln lassen. Nun die Hefeflocken zufügen und gut verrühren. Die Brühe nochmals 30 min köcheln lassen, dann die Gemüse abseihen.

Die fertige Brühe auf mehrere Portionen verteilen und über den Tag verteilt trinken. Basenbrühe eignet sich außerdem für Fasten- und Entgiftungskuren.

PORRIDGE

NICHT NUR ZUM FRÜHSTÜCK

Dieses Rezept ist einfach und schnell zubereitet. Haferflocken sind glutenfrei, reich an Vitaminen, Mineral- und Ballaststoffen (insbesondere Beta-Glukanen). Sie wirken verdauungsregulierend und können in Kombination mit Banane stuhlbindend wirken. Dieser Porridge ist säurearm und daher auch bei Schleimhautentzündungen gut verträglich.

Zutaten für 1 Portion
50 g Haferflocken
200 ml Milch 3,5 % Fett, laktosefrei oder Pflanzendrink
1 TL Mandelmus
½ Stück Banane
1 Prise Salz
½ TL Backkakao

Zubereitung
Milch aufkochen und die Haferflocken einrühren. Einmal aufkochen lassen und dann die Hitze reduzieren. 2–3 min köcheln lassen, bis eine breiige Konsistenz entsteht. Mit einer Prise Salz, dem Mandelmus und dem Backkakao abschmecken. Zusammen mit der klein geschnittenen Banane anrichten und genießen.

LITERATUR-VERZEICHNIS

Albrecht U, Müller V, Schneider B, Stange R. Efficacy and safety of a herbal medicinal product containing myrrh, chamomile and coffee charcoal for the treatment of gastrointestinal disorders: a non-interventional study. BMJ Open Gastroenterol. 2014; 1(1): e000015.

Ananthakrishnan AN, Khalili H, Higuchi LM, Bao Y, Korzenik JR, Giovannucci EL, Richter JM, Fuchs CS, Chan AT. Higher predicted vitamin D status is associated with reduced risk of Crohn's disease. Gastroenterology. 2012; 142(3): 482–489.

Anthoni C, Laukoetter MG, Rijcken E, Vowinkel T, Mennigen R, Müller S, Senninger N, Russell J, Jauch J, Bergmann J, Granger DN, Krieglstein CF. Mechanism underlying the anti-inflammatory actions of boswellia acid derivatives in experimental colitis. Am J Physiol Gastrointest Liver Physiol. 2006, 290(6): G1131-7.

Barbalho SM, Goulart RA, Gasparini RG. Associations between inflammatory bowel diseases and vitamin D. Crit Rev Food Sci Nutr. 2017: 1–10.

Biesalski HK, Bischoff SC, Pirlich M, Weimann A (Hrsg.). Ernährungsmedizin: Nach dem Curriculum Ernährungsmedizin der Bundesärztekammer. 5. Aufl. Stuttgart, Thieme, 2018.

Bouyahya A, Chamkhi I, Benali T, Guaouguaou FE, Balahbib A, El Omari N, Taha D, Belmehdi O, Ghokhan Z, El Menyiy N. Traditional use, phytochemistry, toxicology, and pharmacology of Origanum majorana L. J Ethnopharmacol. 2021; 265: 113318.

Brum Cleff M, Meinerz AR, Xavier M, Schuch LF, Schuch LF, Araújo Meireles MC, Alves Rodrigues MR, de Mello JR. In vitro activity of *Origanum vulgare* essential oil against Candida species. Braz J Microbiol. 2010; 41: 116–123.

Bühring U. Lehrbuch Heilpflanzenkunde: Grundlagen – Anwendung – Therapie. 5. Aufl. Stuttgart, Haug, 2020.

Burge K, Gunasekaran A, Eckert J, Chaaban H. Curcumin and intestinal inflammatory diseases: molecular mechanisms of protection. Int J Mol Sci. 2019; 20(8): 1912.

Caimai H, Deng J, Hu X, Zhou S, Wu J, Xiao D, Darko KO, Huang Y, Tao T, Peng M, Wang Z, Yang X. Vitamin A inhibits the action of LPS on the intestinal epithelial barrier function and tight junction proteins. Food Funct. 2019; 10(2): 1235–1242.

Catanzaro D, Rancan S, Orso G, Dall'Acqua S, Brun P, Giron MC, Carrara M, Castagliuolo I, Ragazzi E, Caparrotta L, Montopoli M. *Boswellia serrata* preserves intestinal epithelial barrier from oxidative and inflammatory damage. PLoS One. 2015; 10(5): e0125375.

Constantini L, Molinari R, Farinon B, Merendino N. Impact of Omega-3 Fatty Acids on the Gut Microbiota. Int J Mol Sci. 2017; 18(12): 2645.

DAZ.online. Morbus Crohn: Weihrauch besser als Mesalazin? DAZ. 2001; 12: 35. https://www.deutsche-apotheker-zeitung.de/daz-az/2001/daz-12-2001/uid-428 (7. Juli 2022).

Dogliotti G, Malavazos AE, Giacometti S, Solimene U, Fanelli M, Corsi MM, Dozio E. Natural zeolites chabazite/phillipsite/analcime increase blood levels of antioxidant enzymes. J Clin Biochem Nutr. 2012; 50(3): 195–198.

Farsi F, Ebrahimi-Daryani N, Golab F, Akbari A, Janani L, Karimi MY, Irandoost P, Alamdari NM, Agah S, Vafa M. A randomized controlled trial on the coloprotective effect of coenzyme Q10 on immune-inflammatory cytokines, oxidative status, antimicrobial peptides, and microRNA-146a expression in patients with mild-to-moderate ulcerative colitis. Eur J Nutr. 2021; 60(6): 3397–3410.

Fatani AJ, Alrojayee FS, Parmar MY, Abuohashish HM, Ahmed MM, Al-Rejaie SS. *Myrrh* attenuates oxidative and inflammatory processes in acetic acid-induced ulcerative colitis. Exp Ther Med. 2016; 12(2): 730–738.

Fintelmann V, Weiß RF, Kuchta K. Lehrbuch Phytotherapie. 13. Aufl. Stuttgart, Haug, 2016.

Hanai H, Iida T, Takeuchi K, Watanabe F, Maruyama Y, Andoh A, Tsujikawa T, Fujiyama Y, Mitsuyama K, Sata M, Yamada M, Iwaoka Y, Kanke K, Hiraishi H, Hirayama K, Arai H, Yoshii S, Uchijima M, Nagata T, Koide Y. Curcumin maintenance therapy for ulcerative colitis: randomized, multicenter, double-blind, placebo-controlled trial. Clin Gastroenterol Hepatol. 2006; 4(12): 1502–1506.

Hlavaty T, Krajcovicova A, Koller T, Toth J, Nevidanska M, Huorka M, Payer J. Higher vitamin D serum concentration increases health related quality of life in patients with inflammatory bowel diseases. World J Gastroenterol. 2014; 20: 15787–15796.

Huber R, Ditfurth AV, Amann F, Güthlin C, Rostock M, Trittler R, Kümmerer K, Merfort I. Tormentil for active ulcerative colitis: on open-label, dose-escalating study. J Clin Gastroenterol. 2007; 41: 834–838.

Kim MH, Kim H. The roles of glutamine in the intestine and its implication in intestinal diseases. Int J Mol Sci. 2017; 18(5): 1051.

Lambrecht M, Bogner S, Steinbauer K, Schuetz B, Greilberger JF, Leber B, Wagner B, Zinser E, Petek T, Wallner-Liebmann S, Oberwinkler T, Bachl N, Schippinger G. Effects of zeolite supplementation on parameters of intestinal barrier integrity, inflammation, redoxbiology and performance in aerobically trained subjects. J Int Soc Sports Nutr. 2015; 12: 40.

Lang A, Salomon N, Wu JC, Kopylov U, Lahat A, Har-Noy O, Ching JY, Cheong PK, Avidan B, Gamus D, Kaimakliotis I, Eliakim R, Ng SC, Ben-Horin S. Curcumin in combination with mesalamine induces remission in patients with mild-to-moderate ulcerative colitis in a randomized controlled trial. Clin Gastroenterol Hepatol. 2015; 13(8): 1444-9.e1.

Li Y, Wang S, Sun Y, Zheng H, Tang Y, Gao X, Song C, Liu J, Long Y, Liu L, Mei Q. Apple polysaccharide could promote the growth of *Bifidobacterium longum*. Int J Biol Macromol. 2020; 152: 1186–1193.

Li YX, Liu Y, Ma A, Bao Y, Wang M, Sun Z. In vitro antiviral, anti-inflammatory, and antioxidant activities of the ethanol extract of *Mentha piperita* L. Food Sci Biotechnol. 2017; 26(6): 1675–1683.

Lunz K, Stappen I. Back to the roots: an overview of the chemical composition and bioactivity of selected root-essential oils. Molecules. 2021; 26(11): 3155.

Mahboubi M. Caraway as important medicinal plants in management of diseases. Nat Prod Bioprospect. 2019; 9(1): 1–11.

Makrane H, Aziz M, Mekhfi H, Ziyyat A, Legssyer A, Melhaoui A, Berrabah M, Bnouham M, Alem C, Elombo FK, Gressier B, Desjeux JF, Eto B. *Origanum majorana* L. extract exhibit positive cooperative effects on the main mechanisms involved in acute infectious diarrhea. J Ethnopharmacol. 2019; 239: 111503.

Melzig M, Böttger S. Tormentillae rhizoma: review for an underestimated European herbal drug. Planta Med. 2020; 86(15): 1050–1057.

Montagna MT, Diella G, Triggiano F, Caponio GR, De Giglio O, Caggiano G, Di Ciaula A, Portincasa P. Chocolate, »food of the gods«: history, science, and human health. Int J Environ Res Public Health. 2019; 16(24): 4960.

Nematgorgani S, Agah S, Shidfar F, Gohari M, Faghihi A. Effects of *Urtica dioica* leaf extract on inflammation, oxidative stress, ESR, blood cell count and quality of life in patients with inflammatory bowel disease. J of Herb Med. 2017; 9: 32–41.

Ng QX, Soh AYS, Loke W, Venkatanarayanan N, Lim DY, Yeo WS. A meta-analysis of the clinical use of curcumin for irritable bowel syndrome (IBS). J Clin Med. 2018; 7(10): 298.

Paluch Z, Biriczová L, Pallag G, Carvalheiro Marques E, Vargová N, Kmoníčková E. The therapeutic effects of *Agrimonia eupatoria* L. Physiol Res. 2020; 69(Suppl 4): 555–571.

Pavlović DR, Veljković M, Stojanović NM, Gočmanac-Ignjatović M, Mihailov-Krstev T, Branković S, Sokolović D, Marčetić M, Radulović N, Radenković M. Influence of different wild-garlic (*Allium ursinum*) extracts on the gastrointestinal system: spasmolytic, antimicrobial and antioxidant properties. J Pharm Pharmacol. 2017; 69(9): 1208–1218.

Roque Coelho M, Romi MD, Ferreira DMTP, Zaltman C, Soares-Mota M. The use of curcumin as a complementary therapy in ulcerative colitis: a systematic review of randomized controlled clinical trials. Nutrients. 2020; 12(8): 2296.

Samardžić S, Arsenijević J, Božić D, Milenković M, Tešević V, Maksimović Z. Antioxidant, anti-inflammatory and gastroprotective activity of Filipendula ulmaria (L.) Maxim. and Filipendula vulgaris Moench. J Ethnopharmacol. 2018; 213: 132–137.

Shin J, Che DN, Cho BO, Kang HJ, Kim J, Jang SI. *Commiphora myrrha* inhibits itch-associated histamine and IL-31 production in stimulated mast cells. Exp Ther Med. 2019; 18(3): 1914–1919.

Singh O, Khanam Z, Misra N, Srivastava MK. Chamomile (*Matricaria chamomilla* L.): an overview. Pharmacogn Rev. 2011; 5(9): 82–95.

Ulitsky A, Ananthakrishnan AN, Naik A, Skaros S, Zadvornova Y, Binion DG, Issa M. Vitamin D deficiency in patients with inflammatory bowel disease: association with disease activity and quality of life. JPEN J Parenter Enteral Nutr. 2011; 35: 308–316.

Wang B, Wu G, Zhou Z, Dai Z, Sun Y, Ji Y, Li W, Wang W, Liu C, Han F, Wu Z. Glutamine and intestinal barrier function. Amino Acids. 2015; 47(10): 2143–54.

Watson H, Mitra S, Croden FC, Taylor M, Wood HM, Perry SL, Spencer JA, Quirke P, Toogood GJ, Lawton CL, Dye L, Loadman PM, Hull MA. A randomised trial of the effect of omega-3 polyunsaturated fatty acid supplements on the human intestinal microbiota. Gut. 2018; 67(11): 1974–1983.

Weber L, Hammoud Mahdi D, Jankuhn S, Lipowicz B, Vissiennon C. Bioactive plant compounds in coffee charcoal (coffeae carbo) extract inhibit cytokine release from activated human THP-1 macrophages. Molecules. 2019; 24: e463.

Wichtl Max (Hrsg): Teedrogen und Phytopharmaka. 6. Aufl. Stuttgart, Wissenschaftliche Verlagsgesellschaft, 2016.

DIE AUTORIN

Claudia Ritter ist Heilpraktikerin mit eigener Naturheilpraxis in Weiden in der Oberpfalz, ganzheitliche Ernährungsberaterin, Autorin mehrerer naturheilkundlicher Bücher und Sachverständige der Kommission E, einer wissenschaftlichen Expertenkommission für pflanzliche Arzneimittel. Schwerpunkte ihrer Praxis sind darmspezifische und andere Autoimmunerkrankungen und hormonelle Störungen aller Art. Weitere Informationen über Claudia Ritter und ihre Arbeit finden Sie unter: www.heilpraktikerin-ritter-claudia.de.

STICHWORT-VERZEICHNIS

I

J

K

L

M

N

O

P

Q

R

S

T

U

V

W

Z

Q

R

S

T

U

V

W

Z